U0214419

过敏原及过敏性疾病
研究进展

郑轶武　主编

SPM 南方出版传媒

广东科技出版社｜全国优秀出版社

·广　州·

图书在版编目（CIP）数据

过敏原及过敏性疾病研究进展 / 郑轶武主编 . —广州：广东科技出版社，2020.6

ISBN 978-7-5359-7460-0

Ⅰ．①过…　Ⅱ．①郑…　Ⅲ．①变态反应病—诊疗　Ⅳ．①R593.1

中国版本图书馆CIP数据核字（2020）第065038号

过敏原及过敏性疾病研究进展

GUOMINYUAN JI GUOMINXING JIBING YANJIU JINZHAN

出 版 人：朱文清

责任编辑：丁嘉凌

装帧设计：林少娟

责任校对：杨崚松

责任印制：彭海波

出版发行：广东科技出版社

　　　　　（广州市环市东路水荫路11号　邮政编码：510075）

http://www.gdstp.com.cn.

E-mail: gdkjzbb@gdstp.com.cn（编务室）

经　　销：广东新华发行集团股份有限公司

印　　刷：广州市彩源印刷有限公司

　　　　　（广州市黄埔区百合三路8号102栋　邮政编码：510700）

规　　格：850mm×1 168mm　1/32　印张14　字数350千

版　　次：2020年6月第1版

　　　　　2020年6月第1次印刷

定　　价：68.00元

序 一

  过敏性疾病正受到人类社会的广泛关注，其在全球范围内发病率的持续上升已威胁到人类正常健康的生活，我国也不例外。

  过敏性疾病作为常见病、多发病、遗传病、慢性病、流行病、环境病及全身性疾病受到越来越多的国家政府机构、医疗团体、社会群体的重视。

  深深感谢作者郑轶武博士又一次带给了我们一本学术与科普结合的好书！作者站在过敏病的角度，从疾病的现状、发病机制、过敏原、诊断与治疗、危险因素及预防方面给了我们全新的视角，让我们更加了解过敏性疾病的全貌。

  本书不仅适合过敏专业的人员学习，也适合与过敏病相关专业如呼吸科、眼耳鼻咽喉科、儿科、妇幼保健科、皮肤科等学科专业同道的学习，当然，对过敏性疾病的患者更是一本高质量实用的科普好书！

  我们期待更多的年轻学者在关注学术论文的同时像郑博士一样以更广阔的视角关注过敏性疾病！

刘光辉

中华预防医学会过敏病预防与控制专业委员会主任

武汉大学中南医院过敏反应科

华中科技大学同济医学院附属同济医院过敏反应科

2020年3月3日

序　二

　　臧克家说"读过一本好书，像交了一个益友"。我感觉读过《过敏原及过敏性疾病研究》这本书后，不仅仅是交了一个益友，更像是与世界各地的过敏专家进行了一场对话！这是一本非常难得的针对过敏性疾病的专业书籍，解决了我们在临床和科研中的许多困惑。郑轶武博士花费了大量的时间和精力，查阅了近几年国内外大量的专业文献，给出了从现在这个时间节点看来非常科学的答案。同时，我个人觉得，对于有一定文化层次的患者，这本书也是非常好的科普书。

　　感谢郑轶武博士编写的《过敏原及过敏性疾病研究进展》这本书，他帮助我们节省了许多查阅各种文献资料的宝贵时间！在过敏医学领域，郑轶武博士不仅仅是一个科研工作者，还热心各种临床问题。同时，他花费许多精力进行科普，实在难得。最后，希望我们大家团结起来，一起努力，为推动我国过敏医学的快速发展，多做贡献。

孙劲旅

中国研究型医院学会过敏医学专委会主委

中国医学科学院北京协和医院过敏反应科教授

2020年3月7日

前　言

过敏性疾病已成为21世纪最常见的慢性病之一，保守估计影响到全球1/4以上的人口。我国问卷调查的流行病学显示过敏性鼻炎的平均发病率已经达到17.6%，儿童比例更高，上海地区过去一年内有鼻炎症状的3～7岁的孩子已经达到50%以上。哮喘的发病率也在逐年增加，王辰院士团队的数据显示我国哮喘患者至少在4 500万以上，而且大多数患者诊疗不足。

作为慢性病的过敏性疾病过去很长一段时间并没有受到医患的普遍重视，许多患者没有得到及时的诊断、有效的治疗，随着疾病本身自然进程的发展，严重影响了患者的生活质量。世界过敏组织对过敏性疾病推荐四位一体的管理方式，即避免接触过敏原、对症药物治疗、过敏原特异性免疫治疗和医患教育，可见医患教育在过敏性疾病的防治中起着重要的作用。

本人2019年由广东科技出版社出版《医生必读——过敏性疾病前沿》（简称《前沿》）一书出版后陆续收到许多医生、科研工作者和患者的好评，这很大程度上激励我整理了《过敏原及过敏性疾病研究进展》。该书在形式上和《前沿》一样，都是着眼于过敏性疾病的诊断、治疗、机制、预防、危险因素、过敏原等，但在内容上和《前沿》完全没有重复，都是全新的内容，希望能为医务和科研工作者提供参考，同时方便患者更好地了解和管理疾病。

我国过敏领域众多专家对本书的整理和出版表示过关心，其中中华预防医学会过敏病预防与控制专业委员会主任刘光辉教授和中国研究型医院学会过敏医学专委会主委孙劲旅教授在百忙中审阅了书稿，提出了许多宝贵的建议并欣然为本书作序，给予我本人极大的鼓励和支持。在此，谨向刘光辉教授和孙劲旅教授表示崇高的敬意和衷心的感谢。同时也感谢各位同事在平时工作中对我的关心和帮助。本书在校对、出版过程中得到广东科技出版社丁嘉凌编辑的大力帮助，在此一并表示衷心的谢意。

郑轶武

2020年3月8日

目　录

1 过敏性疾病

1.1 《过敏性鼻炎及其对哮喘的影响》指南及其前世今生

《过敏性鼻炎及其对哮喘的影响》（allergic rhinitis and its impact on asthma，ARIA）由世界卫生组织（World Health Organization，WHO）的一个专门委员会于1999年发起，并于2001年发表了第一个ARIA指南，旨在为过敏性鼻炎或过敏性鼻炎合并哮喘患者（以下简称患者）提供一个基于循证医学证据（evidence-based document）的诊断和管理指南。

2008年ARIA指南做出第一次修正并逐渐被70多个国家和地区借鉴或采用，这是指南的第一个阶段。

2010年指南做出修正，按照推荐、评估、发展和评价分级体系（grading of recommendation，assessment，development and evaluation，GRADE）做出基于证据级别的推荐，这是第一个采取GRADE体系的慢性呼吸性疾病指南，为该指南的第二个阶段。

ARIA 指南的第三个阶段聚焦在新兴技术，即通过个性化、可预测的医疗为患者提供综合护理途径（integrated care pathway）。

第四个阶段刚刚被提出来，希望为不同性别、不同社会经济地位的患者提供整个生命周期内（lifecycle）积极健康的生活方式，减少全球范围内因社会经济地位的不平等而带来的健康不平等。

虽然早有文章指出了上、下呼吸道之间的联系，但鼻炎和哮喘一直被当作不同的两种疾病，ARIA指南第一次提出了"共病（comorbidity）"的概念，或许用"多病（multimorbidity）"更合适，指患者除了原发性疾病（primary disease）外，同时还罹患另一种或多种过敏性疾病。虽然"共病"的概念并不被"全球哮喘倡议（global initiative for asthma，GINA）"所接受，但却在发达国家和发展中国家被广泛承认和采纳。此外，ARIA指南第一次提出用间歇性—持续性（intermittent-persistent）和轻—中、重度（mild-moderate severe）来细分疾病，患者更容易理解和接受。

ARIA指南2001版至今被引用1 750次，ARIA指南2008版被引用2 300多次，

ARIA指南2010版被引用710次。ARIA指南被引用次数远远超过GINA指南。ARIA指南越来越被大多数相关学会和医生所接受，但在真实生活中患者很少用指南来管理疾病，多数患者并不听从医生建议，而是自我用药（self-medication），有研究显示70%以上的患者自我用药，且大多数患者自行购买非处方药物（over-the-counter，OTC）。因此，应该重视这些信息，强调和加强患者在疾病治疗和管理中的作用。

新的ARIA指南开始强调共同决策（shared decision making，SDM）的重要性，把患者放在了SDM流程中的中心地位，医生为患者介绍疾病及治疗方法，由患者结合个人情况做出选择。这和传统医疗体系完全不同，传统上医生是权威，患者处于被动地位。要做到SDM和疾病管理策略的改变，信息技术（information technology，IT）或移动通信技术（mobile technology）是关键，通过日常患者的症状、用药、环境（如污染）等大数据，帮助医生和患者建立SDM，帮助医生为患者选择合适的治疗或药物，帮助患者细分和管理疾病。

ARIA指南已经使用了约20年，在过敏性鼻炎及过敏性鼻炎合并哮喘患者的诊断和管理中发挥了重要的作用，但是患者的管理还需要改善，这将通过移动通信技术来实现。

参 考 文 献

［1］BOUSQUET J，HELLINGS P W，AGACHE I，et al. Allergic rhinitis and its impact on asthma （ARIA）phase 4（2018）：change management in allergic rhinitis and asthma mulimorbidity using mobile technology［J］. The Jounral of Allergy and Clinical Immunology，2019，143（3）：864-879.

［2］BROZEK J L，BOUSQUET J，BAENA-CAQNANI C E，et al. Allergyic rhinitis and its impact on asthma（ARIA）guidelines：2010 revision［J］. The Jounral of Allergy and Clinical Immunology，2010，126（3）：466-476.

［3］BOUSQUET J，KHALTAEV N，CRUZ A A，et al. Allergic rhinitis and its impact on asthma （ARIA）2008 update（in collaboration with the Wold Health Orginization，GA（2）LEN and AllerGen）［J］. Allergy，2008，Suppl 86：8-610.

［4］BOUSQUET J，VAN CAUWENBERGE P，KHALTAEV N，et al. Allergic rhinitis and its impact on asthma［J］. The Journal of Allergy and Clinical Immunology，2001，108（5 suppl）：S147-334.

1.2　为什么中国人罹患过敏性疾病的概率比西方人低

世界范围内过敏性疾病的发病率在逐年增加，尽管中国人罹患过敏性疾病的人群也在增加，但是与西方人相比仍然偏低，比如2009年有数据显示13～14岁儿童罹患哮喘的比例最高是澳大利亚（32.6%），最低是中国（0.8%）。中国人移民去西方国家后，过敏性疾病的发病率会逐步增加，直至达到当地水平。其背后的原因一直不清楚，可能是因为环境的改变引起了免疫应答的改变。

2018年有研究考察了中国人移民到澳大利亚后其固有免疫应答（innate immune response）的改变，研究入组新移民（<6月）和老移民（>5年）各22人，入组人员年龄和性别等没有差异，但老移民体重和血压比新移民显著偏高；老移民中花粉过敏原皮肤点刺阳性和特异性IgE水平显著比新移民高，而且湿疹和鼻炎症状也显著更高。研究将受试者的全血样本用6个Toll样受体（Toll-like receptor，TLR）的配体激发后，测试上清液中的138个细胞因子水平，结果发现来自老移民的标本大多数细胞因子比新移民低50%，除了TLR-4细胞因子外，这也可能说明TLR-4和其他TLR免疫调节路径不同。

2016年有研究考察了美国两个农业地区过敏性疾病发病率不同的原因，其中一个地区（Amish）采用传统的农业方式，另一个地区（Hutterites）为现代农业社会，尽管两个地区人口基因和生活方式基本一样，但Hutterites地区哮喘和过敏的发病率分别比Amish高4倍和6倍，Amish地区环境中内毒素的水平比Hutterites高出6.8倍，研究认为固有免疫系统参与并预防了哮喘和过敏的发生。

环境的改变引起人体的固有免疫应答发生变化，虽然这两个研究样本量都比较少，但从固有免疫学角度解释了发展中国家和发达国家过敏性疾病发病率的不同。

参 考 文 献

[1] SAIQANESH A，HALES B J，CHEN S，et al. The west environment reduces innate immune cytokine production in Chinese immigrants [J]. The Journal of Clinical and Clinical Immunology，2018，141（4）：1504-1507.

[2] STEIN M M，HRUSHCH C L，GOZDZ J，et al. Innate immunity and asthma risk in Amish and Hutterite farm children [J]. The New England Journal of Medicine，2016，375（5）：411-421.

1.3　成人特应性皮炎

特应性皮炎（atopic dermatitis，AD）是最常见的皮肤病，但以往的研究大多集中在儿童或年龄更小的人群，其实成人罹患AD也很常见，但成人AD患者是早期发病的延续还是成人后才开始发病（onset）却一直不甚清楚。以前认为儿童AD会随年龄的增长慢慢好转，但缺少长期的纵向研究证据支持，特别是从出生到成人的队列研究。横断面研究指出成人AD的发病率差异很大（13%～60%），这样的研究很少考虑到儿童AD的影响，成人患者也很难回忆起童年AD的情况。

　　搞清楚成人AD的发病和流行情况非常重要。第一，目前AD的诊断标准大多是基于儿童数据建立的，包括儿童早期发病时间和过敏病史，用这些标准诊断成人才发作的AD患者是否合适？是否还需要其他的诊断手段？临床上很可能导致成人AD患者诊断不足或诊断过度，最终耽误患者治疗。第二，对成人才开始发病的AD患者，其危险因素是不是也和儿童患者不同？会不会在预防和治疗上也存在差异？第三，成人AD和儿童AD治疗上的不同可能带来药物临床研发的差异，比如最近一些生物或单抗药物在AD治疗上的应用。第四，儿童AD和成人AD在基因或表型上或许也不相同。要回答这些问题，就需要基于普通人群的长期出生队列研究。

　　最近发表了两个英国队列研究，两个研究分别开始于1958年和1970年，当时两个研究各入组婴儿17 000多人，分别在以后的48年、60年内的不同时间里考察AD的发病情况。结果发现这些人群中每年AD的发病率为5%～14%。但两个队列研究中AD的总发病率有显著差异，1970年队列为28%，1958年队列只有18%，两个队列研究中23岁后才出现AD症状的患者相当，分别占总AD患者的43%和40%；成人AD患者（＞23岁）中只有38%在儿童时期具有AD症状，大多数成人AD患者是成人后才发病的。

　　进一步研究发现和儿童AD相比，成人后才发作的AD患者更倾向于：①女性。②地域差异（英国北部地区）。③儿童时期社会地位低。④成人后抽烟。⑤哮喘的影响在成人AD中相对小。中间丝相关蛋白缺失或突变（filaggrin null mutation）和过敏原特异性IgE水平可以用来预测儿童AD发病的可能性，但和成人AD相关性不大。另外，成人后发作的AD患者也更容易罹患其他过敏性疾病，比如成人AD患者中有1/2左右罹患或曾经罹患哮喘，而过敏性鼻炎患者只有1/3罹患哮喘。

总之，AD不单单是一个儿童疾病，在成人中也很普遍，而且大多数患者是成人后才发作的。成人AD和儿童AD在遗传学、流行病学、免疫学及危险因素上有明显不同，提示可能存在不同亚型的AD，这为成人AD的诊断和治疗提供了新的思考。

参 考 文 献

［1］ABUABARA K, YE M, MCCULLOCH C E, et al. Clinical onset of atopic eczema：results from 2 nationally representative Britisih birth cohorts followed through midlife［J］. The Journal of Allergy and Clinical Immunology，2019，doi：10.1016/j.jaci.2019.05.040.

［2］ABUABARA K, YU A M, OKHOVAT J P, et al. The prevalence of atopic dermatitis beyond childhood：a systematic review and meta-analysis of longitudinal studies［J］. Allergy，2018，73（3）：696-704.

［3］MEGNA M, PATRUNO C, BALATO A, et al. An Italian multicenter study on adult atopic dermatitis：persistent versus adult-onset disease［J］. Archives of Dermatological Research，2017，309（6）：443-452.

［4］WEIDINGER S. NOVAK N. Atopic dermatitis［J］. Lancet，2016，387（10023）：1109-1122.

1.4 食物过敏

食物过敏患者越来越多，成人中自我报告（self-reported）的发病率约为15%，严格诊断（激发试验）下儿童的发病率为4%，成人为1%。地区、人种的不同，食物过敏的发病率也显著不同，比如食物过敏和哮喘发病率美国黑人比美国西班牙裔人群高出许多倍。食物过敏也是诱发过敏性休克的重要原因，欧洲数据显示1970例过敏性休克中66%由食物过敏引起，诱发的食物为牛奶和鸡蛋（<2岁）、榛子和腰果（学龄儿童）、花生（各年龄段）。食物过敏的儿童更容易罹患嗜酸性粒细胞食管炎（eosinophilic esophagitis，EoE），概率比普通人群高100多倍。根据过敏进程（allergy march），食物过敏的婴幼儿也更容易罹患过敏性鼻炎和哮喘。

食物过敏高发应该至少与3个因素有关：

（1）基因与环境的相互作用。基因或表观基因的改变与食物过敏相关，理解这种相关性有助于理解基因与环境的相互作用在诱发食物过敏中的位置。

（2）生命早期肠道微生物。肠道微生物在食物过敏形成中的作用和微生物移植作为一种潜在的治疗手段是目前研究的热点。

（3）卫生学假说（包括饮食）。研究显示皮肤感染和湿疹是食物过敏的危险因素，家庭中兄弟姐妹越多越不容易罹患食物过敏和哮喘。高糖饮食中糖基化产物可能是模拟（假）预警素（mimic alarmins），糖基化产物致使细胞非程序性死亡、分泌模拟预警素、破坏组织、促进前期过敏的固有免疫反应，这一理论被命名为"假警报"假说（false-alarm hypothesis）。虽然有待进一步研究，但该假说解释了西方饮食方式导致食物过敏发病率增加的原因。

食物过敏的诊断比较复杂，应该结合患者的病史、临床检查和过敏原检测，比如皮肤点刺试验、特异性IgE（包括单一过敏原IgE，又称为组分IgE）、食物激发试验等。嗜碱性粒细胞活化试验（basophil activation test，BAT）在食物过敏诊断中也非常有用，而且可以用于食物特异性免疫治疗临床疗效的评价。食物激发试验是食物过敏诊断的金标准。但要指出的是食物IgG4和总IgE等不能用来诊断食物过敏或不耐受，至于生物共振等诊断检测方法更是无稽之谈。

食物过敏的管理主要是避免摄入引起过敏的食物，对有过敏性休克风险的患者应该常备肾上腺素笔。虽然注射肾上腺素是过敏性休克的一线治疗（first-line treatment），但对其处方还远远不够，很多患者耽误了治疗。食物过敏管理的另一个重要方面是医患教育，让包括医患在内的公众更了解食物过敏的相关知识。

食物过敏的治疗主要指针对IgE介导的食物过敏采用特异性免疫治疗，主要有口服特异性免疫治疗（oral immunotherapy，OIT）、舌下特异性免疫治疗（sublingual immunotherapy，SLIT）、透皮特异性免疫治疗（epicutaneous immunotherapy，EPIT）和一些其他的免疫调节方法，但是目前美国食品药品监督管理局（FDA）或其他的监管机构还没有批准任何一种。其中，OIT被研究的最多，特别是针对牛奶、鸡蛋和花生过敏原，也是目前最有希望被采用的治疗食物过敏的方法，但OIT引发不良反应，而且比较普遍，特别是花生OIT。对食物过敏的治疗还有补充异黄酮（isoflavones）、OIT联合中药、OIT联合抗IgE和OIT联合益生菌或维生素D等，但都处在研究阶段。

食物过敏的预防研究主要集中在花生和鸡蛋过敏原，现有数据证明婴幼儿应该尽早摄入花生和鸡蛋，而不是避免。美国指南将婴幼儿按风险等级分为3类，对高风险婴儿（严重湿疹、鸡蛋过敏或二者均有）在检测过敏原的情况下于第4~6个月膳食中加入花生或其制品；对中等风险婴儿（轻中度湿疹）不用检测过敏原，可在6个月左右添加；对低风险婴儿（没有湿疹和食物过敏）可和其他辅食一起随时添加。另外，孕妇或婴儿早期添加益生菌、维生素D、鱼油，使用润肤露等对过敏性疾病一级预防的影响也都是热点，但到临床使用还有一段路要走。

食物过敏的研究越来越多，技术也越来越先进，相信我们能最终找到预防和治疗食物过敏的安全有效的方法。

参 考 文 献

［1］SCURLOCK A M，JONES S M．Advances in the approach to the patient with food allergy［J］．The Journal of Allergy and Clinical Immunology，2018，141（6）：2002–2014．

［2］KULIS M D，PATIL S U，WAMBRE E，et al．Immune mechanisms of oral immunotherapy［J］．The Journal of Allergy and Clinical Immunology，2018，141（2）：491–498．

［3］BALLMER–WEBER B K，BEYER K．Food challenges［J］．The Journal of Allergy and Clinical Immunology，2018，141（1）：69–71．

［4］SAMPSON H A，O'MAHONY L，BURKS A W，et al．Mechanisms of food allergy［J］．The Journal of Allergy and Clinical Immunology，2018，141（1）：11–19．

［5］CASTELLS M．Diagnosis and management of anaphylaxis in precision medicine［J］．The Journal of Allergy and Clinical Immunology，2017，140（2）：321–333．

［6］SMITH P K，MASILAMANI M，LI X M，et al．The false alarm hypothesis：Food allergy is associated with high dietary advanced glycation end–products and proglycating dietary sugars that mimic alarmins［J］．The Journal of Allergy and Clinical Immunology，2017，139（2）：429–437．

1.5 嗜酸性粒细胞食管炎或许是过敏进程的一环

过敏进程（allergic march）是指儿童过敏性疾病发展的自然过程，通常早期表现为特应性皮炎（atopic dermatitis，AD），随后为IgE介导的食物过敏（IgE–mediated food allergy，IgE–FA），最后发展为哮喘和鼻炎。虽然不是每个患者都表现出这样的进程，但大多数流行病学研究揭示了这样的趋势。比如，生命早期罹患严重AD和以后发展为IgE–FA、哮喘、鼻炎显著相关，早期IgE–FA也是以后发展为哮喘和鼻炎的危险因素等。需要指出的是，不是儿童到了一定年龄，患上了哮喘或鼻炎，其AD或IgE–FA就一定减轻或消失，很多食物过敏是终生的，比如花生和坚果。

嗜酸性粒细胞食管炎（eosinophilic esophagitis，EoE）是食物或花粉引起的食管慢性、过敏性炎症疾病，如果不及时治疗，会造成吞咽困难、食管变窄、食物嵌塞，严重影响患者生活质量。有证据显示EoE可能与AD或IgE–FA一样，也是过敏进程中的一环，因为EoE也是过敏性炎症，过敏患者更容易罹患EoE，而且EoE和其他过敏性疾病的易感位点一样。此外，食物过敏和EoE显著相关，一些吸入性过敏原可以加重部分EoE患者的症状，所有这些都提示EoE在病理学上和其他过敏性疾病有潜在联系。

有队列研究考察了130 435名儿童出生后过敏性疾病的变化，考察EoE是否也符合过敏进程的标准。结果表明：①EoE表现出和过敏进程相关的发病率。②患有其他过敏性疾病的儿童罹患EoE的概率更高。③患EoE的儿童更容易罹患其他过敏性疾病。这个人口水平的过敏性疾病调查显示AD、IgE-FA、哮喘、鼻炎发病的峰值分别在0.3岁、1岁、1.1岁和2.1岁，而EoE发病的峰值在2.6岁，在过敏进程中排最后。研究者发现罹患AD、IgE-FA、哮喘的儿童比正常儿童更容易患上EoE，孩子罹患过敏性疾病越多患上EoE的概率越大。此外，研究还显示鼻炎和EoE发病显著相关，EoE患儿比没有EoE的儿童罹患鼻炎的风险高很多。

这说明EoE可能是过敏进程中最后一种疾病，有助于我们理解EoE的发病机制，患有食物或吸入过敏原过敏的儿童更倾向于罹患EoE，建议儿童过敏患者应该主动检查EoE。

参 考 文 献

［1］HILL D A, GRUNDMEIER R W, RAMOS M, et al. Eosinophilic esophagitis is the late manifestation of the allergic march［J］. The Journal of Allergy and Clinical Immunology. In Practice, 2018, 6（5）: 1528-1533.

［2］STEINBACH E C, HERNANDEZ M, DELLON E S. Eosinophilic esophagitis and the eosinophilic gastrointestinal diseases: approach to diagnosis and management［J］. The Journal of Allergy and Clinical Immunology. In Practice, 2018, 6（5）: 1483-1495.

1.6 咳嗽的分类和命名

咳嗽是气管、支气管黏膜或胸膜出现炎症、异物或受到刺激引发的，表现为声门关闭、呼吸肌收缩、肺内压力升高，然后声门张开，肺内空气喷出。咳嗽可以保护肺，避免吸入异物并清除有害分泌物。咳嗽又是一种呼吸道常见症状，其机制和治疗却非常复杂，人们花了很长时间定义咳嗽并试图将其分类。咳嗽的分类或名称术语很多，而且很多时候这些名词混用或互用，给患者带来很大困扰。本文聊聊咳嗽的不同名称。

咳嗽最常用的分类是基于症状持续时间，第一个常用分类为慢性咳嗽

（chronic cough）、急性咳嗽（acute cough）、亚急性咳嗽（subacute cough）。第二个常用的分类是基于症状特性，即是否有痰或痰多少，分为干性咳嗽和湿性咳嗽或排痰咳嗽（productive cough）。当经过大量治疗，症状仍不见好转，表现为持续性咳嗽时，通常会冠以难治性慢性咳嗽（refractory chronic cough，RCC）、不明原因慢性咳嗽（unexplained chronic cough，UCC）或特发性慢性咳嗽（idiopathic chronic cough，ICC）。此外，还有许多与疾病相关的命名，比如哮喘引起的咳嗽、锻炼引起的咳嗽、反流引起的咳嗽、吞咽引起的咳嗽、肺纤维化相关的咳嗽等。咳嗽的新名称也不断出现，最近欧洲呼吸学会的指南又称咳嗽过敏综合征（cough hypersensitivity syndrome，CHS），或者咳嗽超敏（cough hypersensitivity）和喉超敏（laryngeal hypersensitivity），这些新名称不仅体现了发病的机制，也克服了"难治性"或"不明原因"的模棱两可。

咳嗽基于症状持续时间，可以分为：①急性咳嗽：＜3周。②亚急性咳嗽：3～8周。③慢性咳嗽：＞8周。基于症状特性（即是否有痰），一般认为其并不能帮助成人患者确认发病机制，但对儿童患者有帮助，因为儿童亚急性和慢性咳嗽主要原因就是慢性细菌性支气管炎（protracted bacterial bronchitis，PBB）。虽然RCC、UCC或ICC都用来形容患者对治疗无响应（nonresponsive），但并不能互用。RCC指患者按指南最佳治疗建议，经长时间治疗，且患者依从性很好，但症状始终持续出现。UCC主要指患者经过详细评价和诊断，但没有查明咳嗽的原因。ICC虽然还在使用，但UCC可能更合适，而且过去某些以"难治性"冠名的疾病应用新的治疗手段可能是有效的。

不同的术语应该更有利于医患的沟通，更有利于对咳嗽机制和治疗的理解，临床上该怎么分类更好呢？第一步基于症状持续时间可能对患者诊治非常有帮助，比如急性咳嗽通常与病毒上呼吸道感染（感冒）相关，亚急性咳嗽可能与病毒感染后缓慢恢复期相关，对慢性咳嗽应该根据相关指南结合CHS及其相关症状提出潜在的诊治方法。

参 考 文 献

［1］MCGARVEY L，GIBSON P G. What is chronic cough? Terminology［J］. The Journal of Allergy and Clinical Immunology，2019，7（6）：1711–1714.

［2］IRWIN R S，FRENCH C L，CHANG A B，et al. Classification of cough as a symptom in adults and management algorithms：CHEST guideline and expert panel report［J］. Chest，2018，153（1）：196–209.

［3］CHUNG K F，MACGARVEY L，MAZZONE S. Chronic cough and cough hypersensitivity syndrome［J］. Lancet Respiratory Medicine，2016，4（12）：934–935.

1.7 痒

痒或瘙痒（pruritus or itch）是一种由皮肤产生通过周围神经纤维传递到中枢神经系统的不愉快的感觉，是许多皮肤病共有的一种症状，临床上非常常见。但瘙痒不一定都是由过敏性皮炎、银屑病、荨麻疹或皮肤干燥引起的，这些皮肤病引起瘙痒的机制及治疗方案常见报道。除此之外，还有哪些疾病引起瘙痒症状呢？

一些系统性疾病（systemic diseases）也可以引起慢性瘙痒，严重影响患者的生活质量。这类瘙痒通常并不伴有原发性皮肤损伤（primary skin lesion），抓挠却引起次级皮肤损伤，比如痒疹结节、苔藓化、湿疹病变等。这些系统性疾病可概括如下。

1.7.1 终末期肾脏疾病（end stage renal disease，ESRD）

瘙痒是ESRD患者或晚期慢性肾病患者常见的症状，出现在透析前后或其他任何时候，通常血液透析的患者比腹膜透析患者更常见。一个包括18 000名ESRD患者血液透析的研究中瘙痒的发生率为42%，但不同地区或国家差异很大。瘙痒最常发生在背部、四肢、胸部和头部，但有一半的患者表现为全身性瘙痒。ESRD患者瘙痒的病因目前尚不清楚，有研究认为是免疫系统改变引起的，ESRD瘙痒患者体内Th1细胞占主导地位，其细胞因子IL-2显著增加；有研究认为Th1细胞和IL-31也参与其中；有假设认为是内源性阿片系统失衡引起；也有认为是神经病变或大脑功能和结构的改变等。

1.7.2 胆汁淤积性肝病（cholestatic liver disease）

胆汁淤积、原发性胆汁性肝硬化（primary biliary cirrhosis，PBC）、原发性硬化性胆管炎（primary sclerosing cholangitis，PSC）、妊娠肝内胆汁淤积症等肝脏疾病均可以引起患者瘙痒症状，70%以上有胆汁淤积的患者表现出瘙痒。症状主要出现在足底、手掌或下肢，也可能表现为全身性。胆汁淤积性瘙痒患者血清中胆汁盐、内源性阿片类物质、溶血磷脂酸、组胺、胆红素等升高，直接或间接引起瘙痒。

1.7.3　内分泌性疾病（endocrine/metabolic disease）

糖尿病患者常有瘙痒症状，发病率为12.7%～49%。糖尿病相关瘙痒主要发生在头皮、躯干、脚踝、足或外生殖器，通常都是局部瘙痒，但也可能全身性。这种瘙痒可能和糖尿病神经病变有关，也可能是因为糖尿病引起的肾衰竭或自主神经纤维障碍（引起无汗症或干皮症）。

甲状腺功能亢进也可以导致瘙痒，但甲状腺机能减退不会。具体机制不清楚，可能与细胞介导的免疫反应，降低了肥大细胞释放组胺的阈值相关，但抗组胺治疗不一定能改善此类患者的瘙痒症状。

1.7.4　血液病（hematologic disease）

骨髓增生性肿瘤（myeloproliferative neoplasms，MPNs）、原发性血小板增多症（essential thrombocytosis，ET）、红细胞增多症（polycythemia vera，PV）等疾病患者也常表现出瘙痒症状。MPNs患者，特别是PV患者暴露在水中几分钟后引起瘙痒，称为水源性瘙痒症，暴露于热水中症状更明显。其机制尚不清楚，但基因突变、肥大细胞或嗜碱性粒细胞起到一定作用。淋巴瘤患者瘙痒也很常见，瘙痒症发生率为15%～25%。

1.7.5　不明原因瘙痒症（generalized pruritus of unspecific origin）

许多患者，通常是老年人，表现为全身瘙痒，却查不出原因，有一个中心的数据研究显示此类患者占所有瘙痒症患者的11%，但目前此类患者尚无专业的名称，有建议采用"不明原因慢性瘙痒症"。诊断上通常采用排除法。

因此，当出现瘙痒时，不一定都是过敏或皮肤疾病，要综合分析诊断。

参 考 文 献

[1] HASHIMOTO T，YOSIPOVITCH G. Itching as a systemic disease [J]. The Journal of Allergy and Clinical Immunology，2019，144（2）：375-380.

[2] YOSIPOVITCH G，ROSEN J D，HASHIMOTO T. Itch：From mechanism to （novel） therapeutic approaches [J]. The Journal of Allergy and Clinical Immunology，2018，142（5）：1375-1390.

1.8 婴儿严重过敏或过敏性休克

过敏性休克（anaphylaxis）指严重的过敏反应，其特点为发作快（几分钟到几小时）、可致死。典型症状为皮疹、喉或舌水肿、呼吸急促、呕吐、头晕、低血压等，通常症状多于一个。婴儿过敏性休克虽然在机制上与儿童或成人并没有不同，但是真实生活中诊断一个没有语音能力的婴儿还是很具有挑战性的，治疗上也更为顾忌。针对儿童的过敏性休克相关指南已经存在，但对婴儿目前还没有针对性的推荐。婴儿，本文指尚无语言能力的幼童，通常3岁以下，此外，本文为行文方便，过敏性休克和严重过敏反应互用。

食物是儿童过敏性休克的重要诱发因素，特别是牛奶、鸡蛋和花生，但任何食物都可能引起过敏性休克。为了预防花生过敏，相关指南建议应该在婴儿4个月左右引入花生或其制品，有人担心早期摄入花生可能增加婴幼儿过敏性休克的发病，但研究证实婴儿早期摄入花生是安全的，很少有诱发严重过敏的报道。除了食物以外，药物、疫苗、乳胶、蜂毒等也有可能引起这个年龄段的孩子严重过敏反应的发生，虽然并不是很常见。儿童食物过敏发病率的研究报道很多，但是婴儿的数据却相对少。美国伊利诺伊州2008～2012年间因食物引起婴幼儿（0～4岁）过敏性休克增加了27%，另一个研究显示2005～2014年美国因过敏性休克急诊的幼童（5岁以下）增加了129%。

诊断婴儿过敏性休克不同于成人或青少年，因为过敏症状和某些特定行为在婴幼儿身上重合，且患者没有语音表达能力。婴儿过敏性休克症状包括皮肤症状（全身性荨麻疹、血管性水肿）、呼吸道症状（咳嗽、喘息、喘鸣）、心血管症状（血压低、心跳过速）、胃肠道症状（持续性呕吐）及行为的改变（嗜睡、持续哭闹、易怒），通常是两个器官以上发作。判断症状发作时间很重要，IgE介导的过敏性休克一般过敏原暴露几分钟后就发作，很少超过2 h以上。

婴儿过敏性休克的诊断相对困难，例如，罹患皮疹或荨麻疹在婴幼儿时期很常见，这些患儿同时罹患上呼吸道感染的也不在少数，并不能因为两个器官出现症状就轻易诊断为过敏性休克。食物接触引起的婴儿面部或口周围出现红斑很常见，但由于食物接触，红斑有时也可能出现在身体其他部位。此外，食物引起的咳嗽、呕吐、腹痛及婴儿行为的改变等也都有多方面的原因，应该避免过度解读。另外，婴儿过敏性休克也不一定非要出现两个器官以上的症状，有些患儿仅仅表现为持续性呕吐。婴儿过敏性休克发作时严重的心血管症状相对少见，而且评价婴儿血压的改变也相当困难，但心率评价相对简单得多。此外，体温下降也可以作为指标之一。

治疗过敏性休克，肌内注射肾上腺素（intramuscular epinephrine）是首选，对婴儿也是一样，推迟注射很可能带来严重的后果，甚至死亡。虽然严重的过敏性休克在婴儿身上并不常见，但是因为婴幼儿症状相对更复杂，诊断上更耽误时间，推迟注射的概率也相对更大。所有指南都清楚指出对症状明确的严重过敏反应或过敏性休克应该毫不犹豫的注射肾上腺素。抗组胺、激素、β-激动剂等不是过敏性休克的一线用药，即使这些药物可用于辅助治疗，专家的意见也不一样。

肾上腺素用于过敏性休克的治疗是安全的，肾上腺素推荐的使用剂量是0.01 mg/kg。没有证据显示婴儿过敏性休克不能接受肾上腺素治疗，即使是先天性心脏病患者，其收益仍然远大于风险。需要指出的是这一评估是出于伦理的考虑，并不是基于证据的（evidence-based）的数据。美国FDA有批准的儿童使用的肾上腺素笔，分别供7.5 kg和15 kg左右的儿童使用。

不管是成人、儿童还是婴儿，均无法通过上一次过敏性休克的严重程度预测下一次的严重程度，而且哪些是过敏性休克发生的危险因素至今仍无定论。对诊断患有严重过敏的婴儿，国外强烈建议每年看医生，一是周期性检查孩子是否有其他新增的过敏原，二是更新肾上腺素笔和相关的知识。虽然现有的过敏性休克指南可以用在婴儿患者，但是特制的（tailored）指南能更好帮助到医患，相信这样的指南会很快出现。

参 考 文 献

[1] GREENHAWT M, GUPTA R S, MEADOWS J A, et al. Guiding principles for the recognition, diagnosis and management of infants with anaphylaxis: an expert panel consensus [J]. The Journal of Allergy and Clinical Immunology. In Practice, 2019, 7 (4): 1148-1156.

[2] MOTOSUE M S, BELLOLIO M F, VAN HOUTEN H K, et al. Outcomes of emergency department anaplylaxis visits from 2005 to 2014 [J]. The Journal of Allergy and Clinical Immunology. In Practice, 2018, 6 (3): 1002-1009.e2.

[3] LOPRINZI BRAUER C E, MOTOSUE M S, LI J T, et al. Prospective validation of the NIAID/FANN criteria for emergency department diagnosis of anaphylaxis [J]. The Allergy and Clinical Immunology. In Prictice, 2016, 4 (6): 1220-1226.

[4] SIMONS F E, EBISAWA M, SANCHEZ-BORGES M, et al. 2015 update of the evidence base: World Allergy Organization anaphylaxis guidelines [J]. World Allergy Organization Journal, 2015, 8 (1): 32.

1.9　自闭症和过敏

自闭症谱系障碍（autism spectrum disorder，ASD，以下简称自闭症）是一种复杂的神经发育疾病，主要表现为语言障碍、社会交往障碍、兴趣范围狭窄、行为刻板、智力迟滞等。自闭症的发病率在过去几十年中稳定增加，西方有报道指出2000年自闭症发病率为0.67%，2012年已经为1.46%；美国有数据指出2014年3~17岁儿童自闭症发生率为2.24%，2015年为2.41%，2016年为2.76%。自闭症的病因包括遗传和环境，其中环境因素占40%~50%。免疫缺陷是环境和自闭症之间潜在的联系，自闭症患者更容易罹患自身免疫性疾病和反复感染，孕期母亲感染、炎症、自身免疫性疾病也可能和儿童自闭症相关。

儿童过敏性疾病，包括呼吸道过敏、皮肤过敏和食物过敏，也是常见的免疫系统疾病，过敏性疾病在过去的几十年中也逐步增加。最近有美国研究考察了儿童过敏和自闭症的相关性，该研究纳入年龄为3~17岁的儿童199 520名，其中食物过敏患者占4.31%，呼吸道过敏患者占12.15%，皮肤过敏患者占9.91%，有0.95%的儿童被诊断出自闭症。自闭症儿童罹患食物、呼吸道、皮肤过敏的概率分别是11.25%、18.73%、16.81%，非自闭症儿童罹患以上过敏性疾病的概率为4.25%、12.08%、9.84%，校正年龄、性别、种族、教育程度、家庭收入、地理位置等因素后，二者仍具有显著性差异，其中食物过敏和自闭症相关性最强，在所有年龄阶段、性别、种族等组别中均显著相关。

儿童自闭症和过敏显著相关，这表明二者可能有相似的发病机制，将两种疾病联系在一起，两者同属于免疫系统疾病。研究发现自闭症患儿体内IgA、IgG、IgM及总IgE上升，Th1和Th2平衡也被破坏，γ-干扰素减少，自闭症患儿脑中产生更多的促炎细胞因子和自身抗体。总之，对自闭症患儿来说，炎症似乎也是主要病因。生命早期免疫系统失常，可能影响到儿童大脑的发育和社会认知的障碍，导致自闭症。

过敏特别是食物过敏和自闭症之间潜在的机制还有待更多的研究，肠—脑—行为轴（gut-brain-behavior axis）在其中的作用可能很重要。食物过敏可能改变了儿童肠道微生物菌群，菌群的改变可能通过神经—免疫的相互作用最终影响到大脑。此外，过敏和自闭症或许受到相同的基因或其他非基因因素的影响。

既然自闭症与过敏相关，有人就希望规避过敏性食物来改善自闭症症状，有研究发现自闭症患儿饮食中减少牛奶、小麦等过敏性食物对症状有益处。也有研究指出牛奶中的阿片类多肽等物质和自闭症发病有关，但饮食调节应该不是自闭症的治疗方式。无论如何，自闭症和过敏特别是食物过敏之间的联系及机制会成为研究的方向。

参 考 文 献

［1］XU G, SNETSELAAR L G, JING J, et al. Association of food allergy and other allergic conditions with autism spectrum disorder in children［J］. JAMA Network Open, 2018, 1（2）: e180279.

［2］GOTTFRIED C, BAMBINI-JUNIOR V, FRANCIS F, et al. The impact of neuroimmune alterations in autism spectrum disorder［J］. Frontiers in Psychiatry, 2015, 6: 121.

［3］MALIK M, SHEIKH A M, WEN G, et al. Expression of inflammatory cytokines, Bcl2 and ca-thepsin D are altered in lymphoblasts of autistic subjects［J］. Immunobiology, 2011, 216: 80–85.

1.10　非过敏性鼻炎

非过敏性鼻炎（nonallergic rhinitis, NAR）又称为特发性鼻炎（idiopathic rhinitis）或血管运动性鼻炎（vasomotor rhinitis），是指由非过敏原引起的鼻内"炎症"主要症状和过敏性鼻炎基本一样，表现为打喷嚏、鼻塞、流鼻涕、鼻后滴涕、咳嗽等，但是没有过敏的证据（即皮肤点刺试验、过敏原特异性IgE或过敏原鼻激发试验均为阴性）。该疾病并没有血管舒缩系统的指征，血管运动性鼻炎的名字已经逐渐被弃用。NAR在鼻病患者中的发病率约为40%，虽然成人和儿童都有可能患上NAR，但与过敏性鼻炎（allergic rhinitis, AR）相反，NAR更常见于20岁后的成年人。

NAR发作时鼻内血管膨胀（dilate），鼻腔充盈（血或液体），引起这种鼻内血管膨胀或"炎症"的原因可能是鼻内神经末梢高反应性，就像哮喘患者肺部或支气管高反应性一样。引起NAR的诱因主要有：①环境中的刺激物，如尘、烟雾、二手烟、强烈气味（如香水）、化学烟雾（一些特定的职业环境）。②天气改变，气温或湿度改变引起鼻黏膜肿胀，导致流鼻涕、鼻塞等。③感染，如感冒或流感。④辛辣食物、酒精等也可以引起鼻黏膜肿胀。⑤药物，如阿司匹林、布洛芬、降血压药（β-受体阻滞剂）、镇静剂、抗抑郁药、口服避孕药、男性性功能药物及过度使用减充血药物。⑥激素水平改变，如怀孕、月经、使用口服避孕药、甲状腺功能减退等，从这一点来看罹患NAR的女性较男性多。⑦性高潮也可导致部分患者鼻塞。⑧情绪紧张、压力大。

NAR没有特异的诊断方法，首先看症状，然后排除AR的可能（皮肤点刺试验、过敏原特异性IgE阴性等），因为过敏原种类太多，实际工作中要排除AR并不容易。NAR可能同时伴有鼻窦炎、鼻息肉、中耳炎等，诊断时需排除鼻窦炎的影响（鼻内镜或CT）。NAR主要通过药物治疗：①盐水冲洗。②抗组胺鼻喷雾剂，口服抗组胺药物对NAR效果似乎并不理想。③激素喷雾剂，如果减充血药物和抗组胺药物不能控制症状时，可以考虑激素药物，潜在副作用是鼻干、鼻流血、头痛、咽喉干。④抗胆碱药物（anticholinergic nasal sprays），此药物常用于哮喘的治疗，也可以改善流鼻涕、鼻后滴涕等症状，潜在副作用是鼻干和流血。⑤口服减充血药物，帮助减少鼻塞，但可导致高血压、心悸、心神不宁等不良反应。⑥药物无效的情况下，某些患者可考虑手术治疗。

NAR和AR发病的机制可能完全不同，AR是因为过敏原诱导产生特异性IgE，致使肥大细胞和嗜碱性粒细胞脱颗粒释放组胺等炎症因子；NAR的机制并不很清楚。最近有研究认为组胺可以破坏AR患者鼻上皮屏障（nasal epithelial barrier）的致密性，增加其通透性，过敏原更容易通过鼻上皮细胞进入体内，Th2细胞因子IL-4、IL-13可以进一步降低上皮屏障的完整性（integrity）。NAR患者的鼻上皮屏障并没有被破坏，NAR患者表达更多的紧密连接蛋白（claudin-1和claudin-4），形成更紧密的黏膜屏障，通常认为NAR是因为鼻内传入神经分泌神经肽引起的。

现在没有一个完全有效的方法预防NAR，但有研究认为儿童食用鱼油或特定不饱和脂肪酸可降低罹患NAR的概率。如果已经患上NAR，预防症状发作主要是避免接触上文提到的环境中的诱发因素，避免过度使用减充血药物等。

参 考 文 献

［1］Nonallergic rhinitis［OL］. www.https：//www.mayoclinic.org/diseases-conditions/nonallergic-rhinitis.

［2］Nonallergic rhinitis［OL］. www.https：//en.wikipedia.org/wiki/Nonallergic_rhinitis

［3］STEELANT B，SEYS SF，VAN GERVEN L，et al. Histamine and T helper cytokine-driven epithelial barrier dysfunction in allergic rhinitis［J］. The Journal of Allergy and Clinical Immunology；2018，141（3）：951-963. E8.

［4］BARANIUK J N，MERCK S J. Neuroregulation of human nasal mucosa［J］. Annals of the New York Academy of Sciences，2009，1170：604-609.

1.11　可能对所有食物都过敏吗?

临床上有部分幼儿表现为非IgE介导的牛奶过敏,同时对豆奶也不耐受。患儿只能食用全水解配方奶粉(extensively hydrolyzed formula)或氨基酸配方奶粉(amino acid–based formula, AAF),食用此类配方奶粉幼儿并无症状,但当加入辅食时大多数食物都能引发过敏症状。目前并不清楚具体的原因是什么,是严重非IgE介导的牛奶过敏引起的并发症导致对其他食物不耐受,或者是食物引起的慢性小肠结肠炎综合征(enterocolitis syndrome, FPIES),还是只是肠道微生物菌群失调,仍然无法解释。

此类疾病发病率不清楚,可能并不常见,但严重影响到患儿的健康和成长。1岁之前,患儿除了AAF,几乎不能食用其他食物,很多时候一直持续到4～5岁。过去称之为多种食物不耐受(multiple food protein intolerance),现在的食物过敏指南中已经不再使用这一名词,它并不能描述此类疾病的全部病理生理特征。虽然表面上看是多种食物引起的"过敏",但其他因素的相互影响应该起到重要作用,因为不知道机制,诊断上也基本靠临床症状,比如:

(1)幼儿表现为非IgE介导的牛奶过敏,同时豆奶不耐受,只能食用AAF。哺乳期母亲也得严格限制饮食,否则可诱发幼儿过敏症状。

(2)幼儿食用AAF没有过敏症状。

(3)当添加辅食时,大多数食物均可以引起患儿腹泻、呕吐、腹胀、睡眠障碍,特别是严重易怒。

现在不知道具体哪些食物能诱发症状,常见诱发症状食物包括水果、蔬菜、谷物和肉类,患者也可能对其中部分食物IgE或皮肤点刺试验呈阳性。因为机制不清楚,治疗上也没有效的办法,患者只能在医生或营养师的指导下,逐步添加辅食,同时排除真正食物过敏的影响和食物诱发的肠道疾病。大多数幼儿随年龄的增长,症状会有好转。需要指出的是此疾病和组胺不耐受不同,后者是因为体内缺乏二胺氧化酶或酶活性不足引起的,而且主要患者是中年人。

参 考 文 献

[1] MCWILLIAM V, HEINE R, TANG ML, et al. Multple food protein intolerance of infancy or severe spectrum of non–IgE–mediated cow's milk allergy? —A case series [J]. The Allergy and Clinical Immunology. In Practice, 2016, 4(2): 324-326.

[2] HILL D J, HEINE R G, CAMERON D J, et al. The natural history of intolerance to soy

and extensively hydrolyzed formula in infants with multiple food protein intolerance ［J］. The Journal of Pediatrics, 1999, 135 （1）：118-121.

1.12 乳糖不耐受

乳糖不耐受（lactose intolerance）和牛奶过敏不同，牛奶过敏是因为产生牛奶过敏原特异性IgE引起的，患者摄入牛奶或奶制品几分钟就可能出现症状，而且很少量的牛奶就可以诱发症状，但牛奶过敏发病率不高，不到人口的4%。而乳糖不耐受是因为小肠中缺少乳糖酶（lactase）或乳糖酶活性不够，不能将乳糖分解为葡萄糖和半乳糖，而乳糖本身是一种双糖，不能直接被小肠吸收，大量不被吸收的乳糖在肠中被细菌发酵，产生大量气体，引发腹部症状，症状一般出现在食用牛奶或奶制品后0.5～2 h。

乳糖不耐受分为4种类型，原发性（primary）乳糖不耐受、继发性（secondary）乳糖不耐受、后天性（developmental）乳糖不耐受、先天性（congenital）乳糖不耐受。原发性乳糖不耐受是因为婴幼儿断奶后随年龄增长乳糖酶水平逐渐降低；继发性乳糖不耐受是因为小肠受损引起，比如感染、肠炎等；后天性乳糖不耐受常见于早产儿中，可短时间内改善；先天性乳糖不耐受是遗传疾病，先天乳糖产生的少或不产生。

与牛奶过敏常见于婴幼儿不同，乳糖不耐受患者通常为青少年或年轻的成年人，具体发病人数不清楚。有研究估计乳糖不耐受可能影响到全球人口的65%，不同地区差异巨大。乳糖不耐受在北欧的发病率小于人口的10%，但在亚洲和非洲高达95%的人口可能缺少乳糖酶。这是因为乳糖酶的唯一功能就是分解牛奶中的乳糖，大多数哺乳动物在断奶后，此酶的活性都严重下降，只有部分人类因驯养产奶动物、大量食用奶制品而使产生乳糖酶的基因（LCT gene）在约4 300年前发生了突变，断奶后继续产生乳糖酶，但大多数人此基因没有发生突变。

乳糖不耐受的严重程度一般可分为3级，最轻的是乳糖吸收不良（lactose malabsorption），即体内乳糖酶不足，不能完全代谢摄入的乳糖；其次是乳糖酶缺乏（hypolactasia）；最严重的是不产生乳糖酶（alactasia）。乳糖不耐受最明显的症状是摄入牛奶或奶制品后出现腹部胀气、绞痛、腹泻、恶心、腹鸣、呕吐等。摄入奶制品量越多，症状越严重，但是多数人可以耐受一定量的奶制品，而没有明显症状。

乳糖不耐受的诊断主要基于临床症状，此外还有以下几种体外检测方法。

（1）检测呼气中氢的浓度（hydrogen breath test）。冲服25 g乳糖，如果乳糖不能代谢，在细菌作用下产生氢气，可以用气相色谱检测呼出气体，如果氢气浓度高，可能为乳糖不耐受，整个实验大概2.5 h完成。但该方法不适用于幼儿，因其可能引起严重腹泻。

（2）检测血液中乳糖的浓度（lactose blood test）。冲服一定量乳糖后每10～15 min抽血一次，检测血液中乳糖浓度是否升高。因为需要频繁抽血，此方法逐渐被前一种方法所取代。

（3）粪便酸度试验（stool acidity test）。特别适用于婴幼儿，患者服用乳糖饮品后，如果不能代谢吸收，经细菌发酵致使粪便酸度升高，一般乳糖不耐受患儿此试验中粪便pH＜5.5。

（4）基因诊断（genetic diagnostic）。基因诊断可以帮助确认患者是否罹患原发性乳糖不耐受，一般采用血液或唾液样品，有商品化的基因检测试剂盒。

对乳糖不耐受患者首先要区分是原发性还是继发性，如果是感染、肠炎等引起的继发性不耐受，治疗后可以改善。但是原发性乳糖不耐受没有办法促使其体内产生乳糖酶，通常建议患者避免食用牛奶、奶制品等高乳糖食物。但奶制品是膳食中重要的组成部分，完全避免可能导致营养不良，甚至骨质疏松等疾病，可以多摄入豆奶等豆制品并注意补钙。此外，可以服用乳糖酶补充剂（lactase supplements），乳糖酶只在酸性环境中有效，但是多种酸又可以使其失活（denature），因此不能空腹食用。然而餐后如果乳糖酶不能及时到达小肠也起不到应有的作用，不同患者应该弄清楚自己餐后服用的时间和剂量。

参 考 文 献

［1］Lactose intolerance［OL］. www.nhs.uk/conditions/lactose–intolerance.

［2］Lactose intolerance: What you need to know［OL］. www.medicalnewstoday.com/articles/180120.

［3］Lactose intolerance［OL］. www.niddk.nih.gov/health–information/digestive–diseases/lactose–intolerance.

［4］ANDREW S, NORMA I. Lactose intolerance, dairy avoidance, and treatment options［J］. Nutrients, 2018, 10（12）: 1994.

［5］NISSIM S, GABRIEL L, UZI M. The interrelationships between lactose intolerance and the modern dairy industry: Global perspective in evolution and historical backgrounds［J］. Nurients, 2015, 7（9）: 7312–7331.

［6］HEYMAN M B, COMMITTEE ON NUTRION. Lactose intolerance in infants, children and adolescents［J］. Pediatrics, 2006, 118（3）; 1279–1286.

1.13　记2018 EAACI年会

欧洲过敏及临床免疫学学会（European academy of allergy and clinical immunology，EAACI）2018年年会在德国慕尼黑举办，笔者简要回顾一下本次会议的热点问题。

一个试验性研究展示了被动免疫治疗（passive immunotherapy）的前景，仅仅需要一针注射就有潜力治疗过敏，疗效与过敏原特异性免疫治疗（allergen specific immunotherapy，AIT）相当。关于被动免疫治疗的研究才刚刚开始，其疗效和安全性尚有待更多的临床试验证实。

另一个值得关注的热点是营养（nutrition）对过敏、免疫和炎症的影响，几个研究小组报道了该领域的快速进展。比如生牛奶、酸奶对婴幼儿过敏性疾病的影响，生牛奶预防螨虫引起的哮喘小鼠呼吸道炎症的发展，牛奶在呼吸道中的免疫功能机制性研究等。此方面的研究很多，欧洲指南建议新生儿4~6个月排他性母乳喂养，如果做不到，建议使用低变应原性配方奶粉（hypoallergenic formulas）。美国指南进一步指出怀孕和哺乳期间，母亲严格控制饮食（不食用过敏性食物）对后代过敏性疾病的发生没有帮助，但是也没有证据证明新生儿4~6个月后添加固体食物（包括过敏性食物）能避免过敏性疾病的发生。

大家比较关注的是最大的三家过敏原生产企业的最新研究进展，法国Stallergenes Greer 和德国默克（阿罗格）各自介绍了舌下（Stallergenes）及皮下（阿罗格）产品线（portfolio），但并没有新的临床研究结果。Stallergenes 公司介绍了一个新的研究热点——来自医疗部门或保险公司的真实世界的证据（real-life evidence）；阿罗格介绍了其因失败而放弃了的重组过敏原项目及其失败的教训等。ALK公司展示了其最新桦树花粉片剂的三期临床结果，与安慰剂相比桦树花粉片剂改善临床症状40%，这是树花粉AIT产品最好的临床效果，此片剂不仅对桦树花粉过敏有效，对其他有交叉反应的过敏原引起的过敏性疾病也效果明显。因地区和气候的不同，树花粉的花期持续时间很长（从1月份到6月份），严重影响到很多患者的生活和工作。该产品将很快在欧洲和加拿大申请上市批文，届时树花粉过敏的患者将可得到更有效的治疗。至此，ALK过敏原片剂产品（草花粉、豚草花粉、螨虫、日本雪松、树花粉）已经覆盖到80%以上的过敏患者。

这是一个全球性大会，共有来自全球的7000多临床医生和科研人员参加，近2000份海报展示了最新临床和研究成果，热点很多。会议着重强调过敏性哮喘患者应该更多选择AIT以及如何设计AIT临床试验。此外，过敏性皮炎、食物过敏

（比如EoE）和药物过敏的占比也越来越多。

1.14　记2019 EAACI年会

2019年度欧洲过敏和临床免疫学学会（European academy of allergy and clinical immunology，EAACI）年会在葡萄牙里斯本举办。笔者简要回顾一下其热点问题。

本次大会主题演讲更着重于对过敏性疾病机制探讨，研究者寄希望于从发病机制的理解找到新的治疗靶点，比如免疫新陈代谢（immunometabolism）。近年来在免疫新陈代谢上取得了一系列新的成就，免疫细胞新陈代谢途径（pathways）的改变影响到细胞的响应和功能，免疫细胞新陈代谢程序重调（reprogramming）可能作为靶点治疗过敏性疾病。过敏和微生物组学、食物过敏、皮肤过敏都作为主题演讲内容，分别介绍了近年来的新成就。本次EAACI会议的主题是精准医疗，哮喘的靶向生物治疗是其中的热点。

过敏原特异性免疫治疗（allergen specific immunotherapy，AIT）作为目前过敏性疾病的唯一对因治疗自然也是会议的热点，儿童早期AIT及预防性AIT的重要性被多次强调，食物及过敏性皮炎AIT的内容也很多，但大家更关注于AIT的现状及未来，比如AIT的最佳给药方式及最佳维持剂量，AIT产品及其主要过敏原含量的差异性等。

过敏原企业在本次年会上并没有新的产品介绍或发布，但他们的卫星会却仍然为参会者广泛关注。ALK公司着重介绍了其桦树花粉片剂对桤木（alder）和榛树（hazel）花粉过敏的治疗作用，及对花粉—食物综合征的疗效，欧洲患者每年1～6月份暴露于榛树、桤木、桦树花粉中，常年受花粉引起的花粉—食物（比如苹果）综合征的困扰，该桦树花粉片剂可以有效治疗这些疾病，改善患者症状。ALK公司在其卫星会上也强调了生物参数（biomarker）的重要性，生物参数既可以找出更合适治疗的患者，又可以帮助医生做出更合理的治疗决策，其中IgG4和IgA是目前该公司研究最多的参数，皮下AIT引起更多IgG4上升，而舌下AIT更多是IgA。

Stallergenes Greer的卫星会主要介绍了过敏性疾病的发病率、复杂程度和严重程度对患者和医疗系统带来的影响，并以螨虫为例介绍了AIT作为精准治疗的好处，包括改善症状、提高生活质量、改变疾病进程及长期疗效。Allergopharma公司侧重于AIT的未来，从现有的指南（包括GINA、EAACI、SIGN/BTS）探讨AIT是否可以作为哮喘患者的一种标准治疗手段，从药物监管部门（德国药监局）的角度介绍了AIT在欧洲过敏性鼻炎治疗中的现状。该公司结合自身重组过敏原多次临床失败的经验探讨了重组过敏原的未来，并探讨了其他新技术的可能性。

Thermo Fisher公司作为最大的过敏原诊断试剂供应商介绍了组分诊断（component-resolved diagnosis，CRD）在哮喘和食物过敏管理中的作用，特别是坚果、芝麻、红肉、尘螨、草花粉、猫毛、狗毛等组分过敏原近年来取得的成功，及将致敏模式（sensitization patterns）用于临床诊断过敏性疾病。

虽然螨虫片剂尚未在中国上市，但本次大会上也有临床研究考察了中国过敏性鼻炎患者使用螨虫舌下片剂的安全性。研究指出接受螨虫舌下片剂治疗的患者有77%至少发生1次不良反应，而对照组是54%，不良反应89%是轻度，主要是与舌下治疗相关的局部不良反应，如喉咙刺激感。研究结果说明中国鼻炎患者对该螨虫舌下片剂耐受良好，与国外研究结果比较，没有发现新的不良反应。

另外，近几年的研究发现屋尘螨（Der p）中的第23组（group 23）过敏原是除了第1、第2组外的新的主要过敏原，但本次会议有研究报道了屋尘螨的第1、第2、第23组的IgE阳性率分别是78%、86%和66%，但单纯对Der p 23过敏的患者很少，其平均IgE浓度也远低于Der p 1及Der p 2。因此，Der p 23在尘螨过敏诊断中的作用有限，以其区分患者也没有太多的临床意义。

本次会议热点很多，不仅侧重于临床，更聚焦在疾病背后的机制研究上。但可能由于参会成本的增加，小企业参会的并不多，可能影响到该领域的创新和活力。

2 过敏性疾病的诊断

2.1 过敏原组分诊断及其意义

由于环境中过敏原暴露不同，患者个体过敏进程（allergic march）各异，不同患者对不同过敏原致敏（sensitization）是有先后顺序的，对不同过敏原分子的致敏模式是不一样的，有单一分子（monomolecular）过敏，有几个分子（oligomolecular）过敏，也可能是多个分子（polymolecular）过敏。过敏性鼻炎患者对不同过敏原分子致敏数量越多越有可能发展为哮喘或合并其他过敏性疾病。因此，可以考虑在疾病发作初期开始早期过敏原特异性免疫治疗（early allergen immunotherapy，EAIT），甚至在患者致敏但还没有出现症状时就开始预防性的免疫治疗（allergen immunoprophylaxis，AIP）。

要开展EAIT或AIP，精确诊断是关键。过敏原体外诊断最常用就是特异性IgE检测，检测IgE以前都基于过敏原提取物，提取物中过敏原分子的浓度不清楚，其他成分含量也不明了，IgE结果没有任何单一过敏原分子信息，不同公司的IgE检测试剂不仅定量结果不同，有时候甚至定性结果（阴性还是阳性）都不一样。纯化的单一过敏原或重组过敏原的出现，使精准诊断成为可能，过敏原分子诊断或组分诊断（component-resolved diagnostics，CRD）可以用来区分真正的（genuine 或 species-specific）过敏还是交叉反应（cross-reaction），对多重过敏患者尤其适用。

过敏原组分诊断有助于我们更好地了解致敏过程。研究显示对草花粉过敏的患者通常先对其第一组过敏原（Phl p 1）致敏，很少有患者发展为对所有草花粉过敏原分子都过敏，Phl p 1致敏5年后儿童才第1次出现过敏症状。屋尘螨致敏也有先后顺序，患者首先对Der p 1、Der p 2、Der p 23致敏，其次为Der p 4、Der p 5、Der p 7、Der p 21，最后为Der p 11、Der p 14、Der p 15、Der p 18等，如果第一个屋尘螨过敏原分子致敏开始很早，父母患有过敏性鼻炎，环境中尘螨暴露水平高，儿童就更可能对多个屋尘螨过敏原分子产生致敏，对多个过敏原分子致敏也更容易发展为过敏性鼻炎和哮喘。

有队列研究指出如果儿童早期对花生第二组过敏原（Ara h 2）致敏，预示其花生过敏症状更严重，但是如果儿童花生致敏开始地比较晚，且开始于Ara h 8，其症状通常不是全身性的严重过敏。通过对不同来源的132个过敏原分子IgE结果分析，发现4个分子致敏和过敏性鼻炎和/或哮喘相关，分别是Ara h 1（花生）、Bet v 1（桦树花粉）、Fel d 1（猫毛）、Phl p 1（草花粉），综合其他队列研究的结果，另有两个过敏原分子也和疾病相关相关，即Der f 2（尘螨）、Phl p 5（草花粉）。

既然过敏原组分诊断可以显示患者对哪个过敏原分子先致敏，又可以指出哪个过敏原分子和疾病最相关，AIP或EAIT就有了理论基础，可以用来预防过敏原发展为更多、更复杂的致敏模式，预防致敏后发展出过敏症状，例如用Phl p 1（草花粉）、Bet v 1（桦树花粉）、Der p 1/2（屋尘螨）、Fel d 1（猫毛）做早期的过敏原特异性免疫治疗。

目前AIT治疗仍然采用过敏原提取物，国内外对AIT制剂的监管仍然是要求总生物效价一致（50%～200%，IgE抑制试验），对制剂中过敏原组分的构成及浓度均无要求。这样，两个效价完全一样的产品，一个可能含有3种过敏原分子，另一个可能含有30种，且浓度不同。假设一个患者对其中6种过敏原分子过敏，那只含3种过敏原分子的产品是否有效呢？含30种过敏原分子的产品中的其他24种过敏原又会造成什么影响呢？是产生IgG抗体起到保护作用，还是产生IgE抗体造成新的致敏？还是没有影响？要做到精准AIT靠目前的过敏原标准化或许是个不可能完成的任务。

过敏原组分诊断有时候在临床上也可能带来混乱，基于过敏原提取物的IgE检测临床上很容易判定，但是基于组分IgE检测就可能出现多个阳性和阴性，而且每个组分阳性的意义不一，有的与这个症状相关，有的与那个症状联系。有研究将组分IgE结果和过敏原激发试验对比，发现组分IgE阳性个数越多与激发试验阳性结果越相关，但如何定义阳性个数的多少，不同来源的过敏原可能还不一样，这样势必给临床医生带来混乱。

无论如何，过敏原组分诊断会在以后的临床和科研中扮演越来越重要的作用，但遗憾的是我国尚无商业化的过敏原组分诊断试剂上市。

参 考 文 献

［1］MATRICARDI P M, DRAMBURG S, POTAPOVA E, et al. Molecular diagnosis for allergen immunotherapy［J］. The Journal of Allergy and Clinical Immunology, 2019, 143（3）：831-843.

［2］HUANG X, TSILOCHRISTOU O, PERNA S, et al. Evolution of the IgE and IgG repertoire to a comprehensive array of allergen molecules in the fist decade of life［J］. Allergy, 2018,

73（2）：421-430.

[3] CIPRIANI F, MASTRORILLI C, TRIPODIS S, et al. Diagnositic relevance of IgE sensitization profiles to eight recombinant Phleum praense molecules [J]. Allergy, 2018, 73（3）：673-682.

[4] POSA D, PERNA S, RESCH Y, et al. Evolution and predicitive value of IgE responses toward a comprehensive panel of house dust mite allergens during the first 2 decaes of life [J]. The Journal of Allergy and Clinical Immunology, 2017, 193（2）：541-549.e8.

[5] JENSEN-JAROLIM E, JENSEN A N, CANONICA G W. Debates in allergy medicine：Molecular allergy diagnosis with ISAC will replace screenings by skin prick test in the future [J]. World Allergy Orgnization Journal, 2017, 10（1）：33.

2.2 IgE研究新进展

不管是特异性IgE（specific IgE，sIgE）还是总IgE（total IgE，tIgE）在过敏性疾病的诊断和治疗中都常被用到。过敏患者和非过敏人群相比，不仅体内sIgE水平上升，而且tIgE水平也升高，许多研究发现酒精消耗多的人群和酗酒者体内tIgE水平也高，而且通常酒精消费多的国家，过敏人群也相对更多，这是否说明饮酒导致tIgE升高和过敏性疾病发生呢？

最近丹麦一项包含111 408名受试者的研究显示饮酒和血液中tIgE水平有关，饮酒越多，tIgE水平越高，但与过敏性疾病（比如过敏性鼻炎、哮喘和皮炎）并无关系。酒精对IgE产生的影响目前还不清楚，可能是酒精影响到B细胞，促使B细胞转换（switch），产生IgE，也可能与酒精促使肠道中内毒素吸收增加有关。

年龄老化（aging）影响到成人体内sIgE和tIgE水平，一项跟踪20年的多中心普通人群队列研究（population-based cohort study）显示尘螨（house dust mite）和猫毛特异性IgE阳性水平（level of sensitization）随年龄降低，但花粉IgE阳性水平受年龄老化影响不明确，研究还发现tIgE水平随年龄显著降低。

过敏原组分诊断（component-resolved diagnostic，CRD）是近年研究的热点，不同患者可能和同一种过敏原提取物（extract）的不同过敏原组分反应，比如患者甲可能对屋尘螨（Der p）中的Der p 1、Der p 2、Der p 5等呈阳性反应，乙可能对Der p 1、Der p 2、Der p 10、Der p 23等呈阳性反应，而且不同组分可能引起不同症状。最近有研究证实狗毛过敏原Can f 1与持续性鼻炎有关，Can f 2与哮喘相关，Can f 3与中重度鼻炎和哮喘相关，Can f 5与持续性中重度鼻炎相关，猫毛过敏原Fel d 2与哮喘及中重度鼻炎相关。因此CRD可帮助预测患者症状和疾病严重程度。另一研究显示生命早期对单一过敏原（Can f 1、Fel d 1）阳性比对过敏原提取物IgE阳性更能预测以后过敏的发展。螨虫在过敏进程和哮喘发病中起重要作用，最近有研究显示对常规方法不能确诊的患者，检测血清中Der p 23特异性IgE可能有帮助。

CRD在蜂毒过敏中也越来越重要，不仅可以鉴别高风险患者，还可以帮助分析疗效，有研究发现如果患者对Api m 10阳性，可能特异性免疫治疗效果不好，因为很多蜜蜂的蜂毒过敏原提取物中缺少该组分。膜翅目过敏原CRD的灵敏度和特异性与不同的检测方法有关，比如Immulite适合检测Api m 1，但CAP对Ves v 5（黄蜂）更好。

食物过敏诊断中sIgE检测也越来越多，特别是花生过敏、嗜酸性粒细胞食管炎、红肉过敏等。此外，也有研究用sIgE、tIgE及IgG4的比值评价过敏原特异性免疫治疗的疗效。

参 考 文 献

［1］SHEEHAN W J, GAFFIN J M, PEDEN DB, et al. Advances in environmental and occupational disorders in 2016［J］. The Journal of Allergy and Clinical Immunology，2017，140（6）：1683-1692.

［2］LOMBOLT F K, NIELSEN S F, NORDESTGAARD BG. High alcohol consumption causes high IgE levels but not high risk of allergic disease［J］. The Jounral of Allergy and Clinical Immunology，2016，138（5）：1404-1413.e13.

［3］URIARTE S A, SASTRE J. Clinical relevance of molecular diagnosis in pet allergy［J］. Allergy，2016，71（7）：1066-1068.

2.3 为什么单一过敏原分子特异性IgE的总和大于提取物IgE

过敏原IgE检测方法很多，原理大同小异，基本都是基于ELISA方法，将过敏原包被在固定相中，再先后加入患者血清（即IgE）、抗IgE、酶或荧光底物。这里的过敏原可以分两类，一类是基于过敏原提取物（extract-based）；另一类为单一过敏原分子，也称为组分诊断（component-resolved diagnosis，CRD）。顾名思义，前者包被的是提取物，除了含有过敏原分子外，还包括杂质及其他蛋白或其他过敏原，如细菌过敏原；后者包被的是单一的过敏原分子，即提纯的单一天然过敏原或重组单一过敏原。

CRD和提取物IgE相比优势很多，特别是CRD可以用来区分患者的阳性反应是由过敏原交叉反应引起还是真正的过敏阳性。在CRD检测中，也会遇到一些困惑，比如，按理说过敏原提取物IgE水平应该大于或等于每个单一分子IgE的总和，但实际测试中，往往是提取物IgE水平小于单一过敏原分子IgE的总和。这或许是因为：

（1）天然提取物可能不含某种或某几种单一过敏原，或含量很低，包被这种提取物检测到的IgE水平就不包括缺失或含量极低的这些过敏原分子的IgE。

（2）天然提取物中含大量非过敏原的蛋白质，某些蛋白质可能优先与固定相结合，减少了固定相上过敏原的数量，从而降低了提取物IgE的检测水平。

准确检测过敏原特异性IgE对临床工作意义重大：①研究过敏原暴露水平与体内特异性IgE的相关性。②提取物IgE或单一过敏原IgE与不同的疾病相关性。③提取物IgE水平或某些单一过敏原分子的IgE水平是否与疾病严重程度相关。④IgE水平或某些特异性单一过敏原IgE是否可以预示发病或是致敏（sensitization）。这些都是我们临床和科研的方向。

现有研究通常采用提取物IgE，受过敏原质量影响很大，研究结果不一致。可替代办法之一就是采用CRD，检测单一过敏原的IgE水平。当然，并不是提取物中所有过敏原的IgE都必须检查，而是只需要检测主要或相关过敏原，比如现有商品化的13种屋尘螨单一过敏原IgE检测试剂中，6种更为重要，分别是Der p 1、Der p 2、Der p 5、Der p 7、Der p 21、Der p 23，检测这6种单一过敏原IgE水平可以满足大多临床需求。

参 考 文 献

［1］HUANG H J，RESCH-MARAT Y，RODRIGUEZ-DOMINGUEZ A，Underestimation of house dust mite-specific IgE with extract-based ImmunoCAPs compared with molecular ImmunoCAPs ［J］．The Journal of Allergy and Clinical Immunology，2018，142（5）：656-1659.e9.

［2］CASSET A，MARI A，PUROHIT A，et al. Varying allergen composition and content affects the in vivo allergenic activity of commercial Dermatophagoides pteronyssinus extract［J］． International Archives of Allergy and Immunology，2012，159（3）：253-262.

2.4　花生过敏的分子诊断

花生过敏的患者远没有牛奶、鸡蛋过敏的人数多，但也影响到数百万人口，过去的几十年中花生过敏的患者也越来越多。美国罹患花生过敏的儿童从1997年的0.4%迅速增加到2008年的1.4%。相对于其他食物，花生更容易引起严重的过敏反应，在德语国家，花生过敏是儿童和青少年过敏性休克的最重要原因。花生过敏症状从口腔过敏综合征（oral allergy syndrome，OAS，往往和花粉相关）到严重的呼吸困难、过敏性休克，甚至死亡。除了食用花生引起过敏外，皮肤屏障功能（skin barrier function）受损的儿童即使在未食用花生的情况下，也可能通过皮肤接触而致敏。此外，患者还有可能通过吸入花生过敏原引起过敏。儿童罹患花生过敏一般不会随年龄增长而好转，表现为终生过敏。

花生通常经煮、炒制、烘焙后食用，或加工成花生酱等花生制品，不同的加工方法能影响到过敏原的致敏性，也最终影响的花生过敏的发病率，与煮花生相比烘焙花生致敏性更强。截止到2018年，共发现16种花生过敏原（Ara h 1～Ara h 17），其中Ara h 4被重新命名为Ara h 3.02。Ara h 1和Ara h 3属于贮藏蛋白（storage proteins），在原发花生过敏（primary peanut allergy）中发挥重要作用，特别是儿童患者。Ara h 2、Ara h 6、Ara h 7属于2-硫白蛋白（2S albumins），Ara h 9、Ara h 16、Ara h 17为非特异性脂转移蛋白（non-specific lipid transfer proteins，nsLTPs），都属于醇溶性蛋白家族（prolamin superfamily），因其极为稳定，对这些过敏原过敏通常都会出现严重的症状，特别是Ara h 2和Ara h 6，可以作为严重花生过敏的参数。

花生中的油质蛋白（oleosins）也是重要的过敏原，比如Ara h 10、Ara h 11、Ara h 14和Ara h 15，且与严重花生过敏有关，对花生严重过敏的患者，这些过敏原特异性IgE都为阳性。烘焙能增加油质蛋白的致敏性，此外，烘焙还可以增强Ara h 1、Ara h 2和Ara h 6的致敏性。Ara h 12和Ara h 13是植物防御素（plant defensins），对其阳性也可能引起严重花生过敏，但不是所有严重过敏患者对防御素蛋白呈IgE阳性。Ara h 5属于抑制蛋白（profilin），存在于所有的真核细胞中，对其IgE阳性能引起多种植物的交叉反应，比如草花粉（Phl p 12）和桦树花粉（Bet v 2）。Ara h 8和Bet v 1（桦树花粉第一组过敏原）都属于PR-10家族，对Ara h 8阳性一般引起花粉相关的口腔过敏综合征OAS，症状相对较轻。Ara h 5和Ara h 8是引起交叉反应的重要过敏原，Ara h 7的致敏能力的研究还不多。

不同地区、不同人群的患者对花生中不同过敏原的反应也不同，比如在美国Ara h 1、Ara h 2、Ara h 3是主要过敏原，其中Ara h 2也是引起欧洲患者花生过敏的主要过敏原，但引起中国和西班牙患者过敏的主要过敏原是Ara h 9，瑞典患者除了Ara h 1、Ara h 2、Ara h 3外，还有Ara h 8，这应该是因为瑞典地处北欧，桦树花粉过敏很普遍，而上文中已经提到Ara h 8和Bet v 1有交叉反应。

因此，同样是花生过敏患者，但引起过敏的过敏原不同，症状严重程度也不同。基于分子水平的精准诊断或过敏原组分诊断（component-resolved diagnosis，CRD）就很有必要。除了花生过敏原提取物外，目前有6种花生单一过敏原商品制剂可以用于体外诊断，分别是：rAra h 1、rAra h 2、rAra h 3、rAra h 6、rAra h 8、rAra h 9。分子水平IgE远比过敏原提取物IgE诊断精准，也更好的预示了症状的严重程度，是精准治疗的前提。

花生过敏目前并没有安全的、有效的对因治疗手段，但透皮免疫治疗（epicutaneous immunotherapy）似乎具有不错的应用前景，虽然3期临床已经结束，但要达到FDA上市要求还需要提供更多的技术支持。预防花生过敏，以前建议过敏高风险的儿童3岁以前尽量避免食用或接触花生及其制品，虽然并没有发现生命早期（3岁前）避免花生暴露和预防花生过敏有任何相关性。最新研究建议孕期和哺乳期母亲可根据自己的需要或意愿摄入花生及其制品，儿童6个月前应尽量避免花生过敏原的直接暴露，6个月后可随时添加。

参 考 文 献

［1］JAPPE U，BREITENEDER H. Peanut allergy-individual molecules as a key to precision medicine［J］. Allergy，2019，74（2）：216-219.

［2］PALLADINO C，BREITENEDER H. Peanut allergens［J］. Molecular Immunology，2018，100：58-70.

［3］MA S，NIE L，LI H，et al. Component-resolved diagnosis of peanut allergy and its possible origins of sensitization in China［J］. The International Archieves of Allergy and Immunology，2016，169（4）：241-248.

［4］BALLMER-WEBER B K，LIDHOLM J，FERNANDEZ-RIVAS M，et al. IgE recognition patterns in peanut allergy are age dependent：perspectives of EuroPrevall study［J］. Allergy，2015，70（4）：391-407.

［5］SICHERER S H，MUNOZ-FURLONG A，GODBOLD J M，et al. US prevalence of self-reported peanut，tree nut，and sesame allergy：11-year follow-up［J］. The Journal of Allergy and Clinical Immunology，2010，125（6）：1322-1326.

2.5 肥大细胞活化试验

嗜碱性粒细胞活化试验（basophil activation test，BAT）是流式细胞仪出现后过敏科学领域最重要的试验手段之一，简而言之，BAT是将患者嗜碱性粒细胞和过敏原体外孵育，用流式细胞仪检测细胞活化时表面标志物表达的情况。BAT不仅可以用于过敏性疾病诊断、特异性免疫治疗疗效评价，还可以用于抗IgE治疗患者的筛选和疗效的评价等。但BAT有许多不足之处，比如因为使用的是全血，样本必须在24 h，最好4 h内检测，否则细胞表面标志物下调；6%~17%受试者的嗜碱性粒细胞对此试验不响应，不适用此试验；虽然BAT提高了花生过敏诊断的准确性，但只能在专门的实验室进行，而且结果和食物激发试验相比准确性和可重复性不足。其他食物过敏原的BAT还没有完成方法学的验证（validation）。

肥大细胞（mast cell，MC）是过敏反应的主要效应细胞，过敏原可以与肥大细胞表面的IgE-FcεRI复合物交联，释放炎症因子，引起即发型过敏反应。最近Bahri博士建立了一种肥大细胞活化试验（mast cell activation test，MAT）用于花生过敏和过敏性休克的诊断。MAT是将健康人血清中的MC和花生过敏患者血清（即特异性IgE）孵育，再用过敏原激发，最后用ELISA方法分析MC的脱颗粒情况，比如检测前列腺素D2或用流式细胞仪检测细胞表面标志物（CD63或CD107a）的表达。MAT的灵敏度不仅与患者特异性IgE水平有关，可能还与IgE亲和力及特异性有关，因为相同IgE水平的患者，MAT灵敏度可能不同。

从方法学上看，MAT和BAT很相似。上文已经提到BAT使用新鲜的血液，最好采血后4 h内检测，相反MAT采用血清，检测时间上没有限制。而且因为可以检测到更低水平的CD63，MAT比BAT更灵敏。虽然MC稳定、灵敏且重复性好，但Bahri博士所建立的方法中，MC的分化、培养及活化需要几周时间，这是其不足之处。

与现有诊断方法相比，MAT准确性更高，可以成功分辨出真正的花生过敏患者还是只是致敏者（IgE阳性但没有症状）。因MAT提供了与临床相关的信息，从而也有可能发现哪些患者症状更严重，当然这还需要更多研究。MAT除了用于过敏性疾病的诊断外，Bahri博士认为还可以用于IgE介导的细胞活化的机制和细胞内信号通路的研究。

参 考 文 献

［1］BAHRI R, CUSTOVIC A, KOROSEC P, et al. Mast cell activation test in the diagnosis of allergic disease and anaphylaxis［J］. The Journal of Allergy and Clinical Immunology, 2018, 142（2）: 485-496.

［2］CHRIUMBOLO S, BJORKLUND G, VELLA A. Mast cell activation test versus basophil activation test and related competing issues［J］. The Journal of Allergy and Clinical

Immunology, 2018, 142（3）：1028-1019.

［3］SANTOS AF, COUTO-FRANCISCO N, BECARES N, et al. A novel human mast cell activation test for peanut allergy［J］. The Journal of Allergy and Clinical Immunology, 2018, 142（2）：689-691.e9.

2.6　食物激发试验

尽管过去几年过敏原组分诊断（component-resolved diagnostics, CRD）在食物过敏诊断中帮助很大，特别对花生、树花粉、坚果过敏患者，但至今没有体外诊断方法能有效确诊食物过敏，食物激发试验（oral food challenges test）仍然是诊断食物过敏的金标准。

2.6.1　谁该接受食物激发试验

怀疑食物过敏的患者不论年龄大小都可以接受食物激发试验，特别是有过食物过敏史的患者。食物激发试验可以确认或排除可疑食物，对牛奶、鸡蛋过敏的儿童也可能随年龄的增长而产生耐受，食物激发是最好的确诊是否产生耐受的方法。对皮肤点刺试验或体外特异性IgE阳性的湿疹或食物过敏的婴幼儿在添加辅食时也最好先做食物激发试验，对已经添加辅食但湿疹加重的婴幼儿可以用食物激发试验确诊是否为可疑食物引起，对有过敏性休克史的患者，为保证安全食物激发试验前应综合评估。

孕妇、哮喘未控制者、使用β-阻断剂干扰药物的患者不适合食物激发试验。此外，患有慢性荨麻疹、过敏性鼻炎且当前有症状、严重未控制的皮炎、急性感染特别是发热的患者也不适合做食物激发试验，因为影响结果的判断。食物激发试验前应详细检查患者口腔、皮肤、脉搏、血压，对年龄大一点的儿童和成人应检查肺功能。

2.6.2　食物激发试验怎么做

食物激发应在医院中进行，必须在有急救或抢救措施的情况下由专业人员操作。为避免严重副反应的发生，激发应从低浓度到高浓度逐步实施，不同过敏原、不同方案中剂量不同，但通常从3 mg～3 g开始（最大开始剂量不超过3 g），每隔30 min增加一个剂量，间隔30 min一般是可行的，但有时候可能需要更长时间，比如花生激发时出现症状的时间为55 min（中位数）。常见食物（鸡蛋、牛奶、花生、小麦面筋）激发剂量见表2-1。如果7个剂量后，仍为阴性，另找一天，以累积剂量激发，13%的患者可能对累积剂量表现为阳性。

表2-1　常见食物激发剂量

序号	蛋白质含量/g	煮鸡蛋/g	新鲜牛奶/g	花生粉/g	小麦面筋/g
1	0.003	0.023	0.1	0.006	0.004
2	0.01	0.078	0.3	0.02	0.014
3	0.03	0.23	1	0.06	0.04
4	0.1	0.78	3	0.2	0.14
5	0.3	2.3	10	0.6	0.4
6	1	7.8	30	2	1.4
7	3	23.4	100	6	4
累积剂量	4.4	35	144	9	6

阳性的判断主要基于症状，开始可能只是主观症状，比如患者感觉痒，继续增加激发剂量，客观症状就可能出现，比如出现皮肤红、红斑、荨麻疹等。常见主观、客观症状见表2-2。客观症状出现后，应该停止继续激发。当怀疑阳性结果出现时，可以延长间隔时间，也可以使用同一剂量再激发一次。症状和激发时间都应该详细记录在案。患者服用抗炎药物、饮酒、锻炼或病毒感染可能引起假阴性结果，如果患者同时对食物中其他成分也过敏可能引起假阳性结果。

食物激发试验既可以是开放的（open），也可以是双盲、安慰剂对照（DBPCFC）的，后者更加客观，避免了患者主观上的自我判断，对焦虑引发的症状或迟发反应更有说服力，主要用在科研中。食物激发试验中应该注意过敏原可能因为加工（加热、烘焙）降解，而且其他成分，比如脂肪的含量，可能影响到过敏原的吸收。对鸡蛋过敏患者，最好先用巴氏消毒（pasterurized）的生鸡蛋再用烘焙后（baked）鸡蛋分别激发，80%的患者可能对生鸡蛋阳性而对加热的鸡蛋耐受。

表2-2　常见激发试验主观症状与客观症状

器官	主观症状	客观症状
皮肤	痒	脸红、红斑、蜂巢、血管性水肿
口腔黏膜	痒	水泡、红、肿
胃肠道	恶心、疼、痉挛	呕吐、腹泻
鼻	痒	堵、抽鼻子、流鼻涕
眼	痒	红、结膜水肿
肺	胸闷、胸痛、呼吸困难	喘息、使用辅肌、肺功能下降
喉	咽喉发紧	干咳、声音刺耳、声音嘶哑
心血管或神经系统	头晕、眼花、虚弱	心动过速、血压下降、失去意识

食物激发试验结束后应该留观患者2 h以上，对出现严重过敏反应的患者延长留观时间。对出现过敏的患者应该根据需要应用抗组胺药、激素或肾上腺素笔等，对在激发中表现出耐受的"患者"（以前过敏或其他诊断为阳性），可以建议经常（比如每周3次）摄入相应的食物维持耐受。

参 考 文 献

［1］BALLMER-WEBER B K, BEYER K. Food challenges［J］. The Journal of Allergy and Clinical Immunology, 2018, 141（1）: 69-71.

［2］VENTER C, MASLIN K, GRUNDY J, et al. Should lip dosing be reconsidered when performing open food Challenges［J］. Pediatric Allergy and Immunology, 2017, 28（7）: 707-711.

［3］AGACHE I, BILO M, BRAUNSTAHL G J, et al. In vivo diagnosis of allergic diseases-allergen provocation tests［J］. Allergy, 2015, 70（4）: 355-365.

2.7　检查IgG来诊断食物过敏还可行吗?

很多医院和患者还在检查食物特异性IgG或IgG4来诊断食物过敏或食物不耐受，其实IgG或IgG4不是食物过敏或不耐受诊断的指标。机体产生IgG抗体是一种正常的免疫现象，正常人同样也产生此类抗体，与其说产生IgG或IgG4是食物不耐受，不如说IgG或IgG4的产生更有利于食物减敏或耐受。Burton博士就曾经指出食物特异性IgG抗体通过FcγRIIb传递信号促使食物耐受。

针对食物过敏，目前最有希望的治疗方式是口服特异性免疫治疗（oral immunotherapy，OIT）。虽然OIT目前发展还不成熟，但是成功OIT最显著的免疫学特征就是血液中特异性IgG抗体的显著增加。IgE抗体与肥大细胞或嗜碱性粒细胞上高亲和力的IgE受体（FcεRI）结合促使细胞脱颗粒并分泌炎症因子，引起炎症和过敏症状，IgG可以与肥大细胞上的抑制性受体FcγRIIb结合，抑制过敏反应并分泌免疫调节的细胞因子防止过敏反应加重，B细胞上FcγRIIb和B细胞受体的同时参与减少了过敏原特异性IgE的合成。

Burton博士通过致敏动物模型发现IgG和FcγRIIb调节了过敏性休克（anaphylactic shock）的严重程度。过敏老鼠注射过敏原特异性IgG可以抑制IL-4的分泌及IgE的产生，调节T细胞响应，即抑制Th2细胞极化（polarization），促使Treg产生。Treg的产生是OIT治疗后食物长期耐受的根本，一个成功的OIT治疗应该促使过敏原特异性Treg细胞产生。另外，IgG/IgE的比值越大，也预示OIT可能更有效。对食物过敏的老鼠同时采用OIT和IgG治疗可以有效促进Treg增加，引起食物耐受和减少治疗过程中的副反应。

不仅是OIT，成功的吸入过敏原或蜂毒特异性免疫治疗（allergen specific immunotherapy，AIT）均产生高浓度的IgG抗体。IgG不仅不会引起过敏，相反，高浓度IgG抗体可能抑制过敏，比如食物过敏患者如果体内IgG水平高，可能摄入相应的食物并不会引起过敏反应。正常人摄入食物（包括常见引起过敏的食物，比如牛奶、鸡蛋、花生等）也会产生特异性IgG抗体。IgG可以穿过胎盘或分泌到乳汁，因此婴儿在没有摄入食物时就已经继承了食物特异性IgG抗体。另外，在临床队列研究中也发现过敏症状和特异性IgG浓度反相关。总之，IgG不会引起患者对食物过敏。

参 考 文 献

［1］BURTON O T，TAMAYO J M，STRANKS A J，et al. Allergen-specific IgG antibody signaling through FcγRIIb promotes food tolerance［J］. The Journal of Allergy and Clinical Immunology，2018，141（1）：189-201.

［2］KELSO J M. Unproven diagnostic tests for adverse reaction to foods［J］. The Journal of Allergy and Clinical Immunology. In Practice，2018，6（2）：362-365.

［3］RACHID R，KEET C A. Food allergy：what's on the menu in 2018［J］. The Journal of Allergy and Clinical Immunol. In Practice，2018，6（2）：419-420.

［4］SANTOS A F，JAMES L K，BAHNSON H T，et al. IgG4 inhibits peanut-induced basophil and mast cell activation in peanut-tolerant children sensitized to peanut major allergens［J］. The Journal of Allergy and Clinical Immunology，2015，135（5）：1249-1256.

［5］DU TOIT G，ROBERTS G，SAYRE P H，et al. Randomized trial of peanut consuption in infants at risk for peanut allergy［J］. The New England Journal of Medicine，2015，372（9）：803-813.

2.8 那些不靠谱的食物过敏检查

有6%~8%的儿童罹患食物过敏，成人也有2%~3%的食物过敏患者，而且食物过敏的人数在过去20年中持续增加。食物过敏可引起胃肠道症状，如腹胀、腹泻、恶心、呕吐；皮肤症状，如湿疹、荨麻疹、血管性水肿；神经系统症状，如头痛、头晕，还可能诱发哮喘，甚至过敏性休克。食物过敏严重影响了患者及其家人的生活质量，但是目前尚没有有效的治疗手段，患者除了避免摄入相关食物、常备肾上腺素笔和抗组胺药外，治疗上没有太多手段。食物过敏的诊断（过敏原检查）却有很多"办法"，但大多不靠谱，这里简单介绍一下这些不靠谱的方法，可能是为了避免医疗纠纷，这些方法通常声称不是诊断IgE介导的食物过敏（IgE-mediated food allergy），而是诊断食物不耐受。

食物过敏和食物不耐受是完全不同的两个概念，食物过敏通常由IgE介导，属于免疫系统疾病。食物不耐受往往是由于机体内缺少某种物质所引起的，例如，体内缺少乳糖酶，不能分解代谢牛奶中的乳糖，表现为牛奶不耐受；缺少二胺氧化酶，表现为对组胺的不耐受等。食物不耐受和食物耐受也不是字面上的相反意思，食物不耐受上文已经解释，食物耐受是指以前食物过敏现在可以摄入，表现为食物耐受。

2.8.1 食物IgG测试

食物IgG或IgG4测试的原理和过敏原特异性IgE检测一样，其理论依据、可重复性等都不容怀疑。但如果将IgG水平和"食物敏感"（food sensitivities）连在一起，并认为其可引起诸多疾病就没有道理了。该测试声称和食物IgG相关的疾病有粉刺、湿疹、皮肤干燥和瘙痒、食物不耐受、疲劳、肠道疾病、关节疼、偏头痛、呼吸道问题、肥胖、荨麻疹、鼻窦炎等。其实，机体产生IgG抗体是一种正常的免疫现象，健康人机体内同样产生食物IgG抗体，与其说产生IgG或IgG4抗体是食物不耐受，还不如说IgG或IgG4抗体的产生更有利于食物减敏或耐受（food desensitization or tolerance）。EAACI和AAAAI均认为IgG4和食物过敏或不耐受无关，只是食物暴露后身体免疫系统的一种正常生理反应，因此诊断食物过敏检测IgG4没有帮助，单凭借IgG4阳性结果从而避免摄入相应的食物完全没有必要，只能降低生活质量。

2.8.2　ALCAT测试系统

该测试系统是德国Cell Science Systems公司所有，方法是用流式细胞仪检测患者体内白细胞在食物暴露前后的变化，正常人变化小于9%（即阴性），阳性患者的变化约为13%。根据检测结果制定患者食谱，从而减少引发患者慢性免疫系统活化的诱因（eliminate the specific triggers of chronic immune system activation）。该公司网站还列出了几篇文献，但都不是同行评议期刊（peer-reviewed journals）。该测试除仪器（流式细胞仪）本身外，检测的试剂质量、灵敏度、特异性、测试范围、准确性、临床相关性等均没经过验证，其所有检测效果的声明都缺乏科学依据和临床验证。

2.8.3　皮内激发—中和试验（intradermal provocation–neutralization testing）

该方法是将食物过敏原皮内注射到患者手臂，然后将不同浓度稀释后的该过敏原注射到附近部位"中和"（neutralize）反应。照理说食物过敏患者皮内注射了所怀疑的过敏原，应该属于激发试验，能激发出过敏症状，但短时间内"中和"该反应就很奇怪了。根据双盲、对照试验证实皮下注射盐水，70%患者也会显示阳性结果。皮内注射过敏原激发症状来诊断食物过敏是不靠谱的。

2.8.4　头发分析（hair analysis）

有公司通过网络声称可以通过分析头发来诊断几百种食物或非食物不耐受，但并没有给出具体的方法学。该公司称不耐受和诸多症状有关，比如头疼、恶心、腹泻、疲劳、皮肤症状等，而且改变饮食可以减轻这些症状。有研究者将9个正常人（没有任何食物或其他过敏原过敏或不耐受）的头发寄往3家有此服务的公司检测，结果是五花八门，完全没有临床意义。

2.8.5 皮肤电测试（electrodermal testing）

要求患者一手握电极，另一个电极放在患者身体的其他部位，两个电极间加一个小的电压，在电流中放一个装有过敏原（或待测物）的玻璃瓶，但患者并不接触瓶子，根据电阻的变化来判断是否过敏或不耐受。

2.8.6 应用运动机能学（applied kinesiology）

即生物物理治疗仪，已经被国家卫生健康委员会叫停。

参 考 文 献

［1］KELSO J M. Unproven diagnositic tests for adverse reactions to foods ［J］. The Journal of Allergy and Clinical Immunology. In Practice，2018，6（2）：362-365.

［2］RACHID R，KEET C A. Food Allergy：What's on the menu in 2018 ［J］. The Journal of Allergy and Clinical Immunol. In Practice，2018，6（2）：419-420.

［3］Provocative neutralization ［OL］. https：//www.ehcd.com/provocative-neutralization/

2.9 嗜酸性粒细胞食管炎的诊断和治疗

嗜酸性粒细胞食管炎（eosinophilic esophagitis，EoE）作为一种独立的疾病最早被定义于1993年，在此之前对其知之甚少，但现在却是一种主要的消化道疾病，以至于美国几乎所有的学术型医院都设有此专科。

早期认为EoE是食物过敏的迟发反应引起的，后来发现环境中过敏原暴露和宿主微生物群落在其发病机制中也起重要作用，虽然确切的机制还不完全清楚，2011年后EoE被定义为慢性、免疫或过敏原介导的食管疾病，临床表现为食管功能障碍，是一种嗜酸性粒细胞为主的炎症。顾名思义，EoE是因为食管中嗜酸性粒细胞聚集引起食管炎症和食管损伤，临床症状包括吞咽困难、食物嵌塞、拒食、儿童添加辅食困难、胃灼热、反胃、呕吐、胸痛、吞咽痛、腹痛、营养不良等。

EoE的发病率越来越高，起初认为是医生对此疾病的重视和检测手段的普及，但是数据显示与其他过敏性疾病一样，EoE的发病率在过去20年里确实显著增加了。过敏性疾病，如哮喘、过敏性皮炎、即发型食物过敏或家族EoE病史都是罹患EoE的危险因素。生活在干燥寒冷地区的人更容易患上EoE，春秋季节因EoE而就医的人数也相对较多，可能是因为花粉过敏原的影响或人们外出增多。此外，罹患该疾病的男性多于女性。

　　EoE的诊断要先排除胃食管反流疾病（gastroesophageal reflux disease，GERD），其实这两种疾病相关、共存，EoE可能导致第2次反流，GERD也能降低上皮的完整性，导致过敏原暴露增加，嗜酸性粒细胞聚集。除了EoE临床症状外，可以内镜检查（endoscopy）患者的食管内侧，是否有炎症和肿胀、水平环、垂直沟、变窄、白点等，但部分EoE患者其食管可能外观正常。内镜检查时可取样活检（biopsy），显微镜下观察嗜酸性粒细胞数量［＞15 eos（嗜酸性粒细胞）/HPF（high power field）或接近60 eos/mm²］。如果怀疑EoE，也可以抽血进一步检查嗜酸性粒细胞、总IgE或特异性IgE，IgE检测虽然不能有效诊断或预测EoE患者是否由过敏原引发，但有助于了解患者是否同时患有过敏性鼻炎、哮喘、食物过敏等疾病。

　　需要指出的是2011版指南将质子泵抑制剂（proton pump inhibitor，PPI）治疗无效作为EoE的诊断标准之一，用来区别GERD，2017版指南已经将其删除。简而言之，典型的临床症状、活检嗜酸性粒细胞数量＞15 eos/HPF 或接近60 eos/mm²，且排除其他因素的影响即可确诊EoE。但实际临床工作中并没有这么简单，对食物或吸入过敏原过敏的年轻人，如果同时满足上述条件，诊断相对简单；但对婴幼儿或成年人，情况会复杂很多，活检嗜酸性粒细胞数量不能作为唯一的诊断标准，其他引起食管嗜酸性粒细胞增多的因素还很多。

　　EoE是一种慢性反复发作的疾病，需要持续治疗控制症状。可根据过敏原检测避免摄入引起过敏的食物，减轻症状，减少炎症。药物治疗可首先考虑使用酸阻滞剂（acid blocker），比如PPI，但PPI治疗并不能改善大多数患者的症状。如果PPI无效，可选择局部激素治疗。如果激素无效或不想持续用药，还可以考虑扩大食管。对同时罹患EoE和GERD的患者，可以同时PPI和局部激素治疗。新型细胞因子抗体（如IL-13、IL-5）对治疗EoE可能也有效。患者还可以通过改变生活方式减轻EoE症状，肥胖会压迫腹部、胃部，致使胃酸等反流到食管，适当减肥有助于症状缓解。除了避免摄入引起过敏的食物外，还应尽量少食用油腻、油炸、酒精等刺激性食物。如果经常夜间发作，可以适当垫高床头，减少胃酸反流。此外，患者应保持放松，压力和焦虑可使病情恶化。

　　EoE是目前研究的热点，2007年制定了EoE诊断和治疗指南，之后几经更新，最新为2017版。随着研究的深入，相信指南的修改也更快。

参 考 文 献

［1］SCHOEPFER A，BLANCHARD C，DAWSON H，et al. Eosinophilic esophagitis：lastest insights from diagnosis to therapy［J］. Annals of the New York Academy of Sciences，2018，1434（1）：84-93.

［2］STRAUMANN A，KATZKA D A. Diagnosis and treatment of eosinophilic esophagitis［J］. Gastroenterology，2018，154（2）：346-359.

［3］DELLON E S，HIRANO I. Epidemiology and natural history of eosinophilic esophagitis［J］. Gastroenterology，2018，154（2）：319-322.e3.

［4］LUCENDO A J，MOLINA-INFANTE J，ARIAS A，et al. Guideline on eosinophilic esophagitis：evidence-based statements and recommendations for diagnosis and management in children and adults［J］. United European Gastroenterology Journal，2017，5（3）：335-358.

［5］Eosinophilic esophagitis［OL］. www.mayoclinic.org/diseases-conditions/eosinophilic-esophagitis.

2.10 食物过敏的严重程度可以预测吗?

食物过敏引起的症状可能很轻，也可能致命，比如发生危及生命的过敏性休克（anaphylaxis）。韩国研究表明由食物过敏引起的过敏性休克病例占全部病例的一半左右，尽管大多数食物引起的过敏反应是非致命的，甚至80%的患者在不接受肾上腺素或其他药物治疗的情况下就能自行缓解，但因食物过敏而失去生命的案例也时有发生，而且几乎是没办法预测的。因此，临床中往往任何食物过敏都被认为是威胁生命的，患者需要严格避免接触相应的食物，常备包括肾上腺素笔在内的抢救药物。因为严重食物过敏或过敏性休克的定义不同，数据的采集不同，不同研究报道的发病率差异很大，大约3.1%的儿童可能经历严重的食物过敏，成人可能在1%～2%，因此预测食物过敏的严重程度对疾病的诊断、治疗和管理至关重要。本文讨论一下是否可以预测食物过敏的严重程度。

与食物过敏症状严重程度相关的因素有很多，主要包括：

（1）食物的种类。花生和坚果是引起严重食物过敏最常见的过敏原，但诱发儿童严重食物过敏最常见的是牛奶，特别是对加热的牛奶也不耐受的儿童，更容易引起严重过敏。鸡蛋很少引起危及生命的过敏。

（2）食物的剂量。人们可能认为剂量和过敏严重程度直接相关，但很少有证据支持这一观点，毫克级别的食物就可能引起严重反应。食物激发试验中通常将很轻的症状作为阳性标准，出现阳性结果后，激发试验就停止了，没有继续激发出严重症状甚至过敏性休克，因此，剂量和症状严重程度的关系并没有建立。另外，我们应该区分患者的敏感度（sensitivity）和症状严重程度（severity），高敏感的患者并不一定必须出现严重的过敏反应，只是更容易过敏而已。

（3）食物加工方法。食物的加工（煮、烘焙等）可能改变食物过敏原的结构，影响到其和IgE结合的位点，改变其致敏能力（allergenicity）。食物中其他组分也可能影响到过敏原的致敏能力，比如将面粉混入鸡蛋和牛奶中，可能降低小麦过敏原和IgE结合的能力。

（4）患者的过敏状态。患者皮肤点刺试验或特异性IgE阳性级别越高，可能预示着患者越容易过敏，但并不能预示症状的严重程度，比如一些研究显示花生过敏症状严重程度与皮肤点刺试验及特异性IgE阳性级别有关联，而另一些研究认为无联系。过敏原组分IgE检查（component resolved diagnostics，CRD）或许可以用来预测症状的严重程度，比如患者对多个过敏原组分同时过敏可能更容易出现严重过敏症状。但因为试剂和费用的原因，临床工作中很难检测多个过敏原组分的特异性IgE。另外，患者体内IgG水平也可能影响或竞争 IgE和过敏原的结合。因此，单纯凭借特异性IgE水平很难预测食物过敏的严重程度。有研究认为嗜碱性粒细胞活化试验（basophil activation test，BAT）与症状严重程度相关，但BAT本身不稳定，同一患者不同时间的BAT也不一样。

（5）其他过敏性疾病的影响。多达50%的哮喘患儿同时患有食物过敏，但是几乎没有患者因为食物过敏而出现危及生命的过敏性休克，可见，是否患有哮喘或哮喘的严重程度也不能预测食物过敏的严重程度。

（6）其他因素。比如年龄、性别、饮酒、药物、锻炼等也可能影响到食物过敏的严重程度。

最近有研究采用多元线性回归分析考察了多种因素（包括SPT、剂量、特异性IgE、不同食物过敏原等）对食物过敏的严重程度进行预测，结果发现这些综合因素只能预测23.5%的食物激发试验（DBPCFC）中出现严重症状，对意外发生的严重食物过敏的预测只有7.3%，激发试验中引起症状的剂量（eliciting dose，ED）对严重程度的贡献只有4.4%。研究认为DBPCFC与意外食物过敏引起的症状严重程度和很多因素相关，且很大程度上不可预测，不同过敏原可能也不一样，相对于花生过敏，鸡蛋过敏引起的严重不良反应可能更容易预测。此外，ED值不仅不能预测食物过敏原的严重程度，也不能根据ED值的大小建议患者是否应该严格避免接触过敏食物或是否使用肾上腺素笔。

总之，现在我们还不能预测食物过敏的严重程度。

参 考 文 献

[1] PETTERSSON M E, KOPPELMAN GH, FLOKSTRA-DE BLOK B M J, et al. Prediction of the severity of allergic reaction to foods [J]. Allergy, 2018, 73 (7): 1532-1540.

[2] TURNER P J, BAUMERT J L, BEYER K, et al. Can we identify patients at risk of life-threatening allergic reactions to food [J]? Allergy, 2016, 71 (9): 1241-1255.

[3] KIM S Y, KIM M H, CHO YJ. Different clinical features of anaphylaxis according to cause and risk for severe reactions [J]. Allergology International, 2018, 67 (1): 96-102.

2.11 采用聚类分析揭示过敏模式和过敏性疾病的相关性

致敏（sensitization）或特异性IgE阳性是罹患过敏性疾病的前提，传统认为室外过敏原（如花粉）与过敏性鼻炎相关，而室内过敏原（如螨虫、猫毛、狗毛等）阳性则是哮喘发病的危险因素。但此类相关性分析过于笼统，除了过敏原的种类和数量外，没有考虑到患者致敏的年龄及致敏后时间长度的影响。最近有研究采用多变量的聚类分析（cluster analysis）考察儿童早期（0～6岁）13种过敏原特异性IgE水平与哮喘、鼻炎、皮炎发病的相关性。聚类分析是一类对数据所研究的对象进行分类的统计方法，这类方法有一共同特点：事先不知道类别的个数与结构，通过分析数据对象之间的相似性（similarity）或相异性（dissimilarity）来分类，相似的数据"距离"近，归入一类。

以丹麦一个队列研究（COPSAC）的原始数据做数据模型，用另一个队列研究（BAMSE，瑞典）的数据做模型验证。COPSAC研究中398名儿童分别在0.5岁、1岁、1.5岁、4岁、6岁采集血清，检测8种吸入性过敏原和5种食物过敏原的IgE水平，共有17 420个测试，其中阳性为566。7岁时按指南标准诊断哮喘和鼻炎的发病情况，皮炎的发病诊断在0～7岁进行，以第一次诊断为皮炎的时间作为数据用以分析。BAMSE研究中3 045名儿童至少在4岁或8岁具有13种过敏原的IgE结果。

研究通过多变量数据分析找出7种潜在的过敏模式（patterns）：①猫毛、狗毛、马毛。②悌牧草、桦树花粉。③霉菌。④螨虫。⑤花生、小麦粉、艾蒿。⑥花生、大豆。⑦鸡蛋、牛奶、小麦粉。这些过敏模式中与哮喘显著相关的是猫毛、狗毛、马毛，螨虫也与哮喘相关但并不显著。与鼻炎显著相关的模式有猫毛、狗毛、马毛，悌牧草、桦树花粉，霉菌，螨虫，花生、大豆。其中悌牧草、桦树花粉和螨虫与鼻炎相关性最为密切。与皮炎相关的模式为猫毛、狗毛、马毛，悌牧草、桦树花粉，霉菌，花生、小麦粉、艾蒿，花生、大豆，鸡蛋、牛奶、小麦。其中猫毛、狗毛、马毛和悌牧草、桦树花粉更为相关。BAMSE数据基本验证了该模型的结果。我们知道鼻炎和哮喘具有相关性，当校正（adjustment）此影响后，结果并不受影响。

此研究中的7种过敏模式及其与临床的相关性是完全由数据模型导出的，不受任何经验知识的影响。以前对13 000名3~17岁儿童特异性IgE的检测结果也发现7种过敏模式，分别是：①狗毛、猫毛、马毛。②螨虫。③霉菌。④桦树花粉、苹果。⑤食物、艾蒿。⑥悌牧草、黑麦。⑦鸡蛋、牛奶。虽然没有考虑到致敏时间的影响，但与此研究的结果很相似，也间接支持了此结果的正确性。此研究中不同过敏模式和过敏性疾病的相关性和以前的研究并不完全一样，比如，以前大量研究证实螨虫过敏是哮喘发病的危险因素，而该研究发现螨虫过敏虽与哮喘相关，但并不显著，这可能和所纳入的受试者不同（普通人群还是高风险人群）有关，受试者年龄也可能影响到结果。

进一步分析可以看出此研究导出的7种过敏模式，包括的过敏原组分有很强的交叉反应，模式①猫毛、狗毛、马毛，包含脂钙蛋白（lipocalin，例如Can f 1、Can f 2、Can f 4，Equ c 1、Equ c 2和Fel d 4）和白蛋白（albumin，如Can f 3、Equ c 3和Fel d 2）。模式②悌牧草、桦树花粉，包含抑制蛋白（profilin，如Bet v 2、Phl p 12）和钙结合蛋白（polealcin，如Bet v 4、Phl p 7）。模式⑤花生、小麦粉、艾蒿，包含非特异性脂质转移蛋白（nonspecific lipid transfer protein，如Art v 3、Ara h 9、Tri a 14）。模式⑥花生、大豆，包含PR-10（pathogenesis-related class 10 protein，如Ara h 8、Gly m 4）和豌豆球蛋白（vicilin，比如Ara h 1、Gly m 5）。模式⑦鸡蛋、牛奶、小麦粉中，除了小麦均含有白蛋白（albumin，如 Bos d 6、Gal d 5）。含有交叉反应蛋白并不能完全解释过敏模式的分类，比如脂钙蛋白既存在于模式①猫毛、狗毛、马毛中，也存在于模式②悌牧草、桦树花粉。如果用过敏原组分诊断（component-resolved diagnostics，CRD）的结果分析，这些过敏模式会不会不同呢？此外，遗传因素和环境因素应该也会影响到过敏模式的分类。

该研究采用多变量数据分析，除了反映过敏原种类外，还考虑到致敏时间的影响。一个受试者可以归入几个不同的模式，一个过敏原也可以分属不同的模式。此分析方法为以后的研究提供了参考。

参 考 文 献

[1] SCHOOS A M, CHAWES B L, MELEN E, et al. Sensitization trajectories in childhood revealed by using a cluster analysis [J]. The Journal of Allergy and Clinical Immunology, 2017, 140（6）：1693-1699.

3 过敏性疾病的治疗

3.1 脱敏治疗25问

过敏原特异性免疫治疗（allergen specific immunotherapy，AIT）又称为脱敏治疗，是目前过敏性疾病唯一的对因治疗，其他治疗包括抗组胺药、激素、单抗药物等均为对症治疗。AIT不仅在治疗过程中降低患者过敏症状，减少对症药物的使用，治疗结束后还长期有效，并且可以预防患者从鼻炎发展为哮喘，预防患者从一个过敏原过敏发展为对多个过敏原过敏，但是脱敏治疗在临床中尚未普及，患者仍有许多困惑或问题。

3.1.1 什么是脱敏治疗？

脱敏治疗简单地说就是患者对什么过敏原过敏就采用什么过敏原，从低剂量到高剂量让免疫系统逐渐耐受的过程，过敏原达到一定剂量并维持一段时间后，患者对这种过敏原就表现为耐受，不出现或少出现过敏症状。

由于新工艺的出现，新的过敏原片剂不需要从低剂量到高剂量的耐受过程，可直接用同一个剂量治疗或维持，这主要是因为新产品安全性更有保障。

另外，所谓特异性就是对什么过敏原过敏就用什么过敏原脱敏，对花粉过敏用尘螨脱敏是没有意义的，但苹果过敏可以用桦树花粉过敏原脱敏，这是因为它们之间具有交叉反应。

3.1.2 脱敏治疗可以治疗哪些过敏性疾病？

根据指南，脱敏治疗主要针对过敏性鼻炎、哮喘和蜂毒过敏的患者。

也有报道指出过敏性皮炎患者也可以从脱敏治疗中获益，但目前指南尚不推荐。主要原因一是缺乏大样本随机、双盲、安慰剂对照的临床数据；二是因为过敏性皮炎患者脱敏时个体化差异大，很难形成一个统一的推荐。

脱敏治疗也是食物过敏最有希望的治疗方式，但目前由于收费、副反应等各种原因，国内很少开展。

3.1.3　过敏原有哪些？

过敏原包括吸入性过敏原、食入性过敏原和接触性过敏原。吸入性过敏原主要有尘螨、花粉、猫毛、狗毛、霉菌等；食入性过敏原常见的有牛奶、鸡蛋、花生、坚果、海鲜等；接触性过敏原包括蜂毒、乳胶等。

我国最主要的过敏原是尘螨，过敏性鼻炎和/或哮喘患者60%左右都对尘螨过敏，除尘螨外，在北方地区花粉也是主要过敏原（如艾蒿、葎草、桦树花粉等）。食物过敏虽然常被提起，但真正食物过敏的患者并不多，在我国应该不足5%。

3.1.4　尘螨过敏主要引起哪些症状？

作为吸入性过敏原，尘螨主要引起过敏性鼻炎和哮喘。

鼻炎症状主要有鼻塞、鼻痒、流鼻涕、打喷嚏，也可能表现出眼睛炎症，如流眼泪、眼睛痒等。

哮喘症状主要有气短、胸闷、咳嗽、喘息。

研究指出尘螨暴露还可引起过敏性皮炎，在过敏性皮炎患者病灶处可以检测出尘螨暴露。

尘螨可能污染食物，也和食物过敏有关，这有待进一步研究。

3.1.5　怎么判断患者是否需要接受脱敏治疗？

首先是基于临床症状，患者是否具有典型的过敏原引起的过敏性鼻炎或哮喘症状，是否接触相应的过敏原症状加重，避免接触后症状减轻。

除了症状外，一般用皮肤点刺试验或特异性IgE检测辅助确诊，国内通常要求阳性2+或以上。

过敏原激发试验是诊断的金标准，但由于试剂供应的原因，目前国内尚未开展。

3.1.6　皮肤点刺试验和特异性IgE检测结果不一样怎么办？

临床症状是诊断的最重要的参考量。皮肤点刺试验和特异性IgE检测的影响因素很多，它们的相关性只有60%～70%，特别是在患者阳性级别较低的时候，结果不一致是有可能的，有条件的可以做激发试验确诊。

3.1.7 脱敏治疗需要3年，什么时候可以见到效果？

脱敏治疗一般2～3个月后就能明显感觉到效果，一些免疫学指标2周就已经开始改变。之所以需要3年是因为脱敏治疗是个耐受的过程，3年的治疗可以带来停药后的长期疗效，有研究指出2年的脱敏治疗没有长期疗效。

另外，也有患者反映1周内就明显见效可能是心理作用，安慰剂的效果。

3.1.8 患者如何判断脱敏治疗是否有效？

目前没有一个公认的疗效生物学参数，主要还是基于患者的主观评价，比如治疗前后VAS评分、鼻炎或哮喘症状评分、生活质量评分等。

治疗前后激发试验的差异可以用来评价疗效，但因为试剂的原因，国内很难开展。有研究显示皮内过敏原激发的迟发反应也可以用来评价疗效。

治疗前后IgG4抗体的变化可以作为患者是否对治疗有响应的指标。

3.1.9 接受脱敏治疗2年了，为什么疗效不明显？

疗效不好的原因有很多，包括：①诊断是否正确。②是否还有其他过敏原的影响。③所使用的脱敏制剂质量是否可靠。④环境中过敏原、污染等因素的影响等都可能影响到脱敏治疗的疗效。

如果患者接受脱敏治疗1年以上，效果还是不明显，可以考虑终止治疗，如果IgG4也没有升高，说明患者对治疗没有响应。

3.1.10 除了螨虫，还对其他过敏原过敏，用螨虫过敏原脱敏有效吗？

研究证明单一过敏和多重过敏的机制相同，对多重过敏的患者采用一种过敏原脱敏也是有效的。但是其他过敏原可能对症状有影响，比如患者同时对艾蒿花粉过敏，到了花粉季节，症状可能出现加重，这取决于花粉过敏的严重程度。

另外，脱敏治疗虽然是特异性的，但治疗对整个气道的炎症水平都有改善，从而也可以减轻其他过敏原的影响，也能减少感染的概率。

3.1.11 5岁以下儿童可以接受脱敏治疗吗？

指南规定5岁和5岁以上儿童接受脱敏治疗，这主要是考虑到5岁以下儿童可能没有办法理解治疗，万一发生不良反应，或许不能有效表达。此外，急救药物的使用上也有限制。但是，没有证据显示5岁以下儿童不能接受脱敏治疗，其疗效应该是一样的。

3.1.12 脱敏治疗对儿童生长发育有不良影响吗？

没有证据显示脱敏治疗对儿童生长发育有不良影响，但过敏性疾病如果不能有效控制则影响到孩子的生长发育、学业表现、睡眠等。另外，一些对症药物，比如激素，长时间大剂量使用也对儿童产生不良影响。

3.1.13 老人可以接受脱敏治疗吗？

脱敏治疗没有年龄的上限，研究显示老人接受脱敏治疗也是安全有效的。之所以有老人接受脱敏治疗的顾虑，主要是老年人通常伴有其他慢性疾病，比如高血压、高血糖等，如果治疗中出现不良反应，药物使用上有所顾忌。有人指出老年人免疫功能慢慢减退，过敏性疾病可能会逐渐好转，但这需要进一步证实。也有一些人到老年才开始有过敏症状。

3.1.14 孕妇可以接受脱敏治疗吗？

不建议计划怀孕或处于哺乳期的女性开始脱敏治疗，主要是因为万一出现不良反应，药物使用上会有所顾忌，但是已经开展脱敏治疗的女性怀孕可以继续治疗，没证据显示脱敏治疗对胎儿有不良影响。相反，有研究指出父母脱敏治疗后对孩子罹患过敏性疾病有保护作用，当然这仍需要进一步研究验证。

3.1.15 开始接受脱敏治疗是否可以停用其他药物？

脱敏治疗确实可以减少其他对症药物的使用，甚至完全不用，但不是一开始接受脱敏治疗就可以马上停止其他药物的使用，而是一个循序渐进的过程，应该在脱敏过程中根据症状酌情使用对症药物。另外，为了更好的疗效，脱敏治疗中也应该尽可能减少过敏原的接触，比如经常清洗、暴晒床上用品等，对疗效有帮助。

3.1.16　开始脱敏效果很好，现在症状又有反复，是什么原因？

呼吸道症状影响因素很多，环境中过敏原浓度变化、感冒、空气污染、抽烟、冷空气等都可能加重症状，脱敏治疗需要3年，这么长的时间内患者所处的生活环境发生变化也很正常。症状出现反复应该积极和医生沟通，服用必要的药物，如有必要也可以考虑改变脱敏方案，比如有患者反映维持剂量每6周注射1次，但到第5、第6周感觉症状加重，可以考虑每4周注射1次。

3.1.17　为什么脱敏治疗中儿童和成人使用一样的剂量？

过敏原引起免疫系统反应不是一个简单的线性关系，而是要达到免疫系统响应或活化必须达到的一定剂量（阈值），这个剂量对不同人群并没有显著不同。

3.1.18　皮下脱敏和舌下脱敏如何选择？

我们不能笼统评价皮下脱敏或舌下脱敏哪个更好，这取决于产品，好的产品不管是皮下脱敏还是舌下脱敏都是有效的，不好的产品不管是皮下脱敏还是舌下脱敏效果都不会理想。但总体上说皮下脱敏已经使用了100多年，是最经典的脱敏治疗方式，总体效果和患者依从性上优于舌下脱敏，但安全性上，舌下脱敏优于皮下脱敏。

3.1.19　同样作为舌下脱敏的产品，舌下滴剂和舌下片剂疗效一样吗？

虽然同为舌下脱敏产品，但舌下滴剂和舌下片剂的生产工艺、原材料、辅剂等完全不同。舌下片剂的疗效和安全性被大样本（超6 000多人）的随机、双盲、安慰剂对照的临床数据所证实，但舌下滴剂产品很少有这样的临床数据。不同公司生产的舌下片剂和舌下滴剂更是没有可比性。目前二者之间尚没有直接头对头的临床对比。

3.1.20　皮下脱敏治疗全身不良反应发生率有多少？

欧洲2017年来自真实世界的数据显示接受皮下脱敏的患者全身不良反应的发生率<2%，大多数（75.8%）全身不良反应发生在剂量上升阶段，71.6%为轻度反应，主要为荨麻疹、鼻炎、呼吸困难和咳嗽。

3.1.21　什么是好的脱敏制剂？

好的脱敏制剂其主要过敏原浓度必须达到有效治疗的剂量，涵盖所有相关过敏原，生物效价恒定，批次之间质量稳定。有大量随机、双盲、安慰剂对照的临床数据支持其疗效和安全性。不能以某些或个别患者服药后的自我反应作为判断依据，安慰剂效应影响很大。

3.1.22　皮下脱敏制剂中氢氧化铝有什么作用？

氢氧化铝用来包被过敏原，过敏原进入体内后起到一个缓慢释放的作用，减少了不良反应的发生。另外，氢氧化铝和过敏原的复合物有利于被抗原提呈细胞结合，增强免疫系统的功能，起到辅剂的作用。

3.1.23　氢氧化铝有害吗？

过敏原制剂中氢氧化铝的含量完全符合药典规定的使用剂量。

氢氧化铝目前是FDA唯一批准的疫苗使用的辅剂，不仅用在过敏原制剂中，还使用在婴幼儿的其他疫苗中，多年来的使用没有证据显示其安全性有问题。德国药监局已经将氢氧化铝从可能有副作用的怀疑名单上去除。

对肾功能不全和对铝有高敏反应的患者慎用，注射部位出现持续结节的患者也避免继续使用。

3.1.24　可以依靠避免接触过敏原来治疗或预防过敏性疾病吗？

吸入性过敏原很难做到完全避免接触，依靠避免接触过敏原很难达到一级预防，也就是说很难避免产生IgE或产生致敏，但在脱敏治疗过程中尽可能避免接触过敏原或许对症状的改善有帮助。

3.1.25　脱敏治疗致癌吗？

脱敏治疗已经有100多年的历史，至今没有证据显示脱敏治疗和癌症有关。虽然流行病学显示过敏的人群更不容易罹患癌症，但IgE是否能识别肿瘤抗体从而起到保护作用目前还不完全清楚。2006年FDA报告接受抗IgE治疗（奥马珠单抗）的患者和安慰剂对比罹患癌症的风险增加，但仍需要长期的观察。而且与抗IgE治疗不同，脱敏治疗不会引起IgE显著降低。

3.2　过敏原特异性免疫治疗预防儿童鼻炎发展为哮喘

PAT研究（prevention of allergy）第一篇文章发表已经15年了，最近欧洲著名教授Claus Bachert 和Cezmi A．Akdis就此专门阐述了此研究的意义。PAT目的是考察过敏原特异性免疫治疗（allergen specific immunotherapy，AIT）是否可以改变过敏性疾病的自然进展，预防儿童季节性鼻炎发展为哮喘。研究入组了205名6～14岁对草花粉和/或桦树花粉过敏的儿童，随机分为两组，一组接受过3年的安脱达（Alutard）皮下免疫治疗（subcutaneous immunotherapy，SCIT），一组对照。入组时所有儿童均患有中重度花粉症（即花粉引起的鼻炎、结膜炎），但无哮喘症状。3年治疗结束后，SCIT组经医生诊断的哮喘患者显著低于对照组，而且乙酰甲胆碱支气管激发结果显著优于对照组。因此，3年的SCIT治疗可以有效预防草花粉、桦树花粉过敏的花粉症儿童发展为哮喘。

治疗结束2年后，即第5年，再对两组患者随访，结果发现SCIT组儿童比对照组罹患哮喘的人数明显减少，哮喘症状明显减轻，均具有显著的统计学差异。治疗结束7年之后，即第10年，再次随访，此时当初入组的儿童已经16～25岁，结果也与前两次一样，SCIT有效预防了儿童鼻炎发展为哮喘（OR=4.6）。

这是一个持续了10年的研究，至少证实了安脱达这个产品可以预防鼻炎发展为哮喘，但是此研究有个致命的缺点，不是双盲、安慰剂对照试验（double-blind placebo-controlled trial，DBPC）。最近另一个临床试验发表，即草花粉片剂对哮喘的预防（grass tablet asthma prevention，GAP）。GAP研究入组了812名5～12岁草花粉过敏的花粉症儿童，入组时患者均无哮喘症状，为了避免PAT研究的缺陷，GAP研究采取随机的DBPC设计，一组接受ALK公司另一个产品（草花粉含片）的舌下免疫治疗（sublingual immunotherapy，SLIT），另一组对照。经过3年的治疗，2年的随访，结果发现SLIT含片在3年的治疗和2年的随访期间可以有效预防哮喘症状和减少哮喘药物的使用，而且患者在5年观察期间花粉症症状和用药均显著减少。此外，年龄越小的患儿发展为哮喘的风险越高，但草花粉含片SLIT预防作用越好，此预防作用可能随患者年龄增大而降低，也说明患者最好尽早接受免疫治疗。以后的研究应该考察接受治疗时，儿童多少岁风险最高、治疗收效最大。GAP研究还显示不管是花粉季节还是冬季，SLIT组哮喘症状和哮喘用药均持续减少。GAP研究相比于PAT研究样本量更大、设计更合理。

国内林小平教授等也发现安脱达屋尘螨SCIT和对照药物相比可以有效预防鼻炎发展为哮喘，不管是治疗期间还是结束后的2年观察期内，尽管也不是DBPC研究。以后此类研究最好加入客观指标来评价AIT对疾病进程的影响，比如肺功能或其他生物参数。

总之，AIT可以预防儿童鼻炎发展为哮喘，但是Bachert和Akdis教授认为以上研究中的AIT产品的疗效不能推广到其他产品，医生和患者均期待此预防疗效能在更多的过敏原、更多产品身上得到验证。

参 考 文 献

［1］BACHERT C, AKDIS CA. Specific allergy and asthma prevention coming to an age: A milestone in children ［J］. The Jouranl of Allergy and Clicnial Immunology, 2108, 141 （2）: 527-528.

［2］VALOVIRTA E, PETERSEN T H, PIOTROWSKA T, et al. Results from the 5-year SQ grass sublingual immunotherapy tablet asthma prevention （GAP）trial in children with grass allergy ［J］. The Journal of Allergy and Clinical Immunology, 2018, 141 （2）: 529 -538.

［3］JACOBSEN L, NIGGEMANN B, DREGORG S, et al. Specific immunotherapy has long-term preventive effect of seasonal and perennial asthma: 10-year follow-up on the PAT study ［J］. Allergy, 2007, 62 （8）: 943-948.

［4］MOLLER C, DREBORG S, FERDOUSI H A, et al. Pollen immunotherapy reduces the development of asthma in children with seasonal rhinoconjunctivitis （the PAT-study） ［J］. The Journal of Allergy and Clinical Immunology, 2002, 109 （2）: 251-256.

［5］NIGGEMANN B, JACOBSEN L, DREBORG S, et al. Five-year follow-up on the PAT study: specific immunotherapy and long-term prevention of asthma in children ［J］. Allergy, 2006, 61 （7）: 855-859.

3.3 为什么脱敏治疗要坚持3年？

脱敏治疗或过敏原特异性免疫治疗（allergen specific immunotherapy，AIT）是目前过敏性疾病唯一的对因治疗，不仅可以预防患者鼻炎发展为哮喘，预防发展为多种过敏原过敏，治疗结束后还具有长期疗效，特别是对儿童患者。但AIT的普及度并不高，主要是因为：①有潜在的副反应。②治疗时间长，一般要求3年。研究显示经过3年AIT，终止治疗后具有长期疗效，但2年AIT是否也具有长期疗效呢？如果也具有同样的疗效，就可以增加患者的依从性，减少副反应，也可以降低治疗费用。

有研究考察了2年AIT的长期疗效，研究选取18～65岁草花粉过敏的中重度鼻炎患者，按照1∶1∶1的比例随机分为3个组。第一组患者每天接受舌下草花粉片剂（含15μg Phl p 5，草花粉的主要过敏原）及每月皮下注射安慰剂；第二组患者每月皮下注射草花粉提取物（含20μg Phl p 5）及每天服用舌下安慰剂；第三组患者每天服用舌下安慰剂及每月皮下注射安慰剂。3个组患者均接受2年时间的治疗，观察患者在治疗前、1年、2年、3年（即终止治疗后1年）在过敏原激发试验时总的鼻部症状评分（total nasal symptom scores，TNSS）。

研究共入组患者106名，平均年龄33.5岁，其中92人完成2年的治疗和1年的随访。治疗1年后，皮下治疗（SCIT）组患者TNSS显著改善，而舌下治疗（SLIT）组患者无显著差异；治疗2年后，SCIT和SLIT组患者TNSS均显著改善；治疗2年结束后，第3年随访时，SCIT和SLIT组患者TNSS和安慰剂组相比均无显著性差异，即2年的AIT（不管是SCIT还是SLIT）达不到长期疗效。

其他相关研究证明不管是SCIT还是SLIT，3年治疗结束后，疗效至少保持2年以上，最长治疗结束7年后，疗效仍然存在。一些国际指南也建议AIT至少3年以上。临床工作中时常会碰到患者甚至医生挑战3年AIT的必要性，本研究给出了清晰的答案，要想达到长期疗效必须坚持3年AIT。

此外，该研究进一步阐释了SCIT在疗效上优于SLIT，即使是舌下片剂，在患者依从性上，SCIT也占优势，但安全性上稍逊一筹。另外研究发现SLIT 1年后特异性IgE显著升高，第2、第3年后下降，但仍高于治疗前，相比之下SCIT 1年后IgE变化不明显，第2、第3年后低于治疗前，这与以前的研究结果类似，但其中的机制并不清楚。

本研究除了IgE测试采用CAP系统外，其他诊断、治疗、激发过敏原均来自ALK，减少了不同公司过敏原产品的差异性。研究的不足之处是没有治疗3年的患者，是不是治疗3年就一定有长期疗效呢？从本研究无法回答，只能参考其他研究的结果。

总之，AIT要达到长期疗效需要坚持3年。

参 考 文 献

［1］SCADDING G W, CALDERON M A, SHAMJI MH, et al. Effect of 2 years of treatment with sublingual grass pollen immunotherapy on nasal response at allergen challenge at 3 years among patients with moderate to severe seasonal allergic rhinitis: the GRASS randomized clinical trial ［J］. The Journal of the American Medical Association, 2017, 317 (6): 615-625.

［2］VALOVIRTA E, PETERSEN T H, PIOTROWSKA T, et al. Results from the 5-year SQ grass sublingual immunotherapy tablet asthma prevention (GAP) trial in children with grass allergy ［J］. The Journal of Allergy and Clinical Immunology, 2018, 141 (2): 529-538.

［3］DIDIER A, MALLING H J, WORM M, et al. Prolonged efficacy of the 300IR 5-grass tablet up to 2 years after treatment cessation, as measured by a recommendation daily combined score ［J］. Clinical and Translational Allergy, 2015, 22, 5: 12.

［4］DURHAM S R, EMMINGER W, KAPP A, et al. SQ-standarized sublingual grass immunotherapy: confirmation of disease modification 2 years after 3 years of treatment in a randomized trial ［J］. The Journal of Allergy and Clinical Immunology, 2012, 129 (3): 717-725.e5.

［5］DURHAM S R, WALKER S M, VARGA E M, et al. Long-term clinical efficacy of grass-pollen immunotherapy ［J］. the New England Journal of Medicine, 1999, 341 (7): 468-475.

3.4 螨虫引起的哮喘患者可以接受过敏原特异性免疫治疗吗？

哮喘的发病率越来越高，已经影响到全球3.5亿人口，仅仅在欧洲因哮喘每年直接和间接的花费就达到722亿欧元。哮喘主要靠激素等药物治疗，但过敏性哮喘很多时候药物控制并不理想。作为唯一的过敏性疾病的对因治疗，过敏原特异性免疫治疗（allergen specific immunotherapy，AIT）被用于过敏性鼻炎已经有100多年历史，其安全性和有效性被大量随机、双盲、安慰剂对照的临床数据所证实。哮喘患者AIT的随机、双盲、安慰剂对照研究并不多，多为过敏性鼻炎患者伴随哮喘症状的亚组分析。

螨虫引起的过敏性哮喘（HDM-driven allergic asthma）和哮喘患者对螨虫过敏是两个概念，但二者之间没有诊断工具可以简单地区分，或许在没有螨虫的环境（HDM-free environment）中哮喘的控制水平可以作为区分的金标准，但这在实际临床工作中很难做到。目前诊断只能基于：①详细的临床症状，即螨虫暴露是哮喘症状的主要原因。②螨虫皮肤点刺试验或特异性IgE检测阳性。螨虫AIT有两种给药方式，即皮下给药（SCIT）和舌下给药（SLIT），舌下给药又分为舌下片剂和舌下滴剂。SCIT和SLIT在机制上类似，都可以引起过敏原特异性IgG4和T调节细胞增加，Th2及其细胞因子降低。

最近EAACI的一个专业委员会采用GRADE分级系统（询证医学的最新评价体系，按证据质量和推荐强度分级）评价了螨虫过敏原舌下片剂、舌下滴剂和皮下注射剂治疗哮喘的表现，推荐如下：

（1）螨虫皮下免疫治疗可以用于已控制的儿童和成人哮喘患者，能降低症状和减少对症药物的使用（有条件推荐，低质量证据）；可以用于已控制成人哮喘患者，降低过敏原特异性气道高反应性和提高生活质量（有条件推荐，低质量证据）。由于证据有限，尚不能得出SCIT可以减少哮喘加重、提高哮喘控制、改善肺功能、减少非特异性气道高反应性的结论。

（2）螨虫舌下滴剂可以用于已控制儿童哮喘患者，降低症状和减少对症药物的使用（有条件推荐，低质量证据）。因为缺乏证据，螨虫舌下滴剂不推荐成人哮喘患者使用，不能得出其可以减少哮喘加重、提高哮喘控制、降低特异性和非特异性气道高反应性的结论。

（3）螨虫舌下片剂可以用于已控制或部分控制的成人哮喘患者，减少哮喘加重和提高哮喘控制（有条件推荐，中等治疗证据）。由于证据不足，螨虫舌下片剂目前尚不能推荐给儿童哮喘患者，也不能得出其可以提高成人患者肺功能、改善生活质量、降低特异性和非特异性气道高反应的结论。舌下片剂不推荐给儿童患者主要是由于该产品出现较晚（也就是这两年刚上市），儿童数据还不足。

哮喘患者接受AIT，不管是皮下给药还是舌下给药，都应该定期监控肺功能，评价哮喘控制情况，对皮下免疫治疗最好每次注射前都测定肺功能。无论是成人还是儿童哮喘患者，AIT都表现出良好的安全性，但对中重度哮喘患者安全性数据仍然不足。未控制哮喘（FEV1＜70%）是AIT的禁忌证，不管是皮下还是舌下免疫治疗，对重度控制哮喘，AIT在严密监控下是可能的选项。对哮喘患者，皮下和舌下免疫治疗1年时间均可显示出效果，为了获得长期疗效仍建议3年的治疗，但有证据显示治疗3年和5年并没有显著差异。对接受1年AIT但仍未见效的患者，评估后可以考虑终止治疗。

总之，哮喘患者接受螨虫AIT能否有效取决于选对合适的患者，选对合适的过敏原制剂。

参　考　文　献

[1] AGACHE I, LAU S, AKDIS C A, et al. EAACI guideline on allergen immunotherapy: House dust mite-driven allergic asthma [J]. Allergy, 2019, 74 (5): 855-873.

3.5　过敏原特异性免疫治疗真能预防哮喘加重吗?

全球罹患哮喘的人口达到3亿以上，现有的哮喘药物几乎都只是控制症状，并不能改善疾病的进程。过敏性鼻炎是罹患哮喘最危险的因素，过敏原特异性免疫治疗（allergen specific immunotherapy，AIT）作为过敏性疾病唯一的对因治疗能预防鼻炎发展为哮喘，但哮喘患者接受AIT能预防哮喘加重吗?

AIT对哮喘患者的有效性已经被荟萃分析和随机、双盲、安慰剂对照的临床试验所证实。比如，一项包括98个研究的荟萃分析指出AIT可以有效降低哮喘患者对症药物的使用及哮喘症状，且皮下免疫治疗还可能提高患者的生活质量、改善肺功能及降低气道高反应性。但真实世界数据（real-life data）并不多，证明AIT能预防哮喘加重的真实世界数据更是没有。

最近一个德国大样本真实世界数据研究很好地回答了AIT能否预防哮喘加重的疑问。该研究共纳入哮喘患者39 167人，其中4 111人接受了至少1年以上AIT，年龄相对年轻或伴有鼻炎的患者更倾向选择AIT。患者年龄均大于12岁，共观察10年。研究按GINA倡议（global initiative for asthma）中哮喘用药的变化作为哮喘加重的依据，目前哮喘的治疗普遍基于GINA指南，该指南将哮喘的治疗分5步（5 steps），总的原则是如果一个哮喘患者症状没有良好控制，就增加一步（step up）；如果控制很好，就推荐后退一步（step down）。

结果发现AIT能有效预防哮喘患者从GINA step 1发展到GINA step 3，特别是对年轻的患者。此结果和GAP研究（草花粉片剂预防鼻炎发展为哮喘的随机、双盲、安慰剂对照试验）结果类似，均证实AIT可以减少哮喘症状和降低药物的使用，且患者年龄越小，效果越好，也进一步说明哮喘患儿应该尽早接受AIT。应注意的是，一些成人哮喘患者可能伴随慢性阻塞性肺病（chronic obstructive pulmonary disease，COPD），以哮喘药物作为哮喘加重的判断指标就可能不太合适，许多哮喘药物是用于治疗COPD而不是哮喘本身。

有意思的是，研究中发现很少有患者（3.5%）使用GINA step 2的药物，说明在德国GINA step 1药物（SABA）不能有效控制时，患者就直接进入了GINA step 3，而且GINA step 3良好控制的患者也没有后退回GINA step 2。因为数据少，研究不能分析AIT是否能预防GINA step 2患者加重。

研究指出AIT可以有效预防哮喘患者从GINA step 3发展到GINA step 4。尽管重度哮喘是AIT的相对禁忌证，AIT预防此类患者加重似乎也是可能的，虽然目前只有一个随机、双盲、安慰剂对照研究证实AIT可以显著减少中重度哮喘患者（GINA step 2~4，但FEV1＞70%）症状加重。本研究的真实世界数据也有力支持了这一观点。

世界过敏组织（WAO）建议基于产品评价AIT，哪些产品的AIT可以预防哮喘加重呢？由于不同产品的样本量太少（4 111个AIT患者采用不同过敏原、不同剂型、不同公司的产品），此研究无法给出答案。但研究者建议选择那些有随机、双盲、安慰剂对照临床证据的产品。

该研究最大的不足是仅仅采用药物的变化作为哮喘加重的依据，而没有肺功能或患者哮喘加重次数等客观指标，但我们还是可以得出这样的结论：AIT不仅可以预防鼻炎发展为哮喘，减少症状和对症药物的使用，还可以预防哮喘患者症状加重。

参 考 文 献

[1] SCHMITT J, WUSTENBERG E, KUSTER D, et al. The moderating role of allergy immunotherapy in asthma progess: results of a population-based cohort study [J]. Allergy, 2019 Aug 13. doi: 10.1111/all.

[2] BONINI M, JUTEL M. Allergen immunotherapy for asthma: looking "back to the future" [J]. Allergy. 2019 Jul 20. Doi: 10.1111/all.13995.

[3] ZIELEN S, DEVILLIER P, HEINRICH J, et al. Sublingual immunotherapy provides long-term relief in allergic rhinitis and reduces the risk of asthma: a retrosepective, real-wold database analysis [J]. Allergy, 73 (1): 165-177.

[4] DHAMI S, KAKOUROU A, ASAMOAH F, et al. Allergen immunotherapy for allergic asthma: a systematic review and meta-analysis [J]. Allergy, 2017, 72 (12): 1825-1848.

3.6　舌下过敏原特异性免疫治疗的剂量问题

大量的临床试验证实舌下过敏原特异性免疫治疗（sublingual immunotherapy，SLIT）和皮下特异性免疫治疗（subcutaneous immunotherapy，SCIT）对过敏性呼吸道疾病都是安全有效的。SLIT有片剂、水剂，也有溶于甘油中的制剂，不管什么剂型，产品中过敏原的剂量是疗效和安全性的关键。

传统上SLIT和SCIT一样也有一个剂量上升的阶段，这样的用药方式完全是基于SCIT的经验，以防突然大剂量过敏原暴露导致患者不能耐受，出现不良反应，给患者提供一个逐步耐受的过程。新型的舌下过敏原片剂已经没有剂量上升的阶段，或者此阶段大大缩短为3天。SCIT维持阶段每6周左右注射1次，需要在诊室完成；SLIT每天1次，但患者可以在家用药。SLIT的安全性要优于SCIT，主要是因为舌下的抗原提呈细胞可能表现出更好的耐受性，引发的促炎症（pro-inflammatory）免疫反应相对减少，全身不良反应降低。SLIT和SCIT最大的不同是用药剂量，要达到相同的疗效，SLIT的剂量必须是SCIT的50～100倍，低剂量的SLIT是无效的，但剂量太高，又会带来更多的不良反应，影响用药和患者的依　从性。

关于低剂量SLIT无效，EAACI曾发文指出悌牧草花粉主要过敏原（Phl p 5）每天5～7 μg时，SLIT无效；每天15～25 μg可显著改善症状评分。随机、双盲、对照的临床研究也证实草花粉过敏原剂量为100 IR时，SLIT疗效与对照组没有显著差异，但剂量为300 IR时可显著改善过敏症状。除了临床症状外，一些生物学参数也被证实与剂量相关，比如IgG4浓度，过敏原剂量越大IgG4浓度增加越多。

遗憾的是不同厂家过敏原产品的使用剂量或活性单位不同，也就是说没有办法直接对比不同的产品，即使都换算成主要过敏原含量，也很难直接看出哪个更好。比如同样是草花粉SLIT片剂，Oralair®（法国Stallergenes公司）含有5种不同的草花粉，总的主要过敏原含量为25 μg/片；而GRAZAX®（丹麦ALK公司）只含一种草花粉，主要过敏原含量为15 μg/片，但GRAZAX®是速溶产品，舌下3～5 s就能迅速溶解。因此，SLIT的疗效不仅仅取决于剂量，还与制造工艺、储存温度、辅剂、过敏原种类等有关。

螨虫过敏原SLIT相对简单。对于花粉过敏原，有几种不用的SLIT模式：①花粉季节前用药（preseasonal），即SLIT在花粉季节来临前开始，到花粉季节来临时结束。②合花粉季节用药（coseasonal），即花粉季节来临时启动SLIT，花粉季节结束时终止SLIT。③花粉季节前+合花粉季节用药（precoseasonal），即花粉季节来临前启动SLIT，直到花粉季节结束。④连续用药（continuous），即全年用药，不管花粉季节因素。前3种均为非连续用药，其中③使用相对比较多，一般花粉季节前8周开始SLIT，直到花粉季节结束，其效果和安全性与连续SLIT具有可比性，但因为节省费用，在欧洲一些国家（如意大利）备受推崇。但是，非连续SLIT，患者依从性可能更差。

整个SLIT过程中，过敏原累积剂量（cumulative dose）是关键，必须达到一定的累积量才能产生疗效。此外，单日最大剂量可能也是重要因素之一。究竟哪个更重要，目前尚不清楚。欧洲药监局要求每个过敏原产品都应该有剂量和疗效的关系（dose-response）数据，2011年EAACI报告中指出因为现有临床研究中过敏原种类不一、研究设计不同、研究终点差异、最重要是过敏原浓度和剂量没有可比性，很难对不同研究、不同产品进行比较。

成功的AIT过敏原产品是关键，其中剂量又是关键中的关键。

参 考 文 献

［1］DEMOLY P，PASSALACGUA G，COLDERON M A，et al. Choosing the optimal dose in sublingual immunotherapy：Rationale for the 300 index of reactivity dose［J］. Clinical and Translational Allergy，2015，4：44.

［2］CALDERON M A，LARENAS D，KLEINE-BEBBE J，et al. European Academmay of Allergy and Clinical Immunolgoy task force report on "dose-response relationship in allergen-specific immunotherapy"［J］. Allergy，2011，66（10）：1345-1359.

［3］DEMOLY P，CALDERON M A. Dosing and efficacy in specific immunotherapy［J］. Allergy，2011，66（Suppl 95）：38-40.

［4］LOMBARDI C，INCORVAIA C，BRAGA M，et al. Administration regimens for sublingual immunotherapy to pollen allergen：what do we know？［J］. Allergy，2009，64（6）：849-854。

［5］DIDIER A，MALLING HJ，WORM M，et al. Optimal dose，efficacy，and safety of once-daily sublingual immunotherapy with a 5-grass pollen tablet for seasonal allergic rhinitis［J］. The Journal of Allergy and Clinical Immunology，2007，120（6）：1338-1345.

3.7 真实世界数据在特异性免疫治疗中的重要性

虽然随机、双盲、安慰剂对照临床试验（random，double-blinded，placebo-control trails，RDBPCT）是药物安全性和有效性最高级别的临床证据，但真实世界数据（real-world data，RWD）也是重要的补充。顾名思义，RWD是指真实世界相关机构保存或收集的与健康有关的所有信息，包括病例或患者档案、健康调查数据、医保资料或保险公司索赔文档、相关登记、手机健康APP信息等。RWD可能提供了RDBPCT不曾涵盖的新视觉，对研究药物的疗效、安全性和药物经济学有极大的帮助。

对患者不加干涉的RWD是RDBPCT有益的补充。过去医疗机构或医生也使用RWD，但常常是自己一个单位的数据。现在医疗数据的联网和大数据等新技术应用使大样本的RWD成为可能。动辄百万级、千万级的数据使我们可以分层研究不同患者、不同产品、不同区域、不同影响因素的结果，这些是RDBPCT所不能企及的。RWD不仅为医患提供了更翔实的疗效、安全性、依从性数据，弥补了RDBPCT样本量少，无法分层分析的不足，还为监管机构提供了药品上市后安全性、药物经济学等信息，也更有利于药品生产企业或研发机构设计更完善、更合理的临床试验，开发更适宜的药品。

过敏原特异性免疫治疗（allergen specific immunotherapy，AIT）领域RWD发表越来越多。最近有RWD显示桦树花粉AIT终止治疗6年后，其长期疗效依然存在，表现在鼻炎和哮喘药物使用显著减少，新发哮喘风险降低。德国保险公司RWD显示采用天然过敏原的皮下AIT能更有效地预防鼻炎发展为哮喘，其他AIT无此疗效。多中心RWD数据提示眼—鼻症状严重的、过量使用对症药物的鼻炎患者更合适接受AIT，获益更多。还有RWD显示79%的花生过敏患者可以完成经口特异性免疫治疗（oral immunotherapy）。2018年来自英国的RWD在全国范围内考察了AIT的应用情况和安全性。此领域内基于RWD的文章还有很多，但大多都是一个或几个中心小规模的数据，很少能做到真正意义上的大数据。

AIT领域还有很多问题需要RWD更好地诠释，例如：①AIT的长期疗效，终止治疗后疗效可以持续多久？不同产品、不同过敏原是否有差异？②所有AIT治疗疗效都一样吗？不同产品、不同给药方式差异有多大？③哪些患者更适合AIT？④真实世界中AIT的安全性如何？⑤AIT的依从性怎样？不同产品、不同给药方式的差异。⑥AIT和其他药物的联合治疗有优势吗？⑦从整个疾病管理来看，AIT更经济吗？⑧哪些因素影响患者选择AIT？

真实世界研究，试验设计是关键，只有数据源和分析方法都可靠，才能保证RWD真实可信，事件发生率很低的数据可能得出不具有统计学意义和临床意义的结论，统计方法不正确也容易导致错误的结果。RWD也有不足之处，主要表现在接受某种产品或某种治疗的患者都是筛选出来的，很难导出适用于所有人（overall population）的结论，RWD不能作为治疗评价的独立证据（stand-alone evidence），药品疗效和安全性评价还有赖于RDBPCT。

参 考 文 献

[1] BOUSQUET J, DEVILLIER P, ARNAVIELHE S, et al. Treatment of allergic rhinitis using mobile technology with real-world data: the MASK observational pilot study [J]. Allergy, 2018, 73 (9): 1763-1774.

[2] RAJAKULASINGAM R K, FARAH N, HUBER P A J, et al. Practice and safety of allergen-specific immunotherapy for allergic rhinitis in the UK National Health Service: A report of "real word" clinical practice [J]. Clicinal and Experimental Allergy, 2018, 48 (1): 89-92.

[3] CIPRANDI G, NATOLI V, PUCCINELLI P, et al. Allergic rhinits: the eligible candidate to mite immunotherapy in the real world [J]. Allergy Asthama and Clinical Immunology, 2017, 13: 11.

[4] SCHMITT J, SCHWARZ K, SADLER E, et al. Allergy immunotherapy for allergic rhinitis effectively prevents asthma: Results from a large retrospective cohort study [J]. The Jounral of Allergy and Clinical Immunology, 2015, 136 (6): 1511-1516.

[5] Five facts about real-world data [OL]. www.bms.com/life-and-science/science/5-facts-real-world-data

3.8   过敏原特异性免疫治疗全身不良反应的分级

过敏原特异性免疫治疗（allergen specific immunotherapy，AIT）是目前过敏性疾病唯一的对因治疗方式。AIT总体是很安全的，但也可能出现全身不良反应（systemic allergic reactions，SAR）。SAR的分级却没有一个统一的标准，目前欧洲通用的是欧洲过敏、临床免疫学学会2006年版的分级制度（EAACI 2006），美国使用的是美国哮喘、过敏和临床免疫学学会及美国过敏、哮喘和免疫学学会（AAAAI/ACAAI）的分级标准，此外还有世界过敏组织2010年制定的分级系统（WAO 2010）。在SAR分级标准上缺乏共识，比较不同国家、不同医生的结果就很困难，也很难帮助医生在AIT和患者管理中做出决定。

EAACI 2006、WAO 2010、AAAAI/ACAAI分级系统的不同见表3-1。从中可以看出，过敏性休克（anaphylaxis）并没有作为症状被任何分级系统使用。这可能是因为过敏性休克更像是一种临床状况，包括一系列的症状，但分级制度中没有过敏性休克的概念可能给使用肾上腺素带来困难，医生在使用肾上腺素时会犹豫，不知道该不该用。AAAAI/ACAAI相对更简单，只有3个级别，更容易操作。EAACI 2006分级系统缺少胃肠道症状，分级中严格定义早期发作为15 min内，虽然评价SAR时，症状开始时间是很多医生考虑的因素，但15 min似乎也不能作为一个严格的标准，另外，一些症状为非特异性的且缺乏精确定义，比如异物感。WAO 2010制定的分级系统是为了帮助医生评估什么时候该使用肾上腺素，级别的划分更为详尽，然而强调最终SAR分级应该在症状完全结束以后，这似乎和制定的初衷什么时候使用肾上腺素相违背，症状完全结束已经没有使用的必要了。WAO 2010于2017年做出修改，但尚未被WAO确定。

2013年欧洲启动了一个在法国、德国和西班牙的SAR调查（European survey on adverse systemic reactions in allergen immunotherapy，EASSI），该调查共收到4 316个患者的数据，AIT过程中出现SAR共 109次，其中轻度占71.5%，中度占24.8%，严重为3.7%。事后，这些数据又重新分别用EAACI 2006、AAAAI/ACAAI、WAO 2010分级系统分析，结果发现在不同的分级系统下，轻度、中度SAR差异很大，尽管严重SAR相关性很好。

因此，任何制定SAR分级系统的学会或组织应该重新评价他们的提议，并提供相应的临床验证。我们在比较不同研究AIT的安全性时，应该充分考虑到所采用分级系统的差异。

表3-1　SAR分级系统

分级系统	0级	1级	2级	3级	4级	5级
EAACI 2006	不管症状严重程度，出现以下任何非特异性症状： 血压降低、异物感、疲劳、反胃、呕吐、头晕、心跳过速	不管症状严重程度，出现以下任何症状： 腹痛、胸部不适、胸闷、腹泻、吞咽困难 或任何以下轻微症状： 哮喘、支气管痉挛、咳嗽、发声困难、呼吸困难、红斑、鼻炎、荨麻疹、喘息、结膜炎	15 min后出现以下中度症状： 哮喘、支气管痉挛、呼吸困难、全身性红斑、泛发型瘙痒、鼻炎、荨麻疹、喘息、结膜炎、喉头水肿	15 min内出现以下任何中度症状： 全身红斑、泛发型瘙痒、荨麻疹、血管性水肿/喉头水肿和喘息 不管发生时间，出现任何以下严重症状： 哮喘、血管性水肿、支气管痉挛、呼吸困难、全身性红斑、泛发型瘙痒、荨麻疹、面红耳赤、喘息	血压过低，意识丧失	无

续表

分级系统	0级	1级	2级	3级	4级	5级
WAO 2010	无	单一器官受累，出现以下轻微症状：血管性水肿、红斑、全身性红斑、泛发型瘙痒、荨麻疹、面红耳赤、咳嗽、发声困难、鼻炎、头晕、晕厥、头痛、血压降低、疲劳、异物感、恶心反胃、吞咽困难、心跳加速、	两个器官受累，症状轻微，或出现以下任何轻微症状：哮喘、支气管痉挛、胸部不适、胸闷、喘息、呼吸困难、呕吐、腹痛、腹泻	以下任何中度症状：哮喘、支气管痉挛、胸部不适、胸闷、呼吸困难、喘息或轻微的喉头水肿	以下任何重度症状：哮喘、支气管痉挛、胸部不适、胸闷、呼吸困难、喘息或不管严重程度出现以下情况：血压降低、意识丧失	死亡
AAAAI/ ACAAI	无	一个或多个以下轻微症状：红斑、全身性红斑、泛发型瘙痒、面红耳赤、鼻炎、结膜炎、荨麻疹、胸部不适、胸闷、血管性水肿、喉头水肿	任何以下轻、中度症状：哮喘、支气管痉挛、呼吸困难、喘息或任何以下中度症状：鼻炎、咳嗽、发声困难、荨麻疹、腹痛、腹泻、吞咽困难、反胃、胸闷	任何以下重度症状：哮喘、支气管痉挛、呼吸困难、喘息或不管严重程度出现以下情况：血压降低、意识丧失	无	无

参 考 文 献

［1］VIDAL C，RODRIGUEZ DEL RIO P，GUDE F，et al．Comparison of international systemic adverse reactions due to allergen immunotherapy ［J］．The Journal of Allergy and Clinical Immunology．In Practice，2019，7（4）：1298-1305．

［2］COX L S，SANCHEZ-BORGES M，LOCKEY R F，et al．World Allergy Organization systemic allergic reation grading system：Is a modification needed ［J］．The Jouranl of Allergy and Clinical Immunology．In Practice，2017，5（1）：58-62．e5．

［3］BERNSTEIN D I，EPSTEIN T，MURPHY-BERENDTS K，et al．Surveillance of systemic reactions to subcutaneous immunotherapy injections：year 1 outcomes of the ACAAI and AAAAI collaborative study ［J］．Annals of Allergy Asthma and Immunology，2010，104（6）：530-535．

［4］COX L，LARENAS-LINNEMANN D，LOCKEY R F，et al．Speaking the same language：The World Allergy Organization subcutaneous immunotherapy systemic reaction grading system ［J］．The Journal of Allergy and Clinical Immunology，2010，125（3）：569-574．

［5］ALVAREZ-CUESTA E，BOUSQUET J，CANONICA G W，et al．Standards for practical allergen-specific immunotherapy ［J］．Allergy，2006，61（Suppl 82）：1-20．

3.9 如何提高过敏原特异性免疫治疗的依从性

过敏原特异性免疫治疗（allergen specific immunotherapy，AIT）又称脱敏治疗或减敏治疗，是目前过敏性疾病唯一的对因治疗方式，不仅可以减轻患者症状、减少对症药物的使用，终止治疗后还具有长期疗效，并且可以预防鼻炎发展为哮喘和预防患者从单一过敏原过敏发展为多个过敏原同时过敏。但是，要达到上述疗效，特别是预防疗效和长期疗效，患者的依从性非常重要，需要坚持3年AIT。

皮下免疫治疗（subcutaneous immunotherapy，SCIT）需要每4～8周去医院接受注射，患者感觉不是很方便。舌下免疫治疗（sublingual immunotherapy，SLIT）可以在家给药，但每天服药让患者的依从性更低。不管是SCIT还是SLIT，坚持3年治疗的依从性都有待进一步提高。

武汉祝戎飞教授曾在一个包括311名患者的前瞻性研究中指出，只有64.6%的患者坚持完成3年的SCIT，患者第1、第2、第3年的流失率为分别为19%、10%和6.4%。流失的原因主要是治疗不方便（32.7%）、效果不明显（25.5%）、感觉好了，不需要继续治疗（22.7%）和出现副反应（14.5%），但儿童的依从性显著高于成人，可能和患者对疾病的重视程度有关。

　　SLIT的依从性比SCIT差，国外研究（包括399名患者，其中成人236名，儿童163名）指出完成3年草花粉片剂SLIT的患者只有55%，副反应是患者流失的主要原因，但该研究认为55%的依从性就SLIT来说已经比较满意。另一个国外研究指出草花粉SLIT的3年治疗依从性也是55%，但流失主要是因为患者忘记服药。国内有研究证实SLIT一年内流失率为54%，主要原因是联系不到患者（25%）、无效（24%）或治疗周期长（18%）等，最近的综述指出患者依从性限制了SLIT在中国的使用。

　　如何提高患者对AIT的依从性呢？

　　（1）良好的医患关系是AIT依从性的保障。

　　（2）治疗前和患者很好的沟通，使患者明白AIT的疗效和收益、起效时间、需要的辅助药物、可能的副反应，和传统对症药物比有哪些优缺点，向患者详细介绍AIT的用药方式，是选择皮下免疫治疗还是舌下免疫治疗，每种给药方式在治疗中可能面临的问题及可能的结果等。

　　（3）治疗过程中有效的患者管理，提醒患者及时接受注射或用药，万一出现不良反应要有效及时地处理和解释，患者问题的及时解答。有条件的科室可以采用患者管理软件，能更好地管理患者和节省医护人员的时间和工作量。

　　（4）也有研究认为集群或冲击免疫治疗可以快速完成剂量上升阶段的治疗，比常规AIT更能增加患者的依从性。

　　总之，良好的医患关系、有效的患者教育和管理、新技术的使用能增加患者对AIT的依从性。

参 考 文 献

［1］YANG Y，WANG Y，YANG L，et al. Risk factor and strategies in nonadherence with subcutaneous immunotherapy：a real-life study ［J］. The International Fourm of Allergy and Rhinology，2018，8（11）：1267-1273.

［2］TEACHOUT J，VANDEGRIFT S，SCHAFER C，et al. Improved patient adherence to subcutaneous allergen immunotherapy using modified rush immunotherapy protocol ［J］. Annals of Allergy Asthma and Immunology，2019，122（3）：347-349.

［3］KIOTSERIDIS H，ARVIDSSON P，BACKER V，et al. Adherence and quality of life in adults and children during 3-years of SLIT treatment with GRAZAX®- a real life study ［J］. NPJ Prime Care Respiratory Medicine，2018，28（1）：4.

［4］GELINCIK A，DEMIR S，OLGAC M，et al. High adherence to subcutaneous immunotherapy in a real-life study form a large tertiary medical center ［J］. Allery and Astham Proceeding，

2017, 38（6）：78-84.

［5］NAM Y H, LEE S K. Physician's recommendation and explanation is important in the initiation and maintenance of allergen immunotherapy［J］. Patient Preference and Adherence，2017，11：381-387.

［6］JANSON C, SUNDBOM F, ARVIDSSON P, et al. Sublingual grass allergen specific immunotherapy：a retrospective study of clinical outcome and discontinuation［J］. Clinial and Molecular Allergy，2018，16：14.

［7］WANG T, LI Y, WANG F, et al. Nonadherence to sublingual immunotherapy in allergic rhinitis：a real-life analysis［J］. International Forum of Allergy and Rhinology，2017，7（4）：389-392.

3.10 美国皮下过敏原特异性免疫治疗的安全性

皮下过敏原特异性免疫治疗（subcutaneous allergen immunotherapy，SCIT）的有效性和安全性已经被大量的临床试验所证实。在SCIT临床实践中，美国与欧洲及中国不同，美国医生采购过敏原提取原液，根据患者过敏的情况，自行配制脱敏制剂，一般含有几种甚至十几种过敏原提取液。因此，SCIT的安全性在美国可能与在欧洲和中国不同，最近有研究回顾了2008～2017年美国SCIT的安全性数据，或许对我们的临床工作也有一定的借鉴作用。

2008—2017年，美国SCIT全身不良反应（systemic allergic reactions，SAR）的发生率平均为8.7次/1万次注射，其中1级反应5.6次/1万次注射，2级反应2.7次/1万次注射，3级反应为0.35次/1万次注射，4级反应为平均每16万次注射发生1次，也就是说轻中度SAR占多数。如果按患者计算，平均0.6%的患者会发生SAR（1～3级），4级SAR的发生概率为0.005%的患者，但是在>54 400 000次注射中致死7人。下面我们看看几个确认的致死事件，希望能从中吸取经验教训。

病例一，男性，33岁。严重哮喘，舒利迭 500/50 mcg 每天2喷，之前没有发生过SAR。患者采取集群SCIT（2周内完成剂量上升），维持剂量第2针30 min内出现呼吸困难、喘息，随后生命体征减退，接受5倍剂量的肾上腺素（但没有报道给药途径）和苯海拉明，一直处于昏迷状态，1周后死亡。患者SCIT的过敏原制剂为多种过敏原混合物，包括树花粉、多种草花粉、杂草花粉、猫毛、狗毛、霉菌、尘螨和蟑螂。该患者罹患严重哮喘，本就是SCIT的相对禁忌证，又采取集群免疫治疗，且过敏原制剂为多种过敏原混合物。这些因素都增加了SAR发生的风险。

病例二，男性，年龄不详。过度肥胖、严重哮喘，曾因哮喘住院治疗，日常使用激素（泼尼松）。采取常规SCIT，剂量上升阶段结束后不久，在维持剂量发生严重SAR后死亡，其他信息不详。该患者也是严重哮喘患者，为SCIT的相对禁忌证。有学者怀疑过度肥胖可能导致肾上腺素笔有效性下降（针头太短，不能将药物送达有效部位），过度肥胖也可能也有一定影响。

病例三，男性，年龄、疾病等其他信息不详。诊所医生处方SCIT，由护士监管注射。注射前患者曾发生呕吐、腹泻，注射后发生SAR。怀疑是其他原因引起，并没有按SAR或过敏性休克（anaphylaxis）治疗。送急诊后死亡，不清楚是否使用了肾上腺素，尸检确认是过敏性休克引起死亡。该患者在没有医生和抢救措施的情况下用药，且SCIT注射前后没有评估患者状况，没有医生及时采取有效的抢救治疗。

病例四，男性，13岁。哮喘（严重程度不详）。SCIT维持剂量0.15 mL时，注射后患者留观＜20 min，患者离开诊所回家，1.5 h后其父母到家发现孩子严重喘息，使用肾上腺素笔，并打急救电话，患者被气管插管，送院后死亡。该患者SCIT注射后留观时间不足半小时，回家后也无人陪护，即使有肾上腺素笔，但孩子可能并不会使用，抢救不及时。

SCIT是过敏性疾病最经典、最有效的脱敏方式，但确实具有发生SAR的风险，特别是对哮喘患者。从以上病例可以看出，未控制的哮喘患者不适合接受SCIT。现有数据显示集群SCIT是安全的，病例一是第1例集群SCIT死亡的案例，但对中重度哮喘患者采取集群SCIT值得商榷。指南建议SCIT后患者至少留观30 min，30 min后及60 min后的迟发SAR分别只有15%和0.5%，且多为轻度，目前尚没有迟发反应引起死亡的报道，因此患者留观30 min以上是必需的，即使配备肾上腺素笔。另外，一些特殊的患者（如过度肥胖）应该格外留意，其对治疗和抢救的响应可能不同。

虽然以上数据和病例均来自美国，不代表我国的情况，但多少有借鉴作用，安全性是最重要的。

参 考 文 献

[1] EPSTEIN T G, LISS GM, BERENDTS K M, et al. AAAAI/ACAAI subcutaneous immunotherapy surveillance study （2013-2017）: fatalities, infections, delayed recations, and use of epinephrine autoinjectors［J］. The Jouranl of Allergy and Clinical Immunology. In Practice, 2019, 7（6）: 1996-2003.

[2] EPSTEIN T G, LISS GM, MURPHY-BERENDTS K, et al. Evaluation of the risk of infection associated with subcutaneous allergen immunotherapy: American Academy of Allergy,

Asthma, and Immunology and American College of Allergy, Asthma, and Immunology national surveillance study on allergen immunotherapy, 2014–2015 [J]. Annals of Allergy Asthma and Immunology, 2017, 118（4）：511–512.

［3］ EPSTEIN T G, LISS G M, MURPHY–BERENDTS K, et al. AAAAI/ACAAI surveillance study of subcutaneous immunology, year 2008–2012：an update on fatal and nonfatal systemic allergic reactions [J]. The Journal of Allergen and Clinical Immunology. In Practice, 2014, 2（2）：161–167.

3.11　GINA 2019 浅读

GINA（global initiative for asthma）倡议是全球哮喘患者预防和管理的指导性文件，严格意义上说GINA不能称之为指南，而是更侧重于将已有询证医学证据整合并转化到临床实践中去的战略，目的是预防哮喘加重及死亡，并提高哮喘控制。GINA倡议采取框架式，而不是问答式。一种治疗或药物要得到GINA推荐，必须有两篇或以上的高质量研究证据，即随机、双盲、安慰剂对照临床试验，并且已经被欧洲或美国FDA批准。但对一些已有并知道安全性的药物，GINA也可能超适应证（off–label）推荐，比如，大环内酯类药物（macrolides）治疗重度哮喘。

GINA 2019版有哪些要点更新呢？首先看12岁以上青少年和成人患者。轻度哮喘一直不被重视，现有证据显示轻度哮喘有导致严重不良反应的风险，而且很多因素，比如病毒、过敏原、污染、对治疗依从性差等，能导致轻度哮喘患者症状加重。过去50年里短效β2受体激动剂（short–acting β2 agonist，SABA）一直是此类患者的一线用药，但长期或定期使用SABA有一定的副作用，如下调β受体、减少对支气管的保护、降低支气管扩张药物的疗效、增加过敏反应、增加嗜酸性粒细胞气道炎症等，而且大剂量使用SABA与哮喘急诊及死亡相关。

从2007年GINA开始寻找轻度哮喘的干预手段，发现没有证据支持只能对GINA step 1患者采取SABA治疗。GINA 2019建议GINA step 1患者的最优控制手段是：①根据需要接受低剂量吸入激素（inhaled corticosteroid，ICS）。②采用SABA且必须同时加低剂量ICS。也就是说出于安全原因，GINA对GINA step 1的患者不再只推荐SABA。

对GINA step 2患者也有两种最优控制手段：①每天低剂量ICS或按需低剂量ICS—福莫特罗。②采用SABA且必须同时加低剂量ICS，或采用白三烯受体拮抗剂（leukotriene receptor antagonist，LTRA），但LTRA对预防哮喘加重作用不大。对GINA step 4患者GINA 2018 建议采用中、高剂量ICS—长效 β 2受体激动剂（long-acting β 2 agonist，LABA），但GINA 2019改为中剂量ICS—LABA，高剂量ICS—LABA只用于GINA step 5的患者。

对6～11岁儿童GNIA 2019建议为：GINA step 1 患者采用SABA且必须加低剂量ICS，或每天低剂量ICS；GINA step 2患者采用每天低剂量ICS；GINA step 3患者采用低剂量ICS—LABA或中剂量ICS；GINA step 4患者在专家指导下采用中剂量ICS—LABA。

对过敏原特异性免疫治疗，GINA 2019 建议GINA step 3和GINA step 4的患者可以选择螨虫舌下免疫治疗（mite sublingual immunotherapy，SLIT），但删去了"片剂"两个字，从字面上滴剂也是被推荐的，尽管缺乏相应的证据，这可能是一个失误。此外，GINA 2019删去了"ICS治疗仍加重的患者"（"who have exacerbation despite ICS treatment"）等文字，即选择SLIT不再需要"ICS治疗仍加重"为前提。

此外，GINA 2019还发布了难治及严重哮喘（difficult-to-treat and severe asthma）指南。

参 考 文 献

［1］GINA main pocket guide 2019 ［OL］. https：//ginasthma.org/wp-content/uploads/2019/04/GINA-2019-main-Pocket-Guide-wms.pdf.

3.12　食物过敏的特异性免疫治疗

食物过敏（food allergy，FA）的发病率越来越高，在西方发达国家已经达到了人口的10%左右。虽然报道中很多种食物可以引起IgE介导的过敏性疾病，但90%以上儿童FA与8种食物有关：牛奶、鸡蛋、花生、坚果、鱼、贝壳类海鲜、小麦和大豆。以前对FA的管理总是建议患者严格避免摄入（avoidance），在有条件的国家或地区患者常备肾上腺素笔，防止意外摄入后的严重过敏反应，现在越来越多的证据显示过敏原特异性免疫治疗（allergen specific immunotherapy，AIT）是最有潜力治疗FA的方法。

FA-AIT主要有3种给药途径，分别是口服免疫治疗（oral immunotherapy，OIT）、舌下免疫治疗（sublingual immunotherapy，SLIT）和透皮免疫治疗（epicutaneous immunotherapy，EPIT），其中最常用也是最有效的是OIT。与其他AIT一样，FA-AIT通常也有剂量上升阶段和维持阶段2个过程，OIT起始剂量一般是0.1～4 mg，维持剂量为每天125～4 000 mg；SLIT的起始剂量和维持剂量相对低很多，分别是0.1～0.4 μg和每天1～13 mg；EPIT每天剂量是100～500 μg。疗效OIT比SLIT和EPIT好很多，但安全性要差。

目前大多数研究都是采用OIT。OIT研究最多的食物是牛奶、鸡蛋和花生，桃子、榛子、小麦、猕猴桃等也有报道。研究中一般要求采用新鲜食物（天然过敏原），比如牛奶应该尽可能使用统一品牌的液体乳，蛋白质、脂肪含量相对恒定，为了更高的蛋白质浓度，也有研究使用奶粉，但需要指出的是有多达75%牛奶过敏的儿童对烘焙奶制品（baked milk products）是耐受的。鸡蛋OIT通常可以采用巴氏消毒后的蛋清，花生一般采用脱脂花生粉、烘烤花生碎或煮花生，不同的食物加工方法对结果可能造成不同的影响。

进行OIT前要先做食物激发试验（oral food challenge，OFC），一是为了确诊患者，二是为了找到引起患者过敏反应的阈值。OIT必须在医院由专科医生进行，从起始低剂量开始，每周慢慢添加剂量，直到一个合理的耐受剂量（比如一个鸡蛋的量），然后患者在家每天摄入该耐受剂量维持一段时间。不同的研究中或许采用不同的剂量上升方式，比如冲击、集群或常规，但耐受剂量基本不受剂量上升方式的影响。

经过OIT，多达90%的患者能达到一个减敏状态（desensitization），即耐受的阈值增加，但效果评价或许应该采用终止OIT后患者是否达到耐受（tolerance or post-discontinuation effectiveness），是否可以摄入合理剂量的食物而不出现症状作为标准，因为有些患者可能只是暂时的减敏而没法达到耐受的状态，总的说来儿童效果好于成人。

OIT在临床上还有很多需要解决的问题，比如：①副反应发生率高，虽然没有死亡案例报道，但发生全身不良反应还是很普遍的，特别是花生OIT，而且很多国家没有急救用肾上腺素笔；运动、感染、非类固醇类抗炎药物、经期激素改变等都是引起OIT不良反应的危险因素。奥马珠单抗（抗IgE）可以减少OIT的不良反应发生。②没有标准化的用于OIT的食物，不同研究中采用不同的食物处理方法导致结果不同；目前美国FDA已经受理花生OIT的标准品。③没有统一的、经验证的OIT方案，不同研究试验设计不一，患者年龄不同、剂量各异，无法形成统一推荐。④疗效评价不一，是减敏还是耐受或是生活质量的提高，还需要更客观的生物学参数。

基于以上原因，OIT目前基本上还只是在一些研究型医院或科室开展，但对IgE介导的持续性食物过敏患者仅仅是避免摄入是远远不够的，OIT是最有希望的治疗方法。

参 考 文 献

［1］PAJNO G B，CASTAGNOLI R，MURARO A，et al. Allergen immunotherapy for IgE-mediated food allergy：There is a measure in everything to a proper proportion of therapy［J］. Pediatric Allergy and Immunology，2019，30（4）：415-422.

［2］PAJNO G B，FERNANDEZ-RIVAS M，ARASI S，et al. EAACI guidelines on allergen immunotherapy：IgE-meidated food allergy［J］. Allergy，2018，73（4）：799-815.

［3］NURMATOV U，DHAMI S，ARASI S，et al. Allergen immunotherapy for IgE-mediated food allergy：a systematic reveiew and meta-analysis［J］. Allergy，2017，72（8）：1133-1147.

［4］AKDIS M，AKDIS C A. Mechanisms of allergen-specific immunotherapy：multiple suppressor factors at work in immue tolerance to allerens. The Journal of Allergy and Clinical Immunology，2014，133（3）：621-631.

3.13　怎么更好设计过敏原特异性免疫治疗的临床试验？

大量双盲、安慰剂对照、随机的临床实验（double-blind，placebo-control，randomized clinical trial，DBPCRCT）已经证实了过敏原特异性免疫治疗（allergen specific immunotherapy，AIT）对过敏性鼻炎和哮喘是安全、有效的。AIT直接作用于患者的免疫系统，是目前过敏性疾病唯一的对因治疗方式，不仅可以减轻患者过敏症状、减少对症药物的使用，还具有长期疗效和预防疗效，即可以预防患者对新的过敏原过敏，预防鼻炎发展为哮喘。但是，实际临床上往往只有两种情况患者才选择AIT，一是对症药物无效，二是虽然对症药物有效但患者为了达到长期疗效和预防疗效。

造成目前只有少数医患选择AIT的原因很多，比如AIT起效慢，治疗时间长，有潜在的不良反应等。临床试验的异质性（heterogeneity）也是重要的原因之一，不同的临床试验考察不同的过敏原（螨虫、花粉、动物皮毛等），不同制备方式（天然过敏原或修饰过敏原），不同的给药途径（皮下注射、舌下滴剂、舌下片剂），不同的研究终点，不同的试验设计，选择患者的标准也不同，而且不同厂家的过敏原质量也没有可比性。单从临床试验来说，将来的AIT临床试验应从以下几方面改进。

（1）增加响应分析（responder analysis），AIT的临床试验中应加入响应分析结果，也就是与对照组相比，治疗组患者达到目标终点的例数占总体例数的百分率。比如将AIT有效的终点定为症状—药物评分和对照组相比提高30%，就应分别计算出AIT组和对照组到达到此标准的患者百分率。

（2）筛选、入组"对的"患者，建议用标准化的鼻激发试验、结膜激发试验或过敏原激发室（allergen exposure chamber，AEC）筛选患者。现在入组患者的标准通常是病史、特异性IgE或皮肤点刺试验结果，这并不能保证患者在研究中一定出现症状，特别是季节性过敏原。

（3）排除多重过敏（polysensitization）的影响，虽然AIT对多重过敏的患者是有效的，但是在临床试验中多重过敏可能影响到疗效的评价，在AIT长期疗效的研究中，患者对新的过敏原过敏应该考虑进去。

（4）进一步验证AEC，目前AEC可以用于2期临床，但不能用于3期临床中，主要是因为AEC过敏原暴露与现实情况下的暴露之间的关系没有得到验证。

（5）采用花粉过敏原进行AIT时除了考虑花粉季节（pollen season）外，还应该考虑花粉高峰期（peak pollen period，PPP）；不管季节性还是长年性过敏原，都应该在同一个季节入组和评价患者，否则增加变量。

（6）应和监管部门协商，考虑高质量、符合伦理的动态设计或自适应试验设计（adaptive trial design）。

（7）结合新技术考察不同患者对过敏原暴露及依从性的不同，比如在伦理允许的情况下，手机监控患者在室内、室外及公共交通工具内的时间长短，可能获取更多数据，也能更好的提升患者的参与度和依从性。

（8）考虑到安慰剂效应的影响，曾有研究报道安慰剂组患者症状下降60%，因此临床参数（marker）在AIT研究中是必需的。

（9）DBPC试验的伦理问题。例如，AIT长期疗效或预防疗效的临床研究中通常要求3年治疗、2年随访，在长达5年的时间内对部分患者（特别是儿童）使用安慰剂治疗是否有悖伦理。目前症状和用药综合评分是过敏性鼻炎患者AIT研究的主要研究终点（primary endpoint），其他研究终点应该在今后的AIT特别是儿童AIT中充分考虑。

（10）AIT研究的安全性报告应按WAO要求进行。DBPCRCT报告应该遵从指南（consolidated standard of reporting trials，CONSORT）。

AIT是目前过敏性疾病唯一的对因治疗方式，且具有长期疗效和预防疗效，之所以还不被广大患者认知，AIT临床试验的异质性是原因之一，通过以上这些方法或许可以减少偏差，增加一致性，也可以提高AIT的疗效和患者依从性。

参 考 文 献

［1］PFAAR O, ALVARO M, CARDONA V, et al. Clinical trials in allergen immunotherapy: current concept and future needs［J］. Allergy, 2018; 73（9）: 1775-1783.

3.14 抗组胺药物和过敏

很多药物可以治疗过敏，比如激素或特异性免疫治疗所用的过敏原制剂，但针对过敏性疾病最常用的还是抗组胺药物（antihistamine）。许多过敏患者或自我感觉过敏的人都自行购买和使用抗组胺药物。抗组胺药物的滥用并不鲜见。抗组胺药物种类繁多，给药方式不尽相同。第一代抗组胺药物出现在20世纪30年代，主要有苯海拉明、溴苯比丙胺、盐酸羟嗪、美克洛嗪等，因为其高亲脂性，容易穿过血—脑屏障（blood-brain barrier），引起中枢神经的副反应，比如嗜睡。其实第一代抗组胺药物也叫镇静抗组胺药物（sedating antihistamine），有时候也用于治疗失眠。目前使用的抗组胺药物大多为第二代或第三代，也叫非镇静抗组胺药物（non-sedating antihistamine），因其疏脂性，大大改善了嗜睡的副作用，而且半衰期延长，服用次数减少。主要有西替利嗪、氯雷他定、非索非那丁等。但如果使用剂量大，新型抗组胺药物也可以引起嗜睡或心跳加速等不良反应。

抗组胺药物主要用来治疗过敏性鼻炎或其他过敏性疾病，可以降低或减少过敏原引起的鼻塞、打喷嚏或荨麻疹等症状。很多抗组胺药物都是仿制药或非处方药物，价格相对便宜，不良反应较少，但是抗组胺药物一般只用于短期治疗，长期使用抗组胺药物应该咨询医生，而且慢性过敏性疾病，比如哮喘、鼻窦炎、下呼吸道感染等，并不合适使用抗组胺药物治疗。

过敏原与肥大细胞上特异性IgE及其受体结合，释放组胺（histamine）等炎症介质，体内的组胺增加导致平滑肌收缩、血管通透性增强，毛细血管内的体液渗透到组织，导致过敏症状，如流鼻涕、流眼泪。抗组胺药物可以和组胺受体（receptor）结合或降低受体的活性，抑制过敏症状。市面的抗组胺药物有两大类，一类是H_1抗组胺药物（H_1-antihistmaines），一类是H_2抗组胺药物（H_2-antihistamines），H_1-抗组胺药物与体内组胺H_1受体结合，主要针对鼻部症状，比如鼻痒、流鼻涕、打喷嚏及内耳问题引起的头晕，失眠等，其常见副作用为嗜睡。H_2-抗组胺药物和上消化道特别是胃的组胺H_2-受体结合，主要用于治疗胃溃疡、胃酸逆流。此外，还有H_3-抗组胺药物和H_4-抗组胺药物，但目前还不明确其临床作用，仍处于研究阶段。

关于抗组胺药物疗效和安全性的研究并不多，有限的文献都是短期临床试验，而且入组患者相对较少，长期服用抗组胺药物的疗效和安全性很少有报道。此外，65岁以上老人的临床数据更少，老人服用抗组胺药物可能更容易引起嗜睡、排尿困难、口鼻咽喉干、噩梦等不良反应。目前的研究主要集中在白种人，其他人种的数据很少，而且药物对男女的差异也不清楚。一种抗组胺药物并不是对所有患者都有效，很多患者感觉无效时会加大剂量或同时使用两种抗组胺药物，这是绝对不可取的，大剂量使用可能导致严重不良反应。出现这种情况应该咨询医生，更换其他品种的抗组胺药物。一些抗组胺药物不适合儿童使用，特别是4岁以下的儿童，不建议使用任何非处方抗组胺药物，严重的副反应（比如抽搐）更常发生在幼儿身上。另外糖尿病、高血压、甲状腺功能亢进、心脏病、癫痫、肝肾疾病、怀孕、哺乳等也不适合使用此药，一定要仔细阅读说明书，最好咨询医生。

抗组胺药物只能减少过敏症状，并不能从根本上治疗过敏性疾病，停药后症状会重新出现。目前只有过敏原特异性免疫治疗（AIT）是过敏性疾病唯一的对因治疗，但患者对AIT了解还不多，从罹患疾病到最后选择AIT平均需要10年时间，10年间由于疾病加重并严重影响生活质量，很多患者服用大量的抗组胺药物，可能有一定副作用。

参 考 文 献

［1］Seidman M D，Gurgel R K，Lin S Y，et al．Clinical practice guideline：Allergic rhinitis［J］．Otolaryngology-Head and Neck Surgery，2015，152（1 Suppl）：s1-43．

［2］CANONICA G W，BLAISS M．Antihistaminic，anti-inflammatory，and antiallergic properties of the nonsedating second-generation antihistamine desloratddine：a review of the evidence［J］．World Allergy Organition Journal，2011，4（2）：47-53．

［3］Antihistamine［OL］．www.mayoclinic.org/drugs-supplements/antihistamine．

3.15 哮喘患者使用激素的副作用

从20世纪70年代吸入激素（inhaled corticosteroids，ICS）上市以来，ICS就成为哮喘患者最重要的药物，通过抑制气道炎症、减轻哮喘症状、提高肺功能、减少支气管高反应性等，大大降低了哮喘患者的死亡率。但是ICS也给一些患者带来副作用（adverse effect，AE），严重的AE甚至限制了ICS的使用。激素在体内有一个累积和代谢的过程，不同激素的活性（potency）也不一样，总体说来，莫米松 ＞ 氟替卡松 ＞ 环索奈德 ＞ 氯地米松 ＞ 布地奈德，但需要指出的是并不是活性越高，疗效越好，活性是指药物产生一定疗效所需要的剂量，而疗效是药物最大的效应，与剂量无关。

ICS可造成肾上腺功能不全（adrenal insufficiency），不仅高剂量、长期使用会增加此风险，低剂量也可能带来此副作用。荟萃分析显示使用ICS的哮喘患者肾上腺功能不全的发病率有所不同，从低剂量的2.4%到高剂量的21.5%，从短期服用（<28天）的1.4%到长期服用（>1年）27.4%，而且ICS停药后肾上腺抑制依然存在。与肾上腺抑制相关的严重副作用之一就是下丘脑垂体肾上腺轴抑制（hypothalamic-pituitary-adrenal-axis suppression，HPA），系统评价认为100%接受ICS的患者，都有引起HPA的风险。此外一些症状包括头晕、虚弱、腹痛、头痛、体重下降、发育慢、静息性低血压，但这些症状通常都被忽略甚至错误解读。

ICS可能减慢生长速度（growth velocity），这也是大多数家长担心的问题，也是哮喘患者激素用药依从性低的原因之一。有研究显示接受ICS治疗第一年身高可能减慢生长0.5~3 cm，平均1 cm，与ICS种类和用药方法有关。荟萃分析显示每天400 mcg布地奈德或200 mcg莫米松显著降低了儿童生长速度。这种影响也可能是持续性的，成人后身高偏低。也有研究认为ICS对生长速度的影响比较小，但可能持续时间较长。ICS还可能引起骨质酥松，特别是女性哮喘患者。ICS也影响到儿童患者的骨质，导致成人后骨质酥松。此外，ICS的副作用还包括糖尿病和眼科疾病等。

严重哮喘患者约占所有哮喘患者的5%~10%，此类患者需要大剂量ICS治疗，口服激素（oral corticosteroid，OCS）也是严重哮喘患者的常见药物。有研究显示持续性难控制过敏哮喘患者接受抗IgE治疗15周后，仍然有约29%的患者需要OCS治疗。另一研究中发现30%的严重哮喘成人患者除了ICS外仍需要OCS。但长期服用OCS带来严重副作用，比如骨质酥松、高血压、糖尿病、血脂异常、肥胖、白内障、青光眼、胃肠溃疡、肺结核、抑郁、疱疹、脓毒病等。因此，哮喘指南（GINA）中建议长期服用OCS的患者要接受骨质酥松治疗。而且大量证据显示OCS时间越长、剂量越大，副反应风险也越大。最近有大样本的队列研究显示即使偶尔服用OCS（≥4处方）也显著增加罹患骨质酥松、高血压、肥胖、2型糖尿病、胃肠溃疡、骨折和白内障的风险，研究认为每一次的OCS处方都有一个在体内累积的作用，都可能影响到现在和将来的健康，哪怕是短期、低剂量的。减少OCS使用对提高患者健康至关重要。

总之，哮喘患者，不管是成人还是儿童，接受激素治疗都有潜在的副作用，特别是严重哮喘患者需要长期大剂量使用，此类患者最好联合用药，如果症状改善，要尽快按哮喘治疗方案降低激素的使用。

参 考 文 献

[1] HEFFLER E, MADEIRA L N G, FERRANODO M, et al. Inhaled corticosteroids safety and adverse effects in patients with asthma [J]. The Journal of Allergy and Clinical Immunology.In Practice, 2018, 6 (3): 776-781.

[2] SULLIVAN P W, GHUSHCHYAN V H, GLOBE G, et al. Oral corticosteroid exposure and adverse effects in asthmatic patients [J]. The Journal of Allergy and Clinical Immunology, 2018, 141 (1): 110-116.

3.16　哮喘患者应该严格控制口服激素的使用

哮喘（asthma）是一种慢性肺部疾病，主要症状是咳嗽、喘息、胸闷、气短。全球约有一亿人口罹患哮喘，5%~10%为严重哮喘（severe asthma），其中又有50%为未控制哮喘。目前大多数哮喘患者使用激素治疗，但激素特别是口服激素（oral corticosteroids，OCS）具有严重的副作用。有研究显示即使小剂量、短时间使用OCS，都可以使骨折的风险增加2倍，血栓的风险增加3倍，脓毒病的风险增加5倍。OCS短期副作用包括眼压升高、液体潴留、高血压、情绪/记忆/行为异常、体重增加；长期副作用包括青光眼、高血糖、感染、骨质酥松、伤口难愈等。

以下因素预示了哮喘未被控制：①过去12个月有2次以上需要使用OCS。②过去12个月因哮喘发作需急诊或住院。③每周使用速效吸入剂（quick-relief inhaler）2次以上。④每年加注速效吸入剂2次以上。⑤严重影响日常活动、锻炼和做家务。如果患者需要OCS控制哮喘症状，说明该患者的治疗方案应该更新，考虑其他新型治疗方式，或者患者对治疗的依从性有待提高。需要指出的是吸入激素（inhale corticosteroids，ICS）比OCS副作用小得多。

OCS的使用必须有专业的医生严格控制，但实际上OCS的滥用（overuse）很普遍。在美国对519名成人哮喘患者调查发现，85%的患者过去12个月至少使用一段时间（burst or course）的OCS，64%的患者2次以上服用OCS，78%的患者除了看哮喘专科外还从其他渠道得到或购买OCS，只有70%的患者看哮喘专科的时候被告知OCS的副作用，50%以上的严重哮喘患者不知道其他的治疗方式。可见OCS滥用很严重，对其副作用未引起足够的重视。

严重或未控制哮喘患者应该明白OCS的副作用，提高哮喘治疗的依从性，选择其他治疗方式，尽可能减少OCS的使用。

参 考 文 献

[1] WALJEE A K, ROGERS M A, LIN P, et al. Short-term use of oral corticosteroids and related harms amoung adults in United States: population based corhort study [J]. British Medical Journal, 2017 357: j1415.

[2] SULLIVAN P W, GHUSHCHYAN V H, GLOBE G, et al. Oral corticosteroid exposure and adverse effects in asthmatic patients [J]. The Journal of Allergy and Clinical Immunology, 2018, 141 (1): 110-116.

[3] MOORE W C, BLEEKER E R, CURRAN-EVERETT D, et al. Characterization of the sever asthma phenotype by the National Heart, Lung, and Blood Institute's severe asthma research program [J]. The Journal of Allergy and Clinical Immunolgy, 2007, 119 (2): 405-413.

3.17 孕期要控制哮喘

哮喘是一种慢性呼吸系统疾病，影响到3%～8%的孕妇，国际指南建议怀孕期间应该与其他时候一样管理和控制哮喘。但研究显示因为担心影响到胎儿，29%的哮喘孕妇停止哮喘用药，导致三分之一的患者孕期哮喘不能有效控制。孕期未控制哮喘（uncontrolled asthma）可能影响到胎儿的供氧和发育，研究已经证实孕期哮喘未控制可能导致早产、胎儿体重降低、胎儿成长受限，这又是罹患哮喘的危险因素，致使下一代罹患哮喘的危险增加。至今很少有研究直接考察孕期哮喘严重程度及控制程度与后代罹患哮喘的关系。

最近有丹麦前瞻性研究考察了怀孕期间哮喘严重程度及控制程度与后代3种表型（phenotypes）的哮喘发病的相关性。该研究包含675 379个对象，其中15 014个孩子的母亲患有哮喘，7 188个孩子的母亲在孕期哮喘发作。研究将孕期哮喘发作的孕妇分为4组：轻度控制、轻度未控制、中重度控制和中重度未控制，研究终点是后代3种表型哮喘的发病情况：早发短暂型哮喘（early-onset transient，0～3岁因哮喘接受治疗，但4～6岁没有症状）、早发持续型哮喘（early-onset persistent，0～3岁及4～6岁均因哮喘接受治疗）、迟发型哮喘（late-onset，0～3岁未患哮喘，但4～6岁因哮喘接受治疗）。

研究结果显示父母罹患哮喘，特别是母亲患有哮喘，显著增加后代罹患3种表型哮喘的风险。哮喘孕妇即使孕期哮喘有效控制，其后代罹患3种表型哮喘的概率也比正常孕妇（非哮喘患者）增加，孕期哮喘未控制的孕妇后代罹患3种表型哮喘的概率更高。与孕期轻度控制哮喘相比，轻度未控制、中重度控制、中重度未控制的哮喘孕妇的后代更容易罹患早发持续型哮喘，哮喘未控制的孕妇后代可能更容易罹患早发短暂型哮喘，但迟发型哮喘和孕期哮喘严重程度及控制程度无关。

该研究进一步证实哮喘的遗传倾向性，即父母罹患哮喘，后代患哮喘的风险增加。研究也显示哮喘的发病受环境因素的影响，一是因为母亲罹患哮喘比父亲罹患哮喘对后代的影响更大，二是因为孕期哮喘未控制的孕妇后代罹患哮喘（特别是早发持续型）的风险更高。研究中不同表型的哮喘受影响的程度不同，也从另一个角度说明哮喘不是一种单一的疾病，而是具有不同表型、不同危险因素的一类疾病。罹患早发持续型哮喘和早发短暂型哮喘的孩子肺功能均偏低，可能就是因为孕期哮喘未控制影响到胎儿的供氧量，从而影响到胎儿的生长和肺功能的发育。

这是一个前瞻性、大样本的研究，不仅将孕妇哮喘症状按严重程度及控制程度分类，也将后代哮喘分为3个表型，有利于哮喘机制的研究。当然研究也有不足，比如没有区分过敏性哮喘和非过敏性哮喘，而且持续型和短暂型哮喘的定义也有争议。另外，研究也没有提到孕期其他因素对结果的影响。但研究显示孕中重度哮喘及不能有效控制增加了后代罹患哮喘的风险，因此哮喘孕妇怀孕期间应该尽力做到哮喘良好控制，不能因为担心影响到胎儿而自行停药。

参 考 文 献

［1］LIU X，AGERBO E，SCHLUNSSEN V，et al. Maternal asthma severity and control during pregnancy and risk of offspring asthma［J］. The Journal of Allergy and Clinical Immunology，2018，141（3）：886-892.

3.18　花生过敏患儿的福音

花生过敏（peanut allergy，PA）影响到全球至少700万以上的人口，特别是儿童和青少年，而且PA一般表现为终生过敏，不会随年龄增长而好转。PA可以引起严重过敏性休克（anaphylaxis），甚至死亡，PA导致的死亡案例占了整个食物过敏的大多数。至今PA没有一个被批准的治疗方式或药物，仅仅是建议PA患者严格禁食花生，如果不小心误食，应及时使用肾上腺素等急救药物。研究证实过敏原特异性免疫治疗，特别是口服免疫治疗（oral immunotherapy，OIT）和透皮免疫治疗（epicutaneous immunotherapy，EPIT），可能是治疗PA最有潜力的方法。

最近Aimmune Therapeutics公司花生过敏制剂（AR101，一种剂量300 mg的

花生粉剂胶囊，服用时打开胶囊、混入食物）的三期临床结果发表，该随机、双盲、安慰剂对照临床试验共入组PA患者551人，其中4～17岁496名，一组接受OIT治疗（使用AR101），另一组接受安慰剂对照。结果显示接受OIT治疗的372名儿童中250人（67%）在食物激发试验中可以耐受600 mg的花生，但对照组患者124名儿童中只有5人（4%）可以耐受此剂量的花生。而且在食物激发试验中OIT组出现中、重度反应的比例分别为25%和5%，但对照组为59%和11%。研究结果充分说明采用AR101进行OIT对PA患者具有很好的疗效，值得注意的是18岁以上的患者没有显著效果。

需要强调的是采用AR101进行OIT的患者不良反应发生非常普遍，95%以上的患者出现不良反应，14%的患者使用了肾上腺素，尽管大多数（94%）肾上腺素使用只是治疗轻、中度过敏反应，但也有一个患者治疗期间发生了过敏性休克。

显而易见，AR101的三期临床疗效已经远远超出FDA的要求，但是其安全性却值得考量。相比之下，EPIT安全性很好，几乎没有全身不良反应的发生，但疗效却不尽如人意，可能不能满足FDA疗效的标准。EPIT（DBV Technologies公司）已经在2018年10月向FDA完成提交上市申请，但需要补充有效性数据。Aimmune Therapeutics公司也已经向FDA提出上市申请。

花生过敏在我国的发病率不高，研究也很少。但是，我们不应该只是简单地建议花生过敏患者避免摄入花生及其制品，而应该从预防和治疗的角度为患者提供更多的帮助。

参 考 文 献

[1] VICKERY B P, HOURIHANE J O, ADELMAN D C. Oral immunotherapy for peanut allergy [J]. The New England Journal of Medicine, 2019, 380（7）: 691-692.

[2] VICKERY B P, VEREDA A, CASALE T B, et al. AR 101 oral immunotherapy for peanut allergy [J]. The New England Jeoural of Medicine, 2018, 379（21）: 1991-2001.

[3] BIRD J A, SPERGEL J M, JONES S M, et al. Efficacy and safety of AR101 in oral immunotherapy for peanut allergy: Results of ARC 001, a randomized, double-blind, placebo-controlled phase 2 clinical trial [J]. The Journal of Allergy and Clinical Immunotherapy, 2018, 6（2）: 476-485.

3.19 哮喘的靶向药物

哮喘与其说是一种单一的疾病，不如说是不同发病机制引起的综合征（syndrome）。理解哮喘的不同表现型（phenotypes，指相似的临床特点和预后）及内在型（endotypes，指相似的发病机制和生物学参数）有助于为不同的患者选择最合适的治疗方式，这是精准医疗或靶向治疗的根本。

Th2型哮喘包括获得性免疫（adaptive immune system）和先天性免疫（innate immune system）两种机制。获得性免疫有两种途径，一是细胞因子IL-4或IL-13促使IgE的产生，二是IL-5活化和增殖嗜酸性粒细胞。先天性免疫与上皮预警素（epithelial alarmins）活化2型原始淋巴细胞（type 2 innate lymphoid cells，ILC2）有关，上皮预警素主要包括胸腺基质淋巴细胞生成素（thymic stromal lymphopoietin，TSLP）、IL-33、IL-25。此外，Th1和Th17也参与到炎症过程中，尽管并不常见。

对重度或难治性哮喘，除了传统的对症药物外，基于上述作用机制，目前有7种潜在的靶向生物药物（biologics），分别是奥玛珠单抗（omalizumab）、美泊利单抗（mepolizumab）、lebrikizumab、dupilumab、tezepelumab、瑞利珠单抗（reslizumab）、benralizumab，都已经在美国或欧洲批准用于成人或青少年患者（≥12岁），前两种还可以用于儿童患者。

奥玛珠单抗上市最早，也最为大家熟悉，是一种人源化抗IgE单克隆抗体，可以结合游离的IgE。美泊利单抗和瑞利珠单抗（reslizumab）是人源化IL-5拮抗剂单克隆抗体，可以结合或抑制IL-5；Benralizumab也和IL-5有关，直接作用于IL-5受体（CD125）。Lebrikizumab为抗IL-13抗体，而dupilumab可以结合IL-4受体（IL-4Rα）。Tezepelumab是人源性抗上皮细胞因子（TSLP）单克隆抗体，可以抑制TSLP。从作用机制看，tezepelumab治疗人群应该比美泊利单抗、瑞利珠单抗、benralizumab、dupilumab等更广，可能和奥玛珠单抗类似。

对嗜中性粒细胞型哮喘，目前还没有靶向的生物药物，虽然有研究显示阿奇霉素（azithromycin）可以减少此类患者吸入激素的使用。其他非嗜酸性粒细胞炎症的靶向生物药物开发也不理想，比如IL-17和肿瘤坏死因子（tumor necrosis factor，TNF-α）。

靶向生物药物是哮喘新的治疗手段，显示出诱人的前景，这些药物种类多，价格昂贵，理解它们不同的作用机制有助于为不同患者选择最为合适的药物。但需要指出的是此类药物的长期疗效和安全性及其对疾病自然进程的影响也有待进一步研究。

参 考 文 献

[1] JUST J, DESCHILDRE A, LEJEUNE S, et al. New perspectives of childhood asthma treatment with biologics [J]. Pediatrics Allergy and Immunology, 2019, 30 (2): 159-171.

[2] AGUSTI A, BAFADHEL M, BEASLEY R, et al. Precision medicine in airway diseases: moving to clinical practice [J]. European Respiratory Journal, 2017, 50 (4): pii: 1701655.

[3] THOMSON N C. Novel approaches to the management of noneosinophilic asthma [J]. Therapeutic Advanes in Respiratory Disease, 2016, 10 (3): 211-234.

3.20 可以用奥玛珠单抗为特异性免疫治疗保驾护航吗?

奥玛珠单抗（omalizumab or anti-IgE, OMA）结合游离IgE，从而阻止IgE与效应细胞结合，减少炎症因子释放，OMA先后被批准用于重度过敏性哮喘和慢性特发性荨麻疹的治疗。过去几年，OMA又被超适应证（off-label）用于治疗很多过敏性疾病，包括过敏性鼻炎、食物过敏、过敏性皮炎、嗜酸性胃肠道疾病、过敏性休克、肥大细胞活化综合征等。

过敏原特异性免疫治疗（allergen specific immunotherapy, AIT）是目前过敏性疾病唯一的对因治疗，有别于其他治疗方式，AIT具有长期疗效和预防疗效，即治疗结束后疗效长期存在，并能预防患者鼻炎发展为哮喘，预防患者从一种过敏原过敏发展为多个过敏原过敏。但是，AIT也有其不足之处，比如治疗周期长，且有潜在的不良反应。AIT全身不良反应的发生率约为0.1%，对集群和冲击AIT不良反应的发生率可能更高。

在过去的10多年里，一些研究将OMA作为AIT的辅助（adjunct）或预治疗（pre-treatment）手段，希望提高集群和冲击AIT的安全性，缩短治疗时间，更早达到维持剂量。这些研究往往在患者接受OMA几周或几个月后，开始集群或冲击AIT。结果发现OMA确实可以减少集群和冲击AIT中不良反应的发生率，虽然并不能完全消除。但OMA价格昂贵，一年的费用约1万~3万美金，很难将其仅仅作为一种AIT的辅助治疗手段使用。

前文提到OMA的适应证之一是重度过敏性哮喘患者（GINA指南中GINA step 5），即大剂量ICS+LABA仍不能有效控制的患者。目前没有证据显示OMA最佳治疗时间（optimal duration）应维持多久，大多数的患者的依从性很差，很少能坚持1年的治疗，更无证据显示OMA的长期疗效，也就是说患者每年花费上万美金却不知道什么时候可以停药，也不知道停药后多久症状又重新出现。

既然OMA可以提高AIT的安全性，AIT又具有长期疗效，那是不是可以考虑对这些患者（GINA step 5）和不想长期大剂量使用ICS+LABA的患者（GINA step 4）首先采用OMA治疗，等哮喘症状控制（已经不是AIT的相对禁忌证）后再开始AIT或AIT联合OMA。当哮喘症状可以用AIT控制时，就可以最终永久停用OMA，并且完成3年的AIT以期望达到长期疗效。这样或许可以为重度过敏性哮喘患者提供一个长期有效的对因治疗方案。

当然，这样的研究可能也面临一些问题，例如：①OMA使用多久，仅仅基于患者哮喘症状是否被控制可能还不够理想。②目前哮喘患者OMA的使用是基于总IgE和体重计算得来的，但是一些总IgE不高而特异性IgE高的患者可能更适合使用AIT，有研究就指出特异性IgE和总IgE的比值（16.2%）可以作为AIT疗效的参数，因此，如果基于总IgE选择患者，可能很多合适的患者会被拒之门外。

总之，对重度过敏性哮喘患者，OMA联合AIT可能提供一个长期有效的对因治疗方案，值得更多的研究。

参 考 文 献

[1] INCORVAIA C, RIARIO-SFORZA GG, RIDOLO E. The many abilities of omalizumab and the unbeated path [J]. The Jouranl of Allergy and Clinical Immunology, 2019, 143 (6): 2335-2336.

[2] CARDET J C, CASALE T B. New insight into the utility of omalizumab [J]. The Journal of Allergy and Clinical Immunology, 2018, 143 (3): 923-926.

[3] DANTZER J A, WOOD RA. The use of omalizumab in allergen immunotherapy [J]. Clinical and Experimental Allergy, 2018, 48 (3): 232-240.

[4] DI LORENZO G, MANSUETO P, PACOR M L, et al. Evaluation of serum s-IgE/total IgE ratio in predicting clnical response to allergen-specific immunotherapy [J]. The Journal of Allergy and Clinical Immunology, 2009, 123 (5): 1103-1110.

3.21 奥玛珠单抗的新适应证

表达IgE高亲和力受体（FcεRI）的细胞有肥大细胞、嗜碱性粒细胞和浆细胞样的树突状细胞（plasmacytoid dendritic cells, pDCs），奥玛珠单抗（omalizumab, anti-IgE）结合游离的IgE，阻止IgE与上述细胞上的高亲和力受体结合，减少炎症因子释放，从而通过调节细胞功能来控制疾病。由于这些细胞是人体免疫系统的重要组成部分，参与到许多疾病的病理生理过程中，奥玛珠单抗除了在治疗过敏性疾病中得到验证外，对其他疾病也有一定疗效，见表3-2。

表3-2　奥玛珠单抗适应证

适 应 证	结 果
强证据（大型RCT或荟萃分析）	
过敏性哮喘	减少哮喘加重
慢性荨麻疹	减少抗组胺不能有效控制患者的症状
过敏性鼻炎	改善症状和生活质量
中等证据（小型临床试验）	
辅助食物过敏特异性免疫治疗	促进花生经口特异性免疫治疗（OIT），提高耐受量，减少不良反应
辅助吸入性过敏原皮下特异性免疫治疗	提高豚草过敏原冲击免疫治疗的安全性
非过敏性哮喘	改善肺功能，减少支气管黏膜IgE结合细胞
鼻息肉	减少内窥镜和放射学息肉评分
过敏性支气管肺曲霉病 ABPA	减少加重
低证据（病例、回顾性研究、有矛盾的结果）	
肥大细胞活化综合征	减少过敏性休克发作和皮肤症状
特发性过敏性休克	减少过敏性休克发作
过敏性皮炎	结果矛盾
哮喘-慢性阻塞性肺病	提高哮喘控制和生活质量
嗜酸性食管炎	小部分患者临床组织学改善
阿司匹林加重型呼吸道疾病	结果矛盾

　　罹患严重哮喘的儿童对病毒引起哮喘加重更敏感，特别是IgE水平高的患者。这可能是因为患者体内干扰素（interferon，IFN）对病毒的响应受损，最新研究表明奥玛珠单抗治疗可以提高过敏性哮喘患者的抗病毒能力，减少人鼻病毒

（human rhinovirus，HRV）感染的持续时间及疾病风险因素，减少pDCs上IgE高亲和力受体的表达，同时增加pDCs的IFN对HRV和流感病毒的响应。

美国FDA 2014年已经批准奥玛珠单抗用于慢性荨麻疹的治疗，但并不是所有患者对其都有响应（respond），甚至有些患者完全没有响应（non-respond）。最新的研究找出了一些生物学参数可以预测奥玛珠单抗对哪些患者有效，哪些没有。比如治疗前总IgE和治疗4周后总IgE的比值<1.9可以作为预测治疗是否有效的参数；基线时总IgE<43 kU/L也可以作为预测的参数；基线时嗜碱性粒细胞上IgE高亲和力受体的表达同样可以作为是否有响应的预测参数；也有研究认为血清中IL-31水平也是预测参数之一等。

虽然对奥玛珠单抗的研究越来越多，应用也越来越广，但目前还没有证据证明奥玛珠单抗是一种对因治疗，长期疗效尚无证据，其昂贵的价格也限制了其被广泛使用。

参 考 文 献

［1］ CARDET J C, CASALE T B. New insight into the utility of omalizumab［J］. The Journal of Allergy and Clinical Immunology，2018，143（3）：923–926.

［2］ GILL M A, LIU AH, CALATRONI A, et al. Enhanced plasmacytoid dendritic cell antiviral responses after omalizumab［J］. The Journal of Allergy and Clinical Immunology，2018，141（5）：1735–1743.e9.

［3］ KANTOR D B, STENGUIST N, MCDONALD M C, et al. Rhinivirus and serum IgE are associated with acute asthma exacerbation severity in children［J］. The Journal of Allergy and Clinical Immunology，2016，138（5）：1467–1471.

3.22　血液嗜酸性粒细胞水平及奥玛珠单抗治疗

奥玛珠单抗（omalizumab，抗-IgE，OMA）可以结合游离的IgE，竞争性阻断IgE与其受体的结合，下调炎症细胞上IgE高亲和力受体的表达，阻止炎症细胞的活化和炎症介质的释放，从而阻止过敏性哮喘的发作或加重。OMA治疗可能也可以下调血液中嗜酸性粒细胞水平。

嗜酸性粒细胞型哮喘患者的诱导痰和外周血中嗜酸性粒细胞数量增加，哮喘患者中有一半以上可检测到气道嗜酸性粒细胞增高，此类患者通常症状更严重，哮喘加重及气流受限更频繁。血液嗜酸性粒细胞（blood eosinophil，BE）数量可以作为抗IL-5治疗（比如美泊利单抗或瑞利珠单抗）的标志物，也可以预示OMA

治疗的疗效，OMA治疗可以减少BE数量、呼出一氧化氮（fractional exhaled nitric oxide，FeNO）、血清骨膜蛋白及哮喘加重，因此嗜酸性粒细胞减少数量可能与OMA治疗临床疗效相关。

最近有真实世界数据（real-life data）研究回顾了170名长期（至少1年）接受OMA治疗的患者嗜酸性粒细胞水平和疗效的关系。研究按嗜酸性粒细胞水平将患者分为2组，第1组（97人）BE个数≤300 μL，第二组（73人）BE个数≥300 μL。OMA治疗前，第1组患者总IgE水平更低，肺功能（FEV1%）和哮喘控制实验（asthma control test，ACT）评分也更低，但FeNO水平、吸入激素用量、哮喘加重次数两组无显著性差异。OMA治疗后，BE数量高（≥300 μL）一组患者肺功能相对更低，FeNO浓度增加，哮喘加重更频繁，使用吸入激素量更多。总之，治疗后BE水平仍然≥300 μL的患者疗效更差。

OMA治疗可以减少血液和呼吸道中嗜酸性粒细胞的数量，BE数量下降越多，肺功能改善越好，ACT评分越好，哮喘加重次数减少，FeNO水平下降，吸入激素用量减少。BE减少可能是严重嗜酸性粒细胞型哮喘好转的参数之一。有研究证实接受OMA治疗后，对治疗有响应的患者（respond）支气管活检时嗜酸性粒细胞下降10倍以上，气道重塑减轻，但没有响应的患者（non-respond）嗜酸性粒细胞增加了2倍。

OMA治疗后如果患者BE水平仍然高（≥300 μL）或BE下降有限，可能疗效不理想。其原因可能是抗IgE结合游离的IgE与BE的显著减少相关，要保持持续的疗效，游离IgE应该持续下降，但部分患者经过几周的OMA治疗，游离IgE浓度并没有显著减少，也不能有效地降低BE数量，致使治疗效果有限。

年龄、肥胖、抽烟、鼻息肉、多重过敏等也影响OMA的疗效，肺炎、鼻窦炎患者BE水平也常常≥300 μL，可能降低抗IgE治疗的效果。对OMA治疗不能有效减少嗜酸性粒细胞数量的患者，或许可以试试其他的治疗，比如美泊利单抗。

参 考 文 献

[1] SPOSATO B，SCALESE M，MILANESE M，et al. Higher blood eosinophil levels after omalizumab tratemnet may be associated with poorer asthma outcomes［J］. The Journal of Allergy and Clinical Immunology，2019，7（5）：1643-1646.

[2] RICCIO A M，MAURI P，DE FERRARI L，et al. Galectin-3：an early predictive biomarker of modulation of airway remodeling in patient with severe asthma treated with omalizumab for 36 months［J］. Clinical Translational Allergy，2017，7：6.

[3] ITO R，GON Y，NUNOMURA S，et al. Development of assay for determining free IgE levels

in serum from patients treated with omalizumab［J］. Allergology International，2014，63（Suppl 1）：37-47.

3.23　该用奥玛珠单抗还是美泊利单抗？

现在已经上市的哮喘靶向生物药物有近10种，虽然每种靶向药物都是针对不同的靶点，但目标患者却有巨大的重叠，都是重度哮喘患者（GINA step 5）。重度哮喘虽然只占所有哮喘患者的5%～10%，但花费却达到整个哮喘治疗费用的50%以上。重度哮喘目前尚不能做到精准诊断，使每个患者用到最合理的靶向药物，而且一些不同表型的重度哮喘患者在临床、病理学、生物参数、对治疗的响应等方面重叠度很大，比如重度过敏性哮喘（severe allergic asthma，SAA）和重度嗜酸性粒细胞哮喘（server eosinophilic asthma，SEA）。

SAA通常发作于生命早期，表现为高水平过敏原特异性IgE、高水平呼出一氧化氮（fractional exhaled nitric oxide，FeNO）、高水平嗜酸性粒细胞炎症。SEA一般发作较SAA迟，表现为外周嗜酸性粒细胞数量增加、高水平FeNO、哮喘加重频繁。奥玛珠单抗（omalizumab，OMA）用来治疗SAA，抗IgE结合游离IgE，可以减少哮喘加重、提高哮喘控制、改善生活质量，但一些患者即使使用OMA，哮喘症状仍得不到有效控制。有指南建议OMA治疗4个月后如果患者症状没有得到有效改善，继续OMA治疗也不会有更好的效果。美泊利单抗（mepolizumab，MEP）用来治疗SEA，结合游离的高亲和力的IL-5（interleukin），可以减少外周血中嗜酸性粒细胞数量、减缓哮喘加重，减少激素使用，提高肺功能和改善患者生活质量。OMA和MEP都被GINA推荐用于治疗重度哮喘（GINA step 5）。

OMA于2003年上市，MEP在2015年被批准。因为上市早，OMA影响力相对更大，医患接受度也更高，这样一些既可以使用OMA又可以使用MEP治疗的患者通常采用OMA治疗。最近有研究对过去12个月内使用高剂量吸入激素及其他控制药物并使用OMA 4个月以上仍不能控制（哮喘加重1年内2次以上）的重度哮喘患者采取MEP治疗，基线时患者的嗜酸性粒细胞计数≥150 μL，哮喘控制评分（asthma control questionnaire -5 score，ACQ-5）≥ 1.5。患者终止OMA后立即开始MEP治疗，每4周皮下注射100 mg，主要研究终点是患者与基线时相比ACQ-5的改变。研究发现MEP治疗32周后77%的患者ACQ-5得到改善，45%的患者32周时ACQ-5 <1.5，哮喘加重显著减少，肺功能提高。早期起效时间在8～12周，即注射2～3针，整个注射周期（32周）持续有效，一些指标持续改善。尽管以前有研究指出OMA可以减少重度哮喘患者外周血嗜酸性粒细胞数量，且基线时嗜酸

性粒细胞水平高的患者OMA治疗效果更好，但本研究显示患者换成MEP治疗4周后（1针）嗜酸性粒细胞就显著降低。说明对高剂量吸入激素和OMA无效且高水平嗜酸性粒细胞的重度哮喘患者MEP治疗是一种理想的治疗方案。

该研究中患者在停止OMA后立即开始MEP治疗，没有一个洗脱（washout）或代谢过程，但患者在前16周和后16周的疗效没有显著不同，说明两种单抗药物没有协同作用，而且安全性上，前16周和后16周也没有显著性差异。副反应发生率为86%（共入组144名患者），主要为头痛（28%）和上呼吸道感染（17%），全身不良反应发生率为11%，主要是哮喘加重（5%）。

虽然这是一个单臂的开放性研究，32周的治疗周期可能对评价哮喘加重也不够（通常一年），但仍然说明对OMA和MEP都适用的患者，如果OMA不能有效控制，可以考虑尝试MEP。

参 考 文 献

［1］CHAPMAN K R，ALBERS F C，CHIPPS B，et al. The clinical benefit of mepolizumab replacing omalizumab in uncontrolled severe eosinophilic asthma［J］. Allergy 2019，doi：10.1111/all.13850.

［2］BUSSE W，SPECTOR S，ROSEN K，et al. High eosinophil count：a potential biomarker for assessing successful omalizumab treatment effect［J］. The Journal of Allergy and Clinical Immunology，2013，132（2）：485-486.

［3］AL EFRAIJ K，FITZGERALD J M. Current and emerging treatment for severe asthma［J］. Journal of Thoracic Disease，2015，7（11）：E522-525.

3.24 补充益生菌可以治疗呼吸道疾病吗？

人体内生活着百万亿级的微生物，称为微生物群落（microbiota），微生物群落对人体健康至关重要，它们不仅可以驱逐或抑制病原体，增强上皮屏障功能（epithelial barrier function），还具有调节免疫应答等作用。微生物失衡，如有益菌减少、有害菌增加、多样性减少等，与许多过敏性疾病相关。

呼吸道慢性炎症也与微生物失衡有关，虽然并不清楚微生物失衡引起呼吸道上皮屏障受损，还是上皮屏障功能受损导致微生物群落的失衡。呼吸道中多种微生物能够增加上、下呼吸道上皮屏障的渗透性，引起慢性炎症，比如金黄色葡萄球菌（*staphylococcus aureus*）、肺炎链球菌（*streptococcus pneumoniae*）、流感嗜血杆菌（*mophilus influenzae*）。另外，许多内源性和外源性微生物又可以产生有益的作用，比如乳酸菌（lactobacillus）和双歧杆菌（*bifidobacterium*），它们可以统称为益生菌（probiotics），大量研究证实补充益生菌对胃肠道过敏性疾病有治疗作用，但补充益生菌对呼吸道炎症也有帮助吗？

上皮是第一道物理屏障，能防止有害物质（如过敏原、病菌、刺激物等）进入体内。细胞间连接，即紧密连接（tight junctions，TJ）、粘着连接（adherence junctions，AJs）、细胞桥粒（desmosomes），在形成和保持这道物理屏障中发挥重要作用。乳酸菌可以增加肠道上皮细胞TJ相关基因的表达，加强上皮屏障的致密性。口服乳酸菌也可以防止支气管肺泡毛细血管屏障的渗透性，经鼻服用乳酸菌可以对抗肺组织的渗透性。益生菌既能修复上皮屏障（barrier-restoring），还影响到效应T细胞和调节性T细胞，刺激Th1免疫响应，导致Th1/Th2恢复免疫平衡，刺激Treg产生，减少Th2细胞因子水平。这些研究充分说明补充特定的益生菌能够预防或治疗呼吸道炎症疾病。

益生菌以菌株特异性（strain-specific）的方式调节免疫应答，也就是说每个菌株的机制可能是不一样的，此外，给药方式（route of administration）和给药时长（duration）也影响结果。有研究显示鼻内给药（intranasal administration）可以有效降低桦树花粉致敏小鼠的哮喘症状，但是胃插管给药（intragastric intubation）却没有此效果。现在大多数人体研究采用益生菌胶囊经口给药（oral administration），从老鼠试验可以看出，经鼻给药可能更有效，对下呼吸道影响更大。

基于随机、对照研究的综述显示益生菌治疗可以提高过敏性鼻炎患者的生活质量和减轻患者症状，虽然并未显示可以预防过敏性鼻炎。益生菌对哮喘患者也有效，我国随机、双盲、安慰剂对照研究显示儿童每天口服乳酸菌（*L. gasseri* PM-A005）2×10^9 CFU，2个月后可以有效减轻哮喘症状，改善肺功能，减少血液中促炎细胞因子水平等。此外还有研究显示益生菌对慢性鼻窦炎也有帮助。

目前，不同的研究结果不尽相同，这可能与益生菌菌株不同、剂量不一、给药途径差异等因素有关，但益生菌确实有可能成为慢性呼吸道疾病的一种新的治疗方式。新的研究应该更侧重经鼻给药、不同益生菌的联合使用及选择更有效的菌株。

参 考 文 献

[1] MARTENS K, PUGIN B, DE BOECK I, et al. Probiotics for airway: potential to improve epithelial and immune homeostasis [J]. Allergy, 2018, 73 (10): 1954-1963.

[2] PENG Y, LI A, YU L, et al. The role of probiotics in prevention and treatment for patients

with allergic rhinitis: a systematic review [J]. American Journal of Rhinology and Allergy, 2015, 29 (4): 292-298.

[3] CHEN Y S, JAN R L, LIN Y L, et al. Randomized placebo-controlled trial of lactobacillus on asthmatic children with allergic rhinitis [J]. Pediatric Pulmonology, 2010, 45 (11): 1111-1120.

3.25　怎么挑选益生菌?

益生菌（probiotics）是一类对宿主有益的活性微生物，通常定植于肠道、生殖系统等，能改善宿主微生物生态平衡，发挥对健康有益的活性微生物的总称。益生菌越来越受欢迎，在美国形成了一个350亿美元的市场，世界范围内关于益生菌的研究也很热，文献层出不穷，2014年全年发表的文献数量就到达了1 400多篇。有研究发现5%的美国人和25%的新西兰人服用益生菌，美国加利福尼亚三级医疗中心的患者在3个月内55%的患者使用过益生菌，一些医院还用益生菌预防感染。但是，益生菌种类很多，产品更多，大多数产品仅仅只是食物补充剂（dietary supplements）或OTC（over-the-counter）产品，面对众多的商家及互联网上海量的宣传，我们该怎么选出符合个人需求且有效的产品呢?

市面上的益生菌产品自诩的疗效多种多样，从预防腹泻、预防感染、增强免疫力，到控制慢性炎症，再到治疗肥胖等。但是国外有报道说仅仅只有12%的患者根据医嘱购买益生菌产品，然而多达40%的医生不会推荐，大众通常只能从互联网等媒体上寻求相关产品信息。但是，即使益生菌的专家面对这么多没有菌株名称，没有菌落数量的产品也会相当困惑。

影响益生菌疗效的因素主要有：①用药目的，即治疗还是预防。一种益生菌对治疗某种疾病有效并不代表预防这种疾病也有效，比如，鼠李糖乳杆菌（*L. rhamnosus* GG）在预防急性儿童腹泻（acute pediatric diarrhea）无效，但治疗效果却很好。②疾病类型。一种益生菌治疗一种疾病有效并不代表治疗其他疾病也有效，上文提到的鼠李糖乳杆菌在预防儿童抗生素相关腹泻（pediatric antibiotic-associated diarrhea，ADD）有效，但对其他类型的腹泻无效。③菌株类型。益生菌的有效性是菌株特异性的，不同的菌株有不同的作用机制，不同产品有不同的生产工艺和质量控制，不同国家有不同的监管体系。感染疾病或儿童疾病的国际指南也没有对每种疾病该选择哪种益生菌做出建议。最近有研究基于随机、对照的临床试验（RCT）考察了不同益生菌对不同疾病的有效性，见表3-3。

一旦知道了哪种疾病该选用哪种菌株，接下来就是选择合适的产品，可以从以下几个方面考虑：①剂型。益生菌剂型很多，从酸奶到饮料，从粉剂到冻干胶囊或片剂，一般来说，包被了肠衣的胶囊稳定性更好。②剂量。益生菌必须在足够的剂量下产生疗效，不同菌株、不同目的剂量要求也不一样，一般<10^6 cfu/天（cfu：colony-forming units，菌落形成单位）无效。③质量。不同产品的质量差异很大，很多产品说明书和实际第三方检测完全不一样。中国有研究发现市面上的28种产品中只有53%~83%可检测出说明书中标明的益生菌，16个产品声称有双歧杆菌，但产品中根本没检测出来。④厂商。选择信誉相对有保障的品牌的产品，没有详细信息的网上或OTC产品需要更加留意。⑤安全性。益生菌产品总体是安全的，但也可能有轻度的胃肠道不适。

因此，当你需要选择益生菌时，首先要明确目的是治疗还是预防，主要针对哪种疾病，选用哪种菌株；其次是考虑剂型和剂量；最后看产品质量，选择值得信赖的产品。

表3-3 不同益生菌对不同疾病的有效性

疾病	研究个数	非常有效 +RCT/-RCT	中度有效 +RCT/-RCT	弱或无效 +RCT/-RCT
预防				
过敏	3	None	None	*L. rhamnosus* GG（1+/2-）
抗生素相关腹泻	61	*S boulardii* I-745（18+/9-） LaLcLr mix（3+/1-） *L casei* DN114001（2+/0-）	E. faecalis SF38（2+/1-）	
艰难梭菌感染	23	None	None	*S boulardii*（1+/11-） LaLcLr mix（2+/2-） *L. rhamnosus* GG（1+/4-） *L casei* 114001（1+/1-）
幽门螺杆菌感染	16	*S boulardii* I-745（7+/2-） LhLr mix（2+/0-）	L.rhamnosus GG（3+/2-）	None

续表

疾病	研究个数	非常有效 +RCT/−RCT	中度有效 +RCT/−RCT	弱或无效 +RCT/−RCT
肠源性腹泻	3	*S boulardii* I-745 （3+/0−）	None	None
坏死性小肠结肠炎	17	*L. rhamnosus* GG + Lactoferrin（2+/0−） *B. infantis*+ *B lactis*+ *Strept. Thermophilus* （2+/0−）	None	*L. rhamnosus* GG（0+/2−） *S. boulardii*（0+/3−） *L. reuteri* 17938（1+/3−） *B lactis* Bb 12（0+/2−） *L. acidophilus*+ *B. bifidum* （1+/1−）
院内感染	2	None	None	*L. rhamnosus* GG（1+/1−）
呼吸道感染	10	None	None	*L. rhamnosus* GG （3+/3−） *L. casei* 114001（2+/2−）
手术感染	8	Synboitic PpLmLpLp （4+/1−）	None	*L. plantarum* 299v （1+/2−）
旅行者腹泻	7	*S boulardii* I-745（4+/1−）	None	*L. rhamnosus* GG （1+/1−）
尿路感染	3	None	None	*L. rhamnosus* GG （0+/3−）
治　疗				
成人急性腹泻	9	*S. boulardii* I-745 （4+/2−）	*E. faecalis* SF68 （2+/1−）	None
艰难梭菌反复发作	4	*S. boulardii* I-745 （2+/0−）	None	*L. rhamnosus* GG （0+/2−）
腹绞痛	4	*L. reuteri* 17938 （4+/0−）	None	None
便秘	3	None	*B. lactis* 173010 （2+/1−）	None

续表

疾病	研究个数	非常有效 +RCT/−RCT	中度有效 +RCT/−RCT	弱或无效 +RCT/−RCT
根除幽门螺杆菌	35	LhLr mix （4+/1−）	*L. acidophilus* La5 + *B. lactis* Bb12 mix （3+/2−）	*S. boulardii* I−745 （4+/11−） *L. rhamnosus* GG （0+/4−） *L. acidophilus* LB （1+/2−） *C. butyricum* 588 （0+/3−）
炎性肠病	25	8−strain mix （8+/2−）	*S. boulardii* I−745 （2+/1−）	*L. rhamnosus* GG （1+/6−） *E. coli* Nissle （0+/5−）
应激性肠道综合征	23	*L. plantarum* 299v （4+/1−） *B. infantis* 35624 （3+/1−）	None	*L. rhamnosus* GG （2+/2−） *S. boulardii* I−745 （2+/2−） 8−strain mix （2+/2−） *B. lactis* 173010 （1+/1−）
儿童急性腹泻		*S. boulardii* I−745 （25+/4−） *L. rhamnosus* GG （10+/3−） *L. reuteri* 17938 （3+/0−） *L. acidophilus* LB （3+/1−） *L. casei* DN114001 （3+/0−） *Bac. clausii* mix （O/C, N/R84, T84, Sin8 （3+/1−） 8−strain mix （2+/0−）	LhLr （2+/1−）	None

非常有效：（+RCT）−（−RCT）≥2；中度有效：（+RCT）−（−RCT）≥1；弱或无效：（+RCT）−（−RCT）≤0。

参 考 文 献

［1］SNIFFEN J C, MCFARLAND L V, EVANS C T, et al. Choosing an appropriate probiotic product for your patient: an evidence-based practical guide［J］. PLoS One, 2018, 13（12）: e0209205.

［2］DRAPER K, LEY C, PARSONNET J. Probiotic guidelines and physician practice: a cross-sectional survey and overview of the literature［J］. Benef Microbes, 2017, 8（4）: 507-519.

［3］CHEN T, WU Q, LI S, et al. Microbiological quality and characteristics of probiotic products in China［J］. Journal of the Science of Food and Agriculture, 2014, 94（1）: 131-138.

3.26　采用过敏原多肽的特异性免疫治疗

现在过敏原特异性免疫治疗（allergen specific immunotherapy，AIT）都是采用过敏原提取物。过敏原提取物质量差异很大，且可能含有不相关的蛋白质或引起交叉反应的过敏原，增加了不良反应发生的风险。为了减少不良反应的发生，通常将过敏原提取物包被在辅剂上（如氢氧化铝），小剂量慢慢递增，这就延长了治疗周期，AIT要求3年的时间，患者的依从性很差。为了增加AIT的安全性、缩短治疗时间，研究者尝试使用低变应原性的融合或嵌合重组过敏原、主要过敏原组分的非IgE结合片段、非折叠的天然或重组过敏原、主要过敏原组分的聚合物、T细胞或B细胞位点多肽等。

重组过敏原在结构或结合位点上和天然过敏原并没有不同，除非是将不同的低变应原性的过敏原片段重组到一个分子上。过敏原多肽是几个合成多肽的混合物，含主要过敏原组分T细胞位点或B细胞位点。也可以将过敏原用蛋白酶水解的方法得到，与合成多肽相比，水解多肽所含的位点更多，适用的患者也更广。与过敏原提取物相比，过敏原多肽不会和IgE结合，不会与肥大细胞或嗜碱性粒细胞上IgE高亲和力受体交联，从而阻止释放组胺、胰蛋白酶等炎症物质，因此安全性很好，可以大剂量使用。随着T细胞位点多肽（猫毛）的三期临床失败，此类多肽的研究已经很少，但B细胞位点多肽似乎显示出诱人的前景。

有研究者用水解的方法生产黑麦花粉多肽（*Lolium perenne* peptides，LPP），LPP是一种没加辅剂的B细胞位点多肽，分子量为1~10 kDa。在AIT三期临床中与安慰剂相比，LPP可以有效降低过敏性鼻炎患者的季节性过敏症状及用药评分。治疗只需要3周时间，8次皮下注射。患者左右上臂每周各接受注射1次，间隔30 min。注射的剂量分别为2 × 5μg、2 × 10μg、2 × 20μg、2 ×

50 μg，总剂量为170 μg，90%的患者不需要调整剂量就可以达到170 μg，另有5%的患者调整剂量后达到170 μg。ARIA指南中规定采用过敏原提取物的传统AIT每次注射过敏原的量应该为5～20 μg，一般要3年注射40次以上。LPP发生全身不良反应的患者<1%，这要明显优于传统的过敏原提取物。

成功的AIT可以引起多种免疫学参数的改变，比如嗜碱性粒细胞和肥大细胞敏感性降低、Th2向Th1转换、T调节细胞或B调节细胞及IL-10增加、抑制性抗体（如IgG4、IgA）升高等。最近也有研究指出AIT可以平衡滤泡辅助T细胞（T follicular helper，Tfh）和其调节性细胞（Tfr）的数量，Tfr可以作为AIT疗效的参数。

上述研究中，LPP不仅可以抑制嗜碱性粒细胞的活性，增加T调节细胞和抑制性IgG4抗体，采用LPP的AIT还可以促使IL-35的生成及分泌IL-35的诱导性T调节细胞（inducible T regulatory cells secreting IL-35，iTR35）的增加，促使CD19阳性 B细胞和B调节细胞产生IL-10，3周治疗促使Tfr细胞增加，且至少可以维持24周时间，也提示了LPP可能的长期疗效。

T细胞位点多肽三期临床失败，由于多肽分子小，AIT过程中不能有效产生IgG4抗体，T调节细胞等也没显著改善。但B细胞位点多肽不仅三期临床中明显降低症状用药综合评分，还满足了目前几乎所有免疫学疗效的要求，可能会成为未来AIT的选择。

参 考 文 献

［1］AGACHE I. Peptide allergen immunotherapy-unraveling new pathways［J］. The Journal of Allergy and Clinical Immunology，2019，doi：10.1016/j.jaci.2019.06.033.

［2］SHARIFF H，SINGH I，KOUSER L，et al. Immunologic mechanisms of a short-course of Lilium perenne peptide immunotherapy：a randomized，double-blind，placebo-controlled trial［J］. The Journal of Allergy and Clinical Immunology，2019，doi：10.1016/j.jaci.2019.02.023.

［3］SHAMJI M H，CEUPPENS J，BACHERT C，et al. Lolium perenne peptides for treatment of grass pollen allergy：a randomized，double-blind，placebo-controlled clinical trial［J］. The Journal of Allergy and Clinical Immunology，2018，141（1）：448-451.

［4］MOSGES R，BACHERT C，PANZNER P，et al. Short course of grass allergen peptides immunotherapy over 3 week reduces seansal symptoms in allergic rhinoconjunctivities with/without asthma：a randomized，multicenter，double-blind，placebo-controlled trial［J］. Allergy，2018，73（9）：1842-1850.

［5］MOSGES R，KASCHE E M，RASKOGF E，et al. A randomized，double-blind，placebo-controlled, dosing-finding trial with Lolium perenne peptide immunotherapy［J］. Allergy, 2018, 73（4）: 896-904.

3.27 重组过敏原真的有效吗？

目前，特异性免疫治疗（allergen specific immunotherapy，AIT）使用的过敏原疫苗均基于提取物，但提取物有其自身的不足，比如副反应，即发型副反应通常出现在用药后30 min内，这是因为过敏原和IgE抗体在肥大细胞或嗜碱性粒细胞交联后释放炎性介质引起的，如果全身肥大细胞或嗜碱性粒细胞被活化就引起全身不良反应（systemic adverse reactions，SAR）。迟发型副反应是由过敏原多肽上的T细胞位点引起的。

为了减少副反应的发生，皮下免疫治疗（subcutaneous immunotherapy，SCIT）使用的过敏原通常结合在辅剂上（比如经氧化铝），从而达到缓慢释放的效果。在疗程上有个剂量逐步上升的过程，逐步提高剂量就是为了让患者慢慢耐受，减少副反应的发生。这样一来，AIT治疗非常复杂和漫长，让患者颇感不便，特别是舌下免疫治疗（sublingual immunotherapy，SLIT），每天的给药让患者的依从性很低。为了减少副反应，也可以将天然过敏原经化学修饰成为修饰抗原（allergoids），从而降低过敏原和IgE的反应能力，但是修饰抗原不能减少迟发型不良反应，因为虽然化学修饰降低了过敏原和IgE的结合能力，但过敏原上T细胞位点还保留着。因此传统的基于过敏原提取物的疫苗似乎不可能从根本上改变副反应的发生。

重组过敏原分很多种，有研究探讨了一种基于重组B细胞位点的草花粉过敏原（BM32）的二期临床（Phase IIb）结果，该二期临床考察了此种新型过敏原的安全性和有效性。研究选取181名草花粉过敏成人患者，随机分为两个剂量的治疗组和一个对照组，治疗组患者在花粉季节前每月1次注射BM32过敏原，共注射3次，秋季再注射1次维持。考察花粉季节患者日症状—药物综合评分。经过2年的治疗，患者的症状评分、用药评分、症状—药物综合评分均下降，但并无显著性差异，即未到达主要研究终点（primary end point）。安全性上，22%的患者在第1年出现SAR，5%的患者在第2年出现SAR，不良反应的级别均为0～3级，没有用到肾上腺素，安全性上优于以往的重组过敏原，比如桦树花粉重组多肽（Bet v 1）的Phase IIb研究中，64%的患者出现SAR。

BM32由4种草花粉低过敏原性多肽（分别来自Phl p 1，Phl p 2，Phl p 5，Phl p 6）杂合而成，并嵌合在preS 蛋白质（hepatitis B）上用来产生IgG抗体。这样BM32既降低了与IgE结合的能力，又去除了过敏原T细胞位点，理论上减少了不良反应的发生，可以大剂量脱敏治疗且不需要剂量逐步增加。高剂量治疗产生IgG抗体，低剂量治疗产生IgE抗体。虽然Phase IIb主要研究终点没有达到，但研究者还是认为研究结果非常正面、很有潜力，并计划2019年开始Phase III研究，并同时纳入儿童患者。Phase IIb中，过敏越严重的患者（特异性IgE高）受益也越好，治疗中患者IgG、IgG1、IgG4均显著升高，特异性IgE降低。特异性IgE降低使BM32表现出作为预防疫苗的潜力，预防产生IgE、预防产生过敏症状、预防过敏加重，同时特异性IgE持续降低可能也与AIT的长期疗效相关。

该新型重组疫苗有着过敏原提取物无法比拟的优势，其三期临床还是很值得期待。

参 考 文 献

［1］NIEDERBERGER V，VEUBAUER A，GEVERT P，et al. Safety and efficacy of immunotherapy with the recombinant B-cell epitope-based grass pollen vaccine BM32［J］. The Journal of Allergy and Clinical Immunotherapy，2018，142（2）：479-509.

3.28 过敏性疾病可以用单克隆IgG抗体被动免疫治疗吗？

过敏性疾病的发病机制虽然还不完全清楚，但比较公认的是当患者暴露于过敏原中，过敏原经抗原提呈细胞（如树突状细胞，DC）与原始T细胞结合，分化原始T细胞产生Th2细胞，DC迁移由ILC2产生的IL-13和嗜碱性粒细胞产生的IL-4指引。Th2细胞的细胞因子促使B细胞类别转换（class-switching）产生多克隆特异性IgE抗体，特异性IgE与肥大细胞或嗜碱性粒细胞上的高亲和力IgE受体（FcεR1）结合后再与过敏原结合就促使细胞脱颗粒释放炎症因子，产生即发型反应（early phase response，EPR），主要表现为鼻塞、流鼻涕、打喷嚏和痒。随后效应细胞浸润到组织形成迟发反应（late phase response，LPR），并伴随特异性IgE的持续产生。

目前过敏性疾病的治疗主要是对症药物（如抗组胺药物、激素）和过敏原特异性免疫治疗（allergen-specific immunotherapy，AIT）。对症药物只能改善患者症状，并不能从根本上治疗过敏性疾病。AIT是唯一的对因治疗，但一般需要3~5年且治疗中伴随潜在的副反应，尽管大多数时候很轻微。通常认为成功的AIT可以产生Treg细胞，抑制Th2细胞，并促使Th2向Th1转换。另一种理论认为AIT可以产生大量抑制性IgG抗体，IgG可以和IgE竞争结合过敏原，减少效应细胞活化，过敏原特异性IgG/IgE比值是过敏症状减轻的关键，这样在理论上就存在使用过敏原特异性IgG治疗过敏性疾病的可能。

最近有研究在老鼠模型和人体一期临床（phase Ib）上使用2种重组过敏原特异性全人IgG4抗体（Fel d 1特异性，猫毛的主要过敏原）与AIT治疗产生的IgG4对比，发现重组IgG4抗体可以快速、持久的减轻猫毛过敏患者的过敏症状，说明重组过敏原特异性IgG抗体有可能作为一种新的快速治疗过敏的方式。该研究第一次技术上验证了直接注射过敏原特异性单克隆抗体可以有效减轻过敏患者的临床症状，且患者对治疗有很好的耐受性。该特异性IgG4可以体外抑制Fel d 1和猫毛多克隆IgE抗体结合，体内可以防止肥大细胞脱颗粒，比AIT产生的IgG抗体效果更好，对猫毛过敏的患者一次皮下注射这两种IgG4抗体（联合使用）可以快速且持续地减轻患者在激发试验时的鼻部症状，这也间接说明AIT治疗成功的关键是产生抗原抑制性IgG抗体。

与传统过敏原提取物AIT或多肽过敏原相比，直接使用单克隆抗体被动免疫治疗能更快速、更有效地达到高浓度的过敏原特异性IgG，更快速、有效、持久地减轻患者过敏症状。传统AIT治疗过程中，不同患者特异性IgG抗体升高浓度差异很大，疗效和IgG浓度因患者不同，或许说明AIT过程中产生的IgG抗体只有很小部分是有抑制功能的。直接使用抗体被动免疫治疗可以快速达到AIT 2年治疗后IgG浓度。与抗IgE（奥玛珠单抗，omalizumab）治疗相比，过敏原特异性IgG能更快速减少IgE水平，使皮试时红斑快速减小，抗IgE治疗8周且血清中IgE浓度<10 IU/mL后，才观察到红斑减小，因此简单的升高过敏原特异性IgG抗体浓度就可以有效抑制过敏原与IgE-FcεR1结合。

研究也显示，并不是所有猫毛过敏的患者对特异性IgG4被动免疫的疗效都一样，这可能是因为这两个抗体并不能阻止Fel d 1和所有猫毛IgE结合，也可能是因为Fel d 1并不是某些患者过敏的诱因。猫毛中只有一种主要过敏原（即Fel d 1），生产单克隆IgG抗体相对简单，对其他过敏原（如花生，有几个主要过敏原）情况可能要复杂得多，首先应该明确引起患者过敏的主要过敏原是什么，再用其单克隆IgG抗体去被动免疫治疗，这也正是精准医疗的真谛。不管怎样，该研究都为过敏性疾病的治疗提供了新的思路。

参 考 文 献

[1] ORENGO J M, RADIN A R, KAMAT V, et al. Treating cat allergy with monoclonal IgG antibodies that bind allergen and prevent IgE engagement [J]. Nature Communications, 2018, 9 (1): 1421.

3.29 寄生虫感染能用来对抗过敏吗?

过去几十年来，过敏性疾病快速增加，但寄生虫感染却越来越少，这种流行病学上的负相关可能预示了二者之间存在某种因果关系。过敏和寄生虫感染都可以引起很强的2型免疫反应（type 2 immune responses），寄生虫感染有时候可能通过免疫调节抑制过敏，但是有些时候感染也可以引起类似过敏的炎症。动物试验已经表明蠕虫感染或使用蠕虫衍生分子（helminth-derived molecules）可能对慢性炎症疾病有益，虽然在人体还没有得到清晰一致的验证，但大量研究已经说明蠕虫衍生物在预防和治疗过敏和其他炎症疾病上很有潜力。

过敏性疾病与遗传及环境相关，环境因素中目前比较一致的结论是，农场环境、动物暴露和寄生虫感染可以明显减少过敏性疾病的发病率。人类感染的蠕虫（worms）有300多种，原虫（protozoa）也有70多种，但本文主要讲土源性蠕虫（soil-transmitted helminths，STH，或 geohelminths），世界范围内大概有15亿人感染过此类蠕虫。近年来由于扶贫工作的推广、居住环境的改善，特别是卫生的饮用水的普及，粪便的处理技术的提高及抗寄生虫药物的使用，感染寄生虫的人数越来越少，但是STH感染的降低可能带来另一个隐患，那就是过敏。

目前，大量证据表明STH感染对过敏有保护作用。不同寄生虫感染对哮喘发病的影响可能不同，比如蛔虫感染增加了罹患哮喘的风险，而钩虫感染则降低了罹患哮喘的危险。荟萃分析显示，几乎所有常见STH感染，包括血吸虫感染，对过敏（atopy）均具有保护作用。儿童感染不同STH后，吸入过敏原皮肤点刺的反应能力均出现下降，但特异性IgE并无改变。目前人类感染STH是否对过敏症状具有保护作用的证据还不多。环境暴露的保护作用在生命早期更为重要，STH感染对过敏影响的研究应该开始于生命早期，最好是出生前，监控母亲感染STH对胎儿可能的影响。另外，也可以研究使用抗寄生虫药物（anthelmintic drugs）的孩子罹患过敏性疾病的概率是否比未使用此类药物的儿童上升。

免疫系统在对抗寄生虫感染和过敏时有许多相同之处。寄生虫感染后释放许多物质和免疫系统反应，引发机体免疫应答，从而消灭寄生虫，并可能引起严重的炎症反应。人类和寄生虫共存年代久远，在共同的进化过程中可能进化出某种机制，导致很多感染并不引起症状。比如血吸虫可以在人血管中生存很多年，并不引起严重症状。几乎所有的研究均证实寄生虫感染引起Th2响应，产生大量细胞因子，比如IL-4、IL-5、IL-9、IL-10、IL-13、IL-21、IL-33，引起高敏反应，从而使B细胞从产生IgG4变换成产生IgE，嗜酸性粒细胞增多，杯状细胞增生，肥大细胞增多，巨噬细胞活化等。寄生虫感染机体后，首先和树突状细胞（dendritic cell，DC）上的Toll样受体（Toll-like receptor）结合，导致Th0细胞转变为Th2细胞。2型原始淋巴细胞（type 2 innate lymphoid cells，ILC2）也可以产生大量Th2细胞因子，在对抗寄生虫感染中也扮演重要角色。Th17细胞在寄生虫感染中也起重要作用，血吸虫感染的小鼠体内Th17细胞显著增加。寄生虫也进化出对抗机体的机制，比如可以下调机体免疫能力，产生免疫耐受，这在对抗过敏和其他感染中起到一定作用。

人为"感染"寄生虫来治疗疾病的前提是机体对寄生虫有免疫抑制作用（immunosuppressive effect）。目前研究最多的是鞭虫和钩虫，比如口服猪鞭虫卵对克罗恩病（Crohn disease）和溃疡性结肠炎（ulcerative colitis）有效，但过敏性鼻炎无效，即便猪鞭虫感染后产生可检测到的抗寄生虫响应，但感染对过敏原特异性反应无效。克罗恩病患者感染钩虫后，大多数患者症状明显改善，但乳糜泻病（celiac disease）患者并无改善。哮喘患者感染钩虫后临床症状、支气管高反应性、SPT也并无显著变化。动物实验证明寄生虫感染可以减少过敏反应，但大多数研究考察的是对过敏性疾病的预防而不是已有疾病的治疗，几乎所有实验均说明对已有的过敏性疾病，寄生虫感染几乎不起作用，不能影响疾病进程。当然就感染时间、剂量、部位等还需要更进一步研究。虽然至今此类治疗没有引起任何安全性问题，但安全性和伦理仍然是重要关切。

有研究使用基于寄生虫分子的重组蛋白，同样可以抗炎，抑制促炎因子的产生，促使调节性细胞募集和免疫调节。在老鼠模型中使用寄生虫排泄分泌物（excretory secretory，ES）和寄生虫分子均可治疗或预防炎性疾病，比如炎性肠病、I型糖尿病、多发性硬化、类风湿性关节炎、哮喘。相对寄生虫，寄生虫分子应该更方便用药，更容易到达病理部位。

总之，目前动物实验已经证明寄生虫衍生分子或寄生虫对过敏性疾病有帮助，基于人体的临床数据还很失望，我们对寄生虫和过敏相互作用的认识还不够，但毕竟提供了预防和治疗过敏性疾病的新思路。

参 考 文 献

[1] CRUZ A A, COOPER P J, FIGUEIREDO C A, et al. Gobal issues in allergy and immunology: parasitic infections and allergy [J]. Journal of Allergy and Clinical Immunology, 2017, 140（5）: 1217-1228.

[2] JOURDAN P M, LAMBERTON P H L, FENWICK A, et al. Soil-transmitted helmith infections [J]. Lancet, 2018, 391（10117）: 252-265.

[3] BOURKE C D, MUTAPI F, NAUSCH N, et al. Trchuris suis ova therapy for allergic rhinitis

does not affect allergen-specific cytokine responses despite a parasite-specific cytokine response ［J］. Clinical and Experimental Allergy, 2012, 42（11）: 1582-1595.

［4］FEARY J R, VENN A J, MORTIMER K, et al. Experimental hook worm infection: a randomized placebo-controlled trial in asthma［J］. Clinical and Experimental Allergy, 2010, 40（2）: 299-306.

3.30 宠物过敏也可以免疫治疗吗?

人类第1次过敏原特异性免疫治疗（allergen specific immunotherapy, AIT）开始于1911年，经过100多年的发展，今天AIT作为人类过敏性疾病唯一的对因治疗被应用在过敏性鼻炎、哮喘和蜂毒过敏，且拥有多种给药方式，如皮下（SCIT）、舌下（SLIT）、淋巴（ILIT）、透皮（EPIT）、口服（OIT）等。动物患有过敏性疾病，也可以接受AIT吗？Wittich于1941年第1次将AIT用于治疗狗过敏，狗也是AIT研究最多的动物，此外还有猫和马。狗主要罹患过敏性皮炎（atopic dermatitis, AD），很少发生过敏性鼻炎和哮喘，但马和猫有可能罹患哮喘。

人类过敏及AIT的机制大家并不陌生，目前还没有一个生物学参数可以预测AIT的疗效，主要还是评价治疗过程中患者的症状—用药综合评分。动物AIT机制的研究主要集中在狗身上，基本与人AIT机制相同，也表现为治疗早期降低效应细胞活性，随后Th2向Th1迁移，同时产生Treg、IL-10和IgG抗体等。

AIT包括过敏原剂量上升阶段和维持阶段，通常需要3～5年时间。治疗过程中不管是成人还是儿童都可能发生不良反应。AIT用在人身上，主要治疗过敏性鼻炎、哮喘及蜂毒叮咬引起的过敏，AD和食物过敏的疗效还有待进一步研究。引起狗过敏的过敏原主要是螨虫、霉菌和花粉。狗SCIT也可产生不良反应，通常表现为瘙痒，全身不良反应的概率约为1%，主要为虚弱、抑郁、嗜睡、喘气、腹泻、呕吐、荨麻疹、血管性水肿和过敏性休克。狗SCIT的剂量和治疗时间还没有统一的指南或推荐，剂量上升阶段从4周到4个月都有报道，维持剂量可能持续1年到终生，尽管缺少随机安慰剂对照研究（RCT），但大多数文献均显示SCIT可降低狗的皮肤症状和用药，且停药后具有长期疗效。狗也可以采用SLIT，尽管不同研究结果不一，但总体表现出更好的安全性。

ILIT在人身上的研究不多，但30年前，对SCIT无效的狗就开始了接受ILIT，最近的资料显示狗身上ILIT和SCIT疗效差不多。但不管是人还是狗，ILIT的长期疗效目前均无数据支持。EPIT在人身上用于高致敏食物的免疫治疗，比如花生，但在狗身上还未见报道。狗也可能对食物过敏，主要表现为非致命的皮肤和胃肠道症状，食物过敏引起的过敏性休克在狗身上可能不存在。

AIT用于猫皮肤过敏，疗效和狗身上差不多。与狗不同，猫有可能罹患哮喘，但AIT治疗猫哮喘的研究还很少。马也可能罹患哮喘，但还没有AIT的研究，主要是因为尚不能有效检测马是对什么过敏原过敏，但马身上的蜂毒AIT研究结果不一。此外，还有AIT用在海豹、鹦鹉、雪豹、骆驼等的报道。

目前，狗患有AD，AIT是普遍接受的治疗方式。尽管研究很少，AIT也可以用于治疗其他哺乳动物的过敏性疾病，所有哺乳动物过敏和AIT的机制可能是类似的。

参 考 文 献

[1] MUELLER R S, JENSEN-JAROLIM E, ROTH-WALTER F, et al. Allergen immunotherapy in people, dogs, cats and hourses-differences, similarities and research needs [J]. Allergy, 2018, 73 (10): 1989-1999.

3.31 特应性皮炎的金黄色葡萄球菌疫苗

特应性皮炎（atopic dermatitis，AD）患者的症状严重程度与金黄色葡萄球菌（*staphylococcus aureus*）的定植直接相关，越来越多的证据表明在AD易感人群中金黄色葡萄球菌在发病机制上起重要作用。婴儿队列研究显示金黄色葡萄球菌的定植常常早于或伴随着AD的发病，说明生命早期皮肤上金黄色葡萄球菌定植促进AD的发展。

过去10多年里对AD病因的理解已经发生改变，认为皮肤屏障功能障碍和免疫系统异常及其相互作用是AD发病的主要原因。尽管Th2引发的炎症一直被认为在疾病中起重要作用，但Th22和Th17介导的炎症在不同年龄和种族的AD患者中也发挥不同作用。现在认为金黄色葡萄球菌也是引起AD的重要因素，可以增强Th2反应。金黄色葡萄球菌一旦在皮肤上定植，就会释放多种毒性物质，包括丝氨酸蛋白酶、外毒素、细胞溶解酶等，加重潜在的皮肤屏障功能障碍。金黄色葡萄球菌的细胞壁成分，比如肽聚糖，可以增强Th2响应，导致黏性分子（纤维连接蛋白）增加，抗菌肽表达和屏障蛋白（如中间丝相关蛋白）减少。

传统治疗AD的方法，比如局部激素、局部钙调磷酸酶抑制剂、紫外线光疗和环孢素，在改善症状的同时都伴随着金黄色葡萄球菌定植减少，有助于恢复皮肤屏障功能和免疫调节，特别是抑制超抗原活化T细胞（superantigen-activated T cells）。针对金黄色葡萄球菌的疫苗有潜力预防或减少AD高风险人群的发病，并可能减轻患者症状，还可以大幅减少AD患者广谱抗生素的使用，从而减少抗生素耐药性。同时，此类疫苗也可以减少或避免抗生素对共生有益菌（比如表皮葡萄球菌和人葡萄球菌）的杀灭，这些有益菌具有抗炎、抗菌的作用。对这些有益菌的研究或许也是今后AD的治疗途径之一。

目前，针对金黄色葡萄球菌的疫苗研究很多，基本处于一期临床或二期临床阶段，分为主动免疫（active immunization）和被动免疫（passive immunization）。被动免疫采用金黄色葡萄球菌毒素的单克隆抗体作为辅剂和抗生素一起使用。基于抗体的主动免疫治疗已经证明对肺炎链球菌和流感嗜血杆菌有效，但目前对金黄色葡萄球菌的效果并不理想，可能是金黄色葡萄球菌毒素干扰了抗体的功能。

一些T细胞亚型（比如Th1、Th17、γδT细胞）在控制金黄色葡萄球菌定植和感染中发挥重要作用，因此，也可以考虑将这些T细胞靶点和抗毒素抗体结合开发下一代金黄色葡萄球菌疫苗，因为起作用的T细胞类型很多，一种疫苗可能不能治疗所有的金黄色葡萄球菌介导的疾病，尽管挑战很多，但一旦成功，必将启动一个AD治疗的新纪元。

参 考 文 献

[1] CLOWRY J, IRVINE A D, MCLOUGHIN R M. Next-generation anti-Staphylococcus aureus vaccines: a potential new therapeutic option for atopic dermatitis [J] Journal of Allergy and Clinical Immunology 2019, 143（1）: 78-81.

[2] GEOGHEAGAN J A, IRVINE A D, FOSTER T J. Staphylococcus aureus and atopic dermatitis: a complex and evolving relatonship [J]. Trends in Microbiology, 2018, 26（6）: 484-497.

[3] MEYLAN P, LANG C, MERMOUD S, et al. Skin colonization by staphylococcus aureus procedes the clinical diagnosis of atopic dermatitis [J]. Journal of Investigative Dermatology, 2017, 137（12）: 2497-2504.

[4] KENNEDY E A, CONNOLLY J, HOUIHANE J O, et al. Skin microbiome before development of atopic dermatitis: early colonization with commensal staphylococci at 2 months is associated with a lower risk of atopic dermatitis at 1 year [J]. Journal Allergy and Clinial Immunology, 2017, 139（1）: 166-172.

3.32　特异性免疫治疗所用辅剂（氢氧化铝）安全吗?

在1926年，氢氧化铝（aluminium hydroxide，AH）就开始作为疫苗的辅剂用于增强免疫应答，今天几乎所有重要疫苗制品都采用AH制备。1911年Noon和Freeman开始过敏原特异性免疫治疗（allergen specific immunotherapy，AIT），当时他们并没有采取AH包被过敏原。AH第1次用于AIT是在1937年，现在欧洲几乎所有的皮下特异性免疫治疗（subcutaneous immunotherapy，SCIT）产品都用AH作为辅剂，但美国过敏原制剂通常采用水溶剂，而不使用任何辅剂。因为铝在体内的毒理动力学不完全清楚，AH的安全性一直是个争议的话题。

　　AH之所以可以作为辅剂来增强免疫应答，是因为：①AH的特性，在pH中性环境下AH带正电荷，可以吸附带负电荷的蛋白质（过敏原）。②更易于刺激先天免疫系统，活化炎症小体（inflamasome），释放炎症细胞因子。③增加了树突状细胞吞噬过敏原的能力。④在注射部位缓慢释放过敏原，不仅延长了过敏原暴露于抗原提呈细胞的时间，还避免大剂量过敏原瞬间释放带来安全性问题。

　　尽管AH作为辅剂的原因和好处是显而易见的，但AH也可能在注射部位引起急性或短暂炎症，有研究显示高达33%～70%的患者注射部位出现瘙痒的结节（nodules），有时候还表现为持续性硬结（granules），通常会自行缓解，也可以采用冰敷等辅助治疗手段。一般认为这些局部炎症是由过敏原疫苗注射引起的，对产生有效的免疫应答至关重要，但也有研究表明铝本身也可能引起某些患者产生接触性皮炎（contact dermatitis）。患者对AH的反应可能和铝的基础水平有关，这需要进一步验证。

　　铝是环境中重要的元素，无处不在，不管饮水、膳食，还是日用品都含有铝。欧洲规定人体每周铝的耐受摄入量（tolerable weekly intake）为1 mg/kg；母乳中也含有铝，约0.04 mg/L，一个婴儿单单母乳喂养，6个月后摄入的铝也有7.2 mg之多；如果奶粉或豆奶喂养，摄入的铝更多，分别达38 mg和112 mg；豆科植物更有利于铝的累积。但这些暴露都是通过皮肤或胃肠道吸收，作为疫苗辅剂被皮下注射到体内，铝的使用量又有什么规定呢？欧美规定每次注射最大剂量为1.25 mg。

　　SCIT整个治疗周期多达54次注射，总AH含量为45～67.6 mg，AH在体内的累积是否会带来长期的安全性问题呢？最近有研究将4个组别的小鼠分别一次性皮下注射AH（1.25 mg）、2个SCIT草花粉过敏原制剂（AH含量为1 mg和1.13 mg）

及生理盐水，考察80天后铝在血浆、肱骨及大脑中的残留。结果发现与生理盐水相比，其他3组小鼠大脑铝残留均很低，可以忽略不计，血浆中铝残留和生理盐水组也没有显著差异，但是肱骨中铝残留均显著增加，尽管都远低于毒理学标准（10～15 μg/g）。

按体重计算，试验中小鼠（350 g）注射的AH剂量是一个成年人（60 kg）的170倍，如果按药理学中老鼠和人体常用剂量换算参数（6.2）计算，也是人体用量的27倍（170/6.2）。因此SCIT一次注射后，铝在人骨中的残留只有试验中小鼠的1/27，考虑到3年的SCIT，铝在人骨中的总残留小于1～2 μg/g（湿重），而健康人骨中铝的含量标准是＜ 10 μg/g（干重）。因此整个SCIT周期中铝残留量很低，不会带来健康问题。

以往有研究认为铝的摄入量和神经性疾病（如阿尔兹海默症）有关，质谱研究发现阿尔兹海默症患者铁蛋白中铝的含量增加，此外，某些地区饮用水中铝含量高也增加了罹患阿尔兹海默症的风险。但综合所有数据来看，其中的因果关系并不让人信服，反倒有学者认为是方法学局限引起的。以上研究证明铝在大脑中的残留可以忽略不计，或许也从一个侧面回应了这种担忧。

AH用于疫苗已经将近百年，至今总体认为是安全的，即使部分患者注射部位可能会出现急性或短暂的炎症、引起结节，但一般都会自行缓解。至于AH引起的慢性毒理学特性，还需要进一步研究证实。

参 考 文 献

［1］WEISSER K, GOEN T, ODURO J D, et al. Aluminium from adjuvanted subcutaneous allergen immunotherapeutics in rats is mainly detected in bone［J］. Allergy, 2019, doi: 10.1111/all.13982.

［2］SOKOLOWSKA M, BOONPIYATHAD T, ESCRIBESE M M, et al. Allergen-sepcific immunotherapy: power of adjuvants and novel predictive biomarkers［J］. Allergy, 2019, doi: 10.1111/all.13973.

［3］EXLEY C. Aluminium adjuvant and adverse events in sub-cutaneous allergy immunotherapy［J］. Allergy Asthma and Clinical Immunology, 2014, 10（1）: 4.

3.33 哪些哮喘患儿会随着年龄的增长而好转？

有人认为儿童哮喘不用治疗，会随年龄的增长而自行好转。确实，一部分哮喘患儿到了青春期，特别是成人后哮喘症状会减轻或消失

（asthma remission or outgrow），但具体有多大比例呢？而且又该如何预测哪些患儿会好转，哪些不会呢？

以前的纵向研究认为15%～64%的患儿在成人早期哮喘会好转，这个比例与"好转"的定义有关，也与患者、哮喘的严重程度、过敏原种类的多少及性别等有关。由于研究的时间跨度大，此类数据并不多，最近发表的一个美国考察近18年的多中心队列研究就很好地回答了这些疑问。研究于1993—1995年入组轻中度持续性哮喘患儿（5～12岁）1 041名，随机后接受吸入布地奈德、奈多罗米、安慰剂治疗4.3年，之后随访13年，共有879名患者完成整个长达18年的研究，终点时患者平均年龄为26岁。

该研究对哮喘好转的定义有两种，一是临床好转（clinical remission），包括指标有：①FEV1/FVC ≥80%，没有气流阻塞。②过去1年没有哮喘加重。③过去1年没有哮喘用药。④过去1年没有哮喘症状。二是绝对好转（strict remission），除了上述4个标准外，乙酰胆碱（methacholine）支气管激发试验阴性（$PC_{20} \geq$ 25 mg/mL）。

为了考察入组时哪些因素可能预测成人后哮喘好转，研究在基线时纳入了23个参数，包括：诊断出哮喘的年龄、性别、种族、家庭收入、父母教育水平、父母哮喘病史、体重指数、喘息情况、运动后哮喘加重、是否合并鼻炎和特应性皮炎、吸入过敏原皮肤点刺阳性情况、家庭烟草暴露情况、母亲怀孕吸烟情况、是否使用壁炉（柴炉）、是否养有宠物、哮喘严重程度、PC_{20}、FEV1、FEV1/FVC比值、血清IgE水平、血嗜酸性粒细胞计数。

结果发现只有26%（229人）的患者成年后哮喘症状出现临床好转，绝对好转的患者只有15%（111人），大多数患者并没有随年龄的增长而哮喘改善。单变量数据分析发现多种因素和哮喘好转相关，比如基线时喘息情况、运动后哮喘加重、皮肤点刺阳性、哮喘严重程度、PC_{20}、FEV1、FEV1/FVC、血清IgE水平及血嗜酸性粒细胞计数，但是多变量数据分析发现只有FEV1/FVC比值和PC_{20}可以预测哮喘好转。

哮喘患儿FEV1/FVC比值是成人后哮喘是否出现好转的最佳预测参数。如果FEV1/FVC <80%，只有不足10%的患儿成人后哮喘会出现好转，FEV1/FVC比值每增加10%，好转的概率增加4.62倍。对FEV1/FVC ≥ 90%的患儿，54%的男孩和70%的女孩成人后哮喘好转。如果同时考察3个参数，FEV1/FVC比值（≥80%）、PC_{20}（阴性）、血嗜酸性粒细胞计数（<500 μL），哮喘好转的预测值将超过80%。此外，需要指出的是吸入激素的使用并没有改善哮喘患儿的肺功能，吸入激素对成人后哮喘好转的帮助也不大，只对男性哮喘患儿有显著性差异（P=0.02）。

本研究的优势为多中心、多种族、时间跨度长、依从性高（＞84%的患儿完成长达18年的研究）。研究纳入的患者为轻中度持续性哮喘，重度或间歇性哮喘可能会有不同，但重度哮喘在儿童中并不常见，而且儿童重度哮喘出现好转的概率或许也更渺茫。

因此，轻中度持续性儿童哮喘患者随年龄增长好转的概率很小，但基线时满足3个参数，FEV1/FVC比值≥80%、PC_{20}阴性、血嗜酸性粒细胞计数＜500 cells/μL，哮喘好转的可能性将超过80%。

参 考 文 献

［1］WANG A L, DATTA S, WEISS S T, et al. Remission of persistent childhood asthma: early predictor of adult outcomes［J］. Journal of Allergy and Clinical Immunology, 2019, 143（5）: 1752–1759.

［2］TAI A, TRAN H, ROBERTS M, et al. Outcomes of childhood asthma to the age of 50 years［J］. Journal of Allergy and Clnicial Immunology, 2014, 133（6）: 1572–1578.

［3］SEARS M R, GREENE J M, WILLAN A R, et al. A longitudinal, population-based, cohorh study of childhood asthma followed to adulthood［J］. The New England Journal of Medicine, 2003, 349: 1414–1422.

3.34　哮喘患者咳嗽该怎么办?

哮喘是一种复杂的慢性呼吸道疾病，通常和气道炎症及气道高反应性有关。哮喘的四大典型症状是喘息、气促、胸闷、咳嗽。单纯的咳嗽可能并不是哮喘，感冒或支气管炎等都能引起咳嗽，但反复发作的慢性咳嗽伴随气道高反应就可以怀疑哮喘了。哮喘开始发病时，一些患者以持续性咳嗽为主要症状，特别是夜间或凌晨，容易被误诊为支气管炎。儿童哮喘患者咳嗽可能是哮喘的唯一症状，也是发展为哮喘的先兆。目前引起咳嗽的神经通路并不是很清楚，而且气道炎症、气道高反应性、气流阻塞和咳嗽之间的关系也不明白。

该怎么理解咳嗽的病因？又该怎么根据这个病因来改善哮喘的治疗？最近有研究认为过敏原暴露引起的气道炎症及支气管痉挛与吸入辣椒素诱发的咳嗽反射相关。过敏原激发试验中，轻度过敏性哮喘患者分别在30 min和24 h吸入已知剂量的辣椒素，监测患者24 h内的自发性咳嗽次数。与对照组相比，哮喘组患者辣椒素诱发的咳嗽数量明显增加，且与气道中嗜酸性粒细胞数量及气道阻塞（气流受限）独立相关。早期反应主要与气流受限有关，晚期反应与气流受限及炎症水平（嗜酸性粒细胞水平）相关。辣椒素诱发咳嗽的具体机制还不清楚，但与细胞和体液免疫有关，比如嗜酸性粒细胞、嗜酸性粒细胞颗粒蛋白、炎症因子及瞬时受体电位（transient receptor potential，TRP）等。

辣椒素、乙酰胆碱和吸入性过敏原都可以用作哮喘患者的激发试剂。哮喘患者咳嗽的敏感度与支气管阻塞、气道神经功能失常、气道炎症及过敏原暴露有关。辣椒素诱发咳嗽受TRPV1（TRP亚家族V）介导，具体机制尚不清楚。乙酰胆碱刺激毒蕈碱后神经节副交感神经受体，导致平滑肌收缩和黏液的分泌。过敏原暴露活化TRPA1（TRP亚家族A）引起咳嗽，过敏原引起炎症因子分泌，炎症细胞聚集，进一步使咳嗽加重。另外，活化的嗜酸性粒细胞渗透到气管，释放嗜酸性粒细胞颗粒蛋白，放大神经信号传递，引起咳嗽加重。

气道阻塞及气道炎症与咳嗽发作独立相关，治疗哮喘引起的咳嗽就有几种可能。目前哮喘的治疗主要策略还是抑制气道炎症，不管是使用激素还是单抗药物。另外一种可能的策略是使用支气管扩张药物，减少支气管痉挛，提高肺功能，也可以减少咳嗽的发作。避免接触过敏原或特异性免疫治疗也是选项之一，虽然不是直接针对咳嗽，但是可能从根本上改善过敏性疾病，改善炎症水平和肺功能。既然哮喘患者的咳嗽与某些受体（比如TRP）相关，抑制这些受体或许也可以控制哮喘症状，目前尚无此类药物问世，且其具体机制也有待进一步研究。此外，理解哮喘患者气道神经功能失常也可能找到新的治疗靶点。

参 考 文 献

［1］SATIA I，WATSON R，SCIME T，et al. Allergen challenge increases capsaicin-evoked cough responses in patients with allergic asthma［J］. Journal of Allergy and Clinical Immunology，2019，144（3）：788-795.

［2］PUEBLA-NEIRA D，CALHOUN W J. Why do asthma patients cough? New insights into cough in allergic asthma［J］. Journal of Allergy and Clinical Immunology，2019，144（3）：656-657.

［3］SATIA I，TSAMANDOURAS N，HOLT K，et al. Capsaicin-evoked cough responses in asthmatic patients：evidence for airway neuronal dysfunction［J］. Journal of Allergy and Clinical Immunology，2017，139（3）：771-779.

3.35　治疗哮喘的一种新的潜在药物

哮喘的发病率越来越高，但现有药物对许多哮喘患者效果并不理想，尤其是难治性重度哮喘，常常伴有慢性长期症状、哮喘加重、肺功能减退、激素治疗效果差。研究者正在不断寻找新的哮喘药物。

精氨酸酶（arginase）催化水解L-精氨酸（L-arginine）产生L-鸟氨酸和尿素。在哺乳动物体内有2种精氨酸酶异构体（isoform），即精氨酸酶Ⅰ和精氨酸酶Ⅱ。精氨酸酶Ⅰ存在于肝细胞内，精氨酸酶Ⅱ存在于多种组织内，比如肾脏、前列腺、呼吸道等。精氨酸酶主要参与精氨酸代谢过程，即代谢精氨酸生成鸟氨酸和尿素。但精氨酸酶Ⅱ和一氧化氮合成酶（nitric oxide synthases，NOS）在某些组织中共表达，L-精氨酸除了被精氨酸酶催化代谢成为鸟氨酸和尿素外，还可以作为NOS的底物生成L-瓜氨酸（L-citrulline）和一氧化氮（NO）。

NO对呼吸道和心血管等多个系统具有重要的生物调节和指示作用，这一发现荣获1998年诺贝尔生理医学奖。NO在呼吸道的功能包括信号传递、血管扩张、支气管扩张、免疫增强等，但对哮喘患者，其作用是矛盾的，低浓度有支气管扩张的作用，浓度过高可能引起气道炎症。哮喘患者呼出气一氧化氮（FeNO）水平通常较高，特别是嗜酸性粒细胞哮喘。目前FeNO作为国际公认的气道炎症的生物标志物，也可以作为激素治疗疗效的判断指标。需要指出的是目前证据不支持FeNO单独作为哮喘诊断的参数，需要医生结合临床综合判断。最近有荟萃分析指出早产儿和正常儿童相比FeNO并没有升高，即使早产儿合并慢性肺部疾病，其FeNO浓度和正常儿童相比也没有明显不同。

健康人体内NO对气道起到保护作用，引起支气管扩张，抑制气道炎症，抑制肥大细胞介质的释放。但在哮喘患者体内，Th2细胞因子（IL-4、IL-13）和TGF-β上调精氨酸酶的表达和活性，L-精氨酸更多地被代谢为鸟氨酸和尿素，而不是生成NO，导致NO合成减少和超氧化物阴离子（O_2^-）的形成，引起气道阻塞、炎症、气道高反应性及对过敏原的敏感性增强。同时精氨酸酶催化生成的鸟氨酸又可以作为前体合成多胺（polyamines）和脯氨酸（proline），刺激细胞分化和纤维化，导致气道重塑。

动物实验已经证明哮喘豚鼠吸入精氨酸酶抑制剂（arginase inhibitor），即2-（S）-amino-6-boronochexanoic acid（ABH），可以有效减少气道对吸入过敏原的敏感度，保护气道对过敏原引起的早发及迟发反应，降低气道炎症水平。ABH具有抗过敏、保护支气管和抗炎的作用，说明精氨酸酶参与到哮喘和过敏性鼻炎的发病机制中，精氨酸酶抑制剂有治疗哮喘和过敏性鼻炎的潜力。

　　医药公司已经开始研发吸入精氨酸酶抑制剂来治疗哮喘等呼吸道疾病的可能性，有的研究已经到了临床试验阶段，尽管我们并不知道最佳的内源性NO浓度是多少，但明确精氨酸Ⅰ和精氨酸Ⅱ在功能上的不同或许对药物的开发也更有利。此外，其他平滑肌组织（如男女性器官）的收缩和舒张也有赖于NO的合成，精氨酸酶活性被抑制，必然使得精氨酸更多用来合成NO，说不定对性能力的改善也有帮助；NO作用于心血管可使血管扩张，对心脏和冠状动脉的健康可能也有帮助。这至少从理论上是成立的。

参 考 文 献

［1］MEURS H, ZAAGSMA J, MAARSIGH H, et al. Recent patents in allergy/immunology: use of arginase inhibitors in the treatment of ashma and allergic rhinitis［J］. Allergy, 2019, 74（6）: 1206–1208.

［2］COURSE C W, KOTECHA S, KOTECHA S J. Fractional exhaled nitric oxide in preterm-born subjects: a systematic review and meta-analysis［J］. Pediatric Pulmonlogy, 2019, 54（5）: 596–601.

［3］VAN DEN BERG M P, HEURS H, GOSENS R. Targeting arginase and nitric oxide metabolism in chronic airway diseases and their comorbidities［J］. Current Opinion in Pharmacology, 2018, 40: 126–133.

［4］Arignase［OL］. https://en.wikipedia.org/wiki/Arginase

4 过敏性疾病的机制及生物学参数

4.1 过敏仅仅只是免疫系统疾病吗？

过敏性疾病的发病机制虽然还不完全清楚，但过敏反应肯定是免疫系统疾病，依赖于IgE抗体，IgE与肥大细胞或嗜碱性粒细胞上IgE高亲和力受体（FcεRI）结合，当暴露于过敏原时，过敏原和FcεRI–IgE交联促使肥大细胞或嗜碱性粒细胞释放组胺和蛋白酶，合成炎性介质，引发过敏症状。不管是先天性免疫还是获得性免疫均在过敏性疾病中发挥了重要作用，如分泌细胞因子（IL-4、IL-5、IL-9、IL-13、IL-25、IL-31、IL-33、TSLP）、趋化因子（组胺）和脂质介质（白三烯）等。但是，所有典型的过敏症状，比如痒、打喷嚏、咳嗽、气道高反应性等，都不能仅仅归因于免疫细胞的活化，在很大程度上神经系统参与调节所有过敏症状。神经科学（neuroscience）的发展，或许为了解免疫学打开一个新的窗口，并可能找出新的过敏性疾病治疗方案。

周围神经系统包括感觉神经系统和运动神经系统，运动神经系统包括躯体神经系统和自主神经系统，自主神经系统又包括副交感神经、交感神经和肠神经。周围神经系统广泛存在于常见的有过敏症状的组织，如皮肤、呼吸道、胃肠道，与免疫系统相互作用，共同调节过敏性疾病。神经元（neurons）是免疫系统不可或缺的组成部分，神经元和免疫系统相互作用，通过周围神经末梢分泌分子介质作用于先天或获得性免疫细胞。要了解免疫就必须了解反射神经回路如何调节免疫细胞。

感觉神经元（sensory neurons）处于宿主表皮或黏膜，是宿主防御的前线，当宿主出现炎症或被病原体入侵时，感觉神经元可以在几毫秒内将信号传递到神经系统，这比免疫细胞分泌细胞因子或调节因子快几个数量级，从神经系统返回的信号调节先天性和获得性免疫系统工作。最新研究发现很多基础的免疫功能受神经系统控制，比如分泌细胞因子、趋化作用、生发中心的形成、抗原提呈等。

感觉神经元和很多免疫细胞关系密切，比如嗜酸性粒细胞、2型原始淋巴细胞、抗原提呈细胞、T细胞、肥大细胞等。神经免疫（neuroimmune）相互作用需要神经元和免疫细胞相互靠近，虽然不一定是直接结合在一起。肥大细胞在过敏反应中发挥极其重要的作用，在皮肤、呼吸道和胃肠道屏障组织或黏膜上，肥大细胞和神经元紧密接触，炎症过程中肥大细胞和神经元密切相关。也有研究指出神经元和树突状细胞共同促进T细胞增殖。此外，在对动物做过敏原激发试验中嗜酸性粒细胞和神经元出现位置非常接近，为它们相互结合对方分泌的调节因子创造了条件。

感觉神经元上拥有细胞因子、生长因子和其他炎症因子受体，免疫细胞分泌的炎症因子可以结合到神经元上。神经元分泌神经多肽或神经传递物质（neurotransmitters）也可以结合到免疫细胞上。这种双向的神经免疫相互作用对过敏性疾病的发展影响巨大。就哮喘而言，气道中分布大量神经元，主要是感觉神经元和副交感神经。感觉神经元和副交感神经可以与炎症介质相互作用，共同引起致敏和气道重塑。另外，感觉神经元和副交感神经分泌的神经传递物质又影响到气道炎症反应。

过敏性哮喘的发病机制中，神经免疫的相互作用已经讨论了很长时间，因为缺少临床证据，一直很难清楚界定哮喘患者神经与免疫的相互作用，但动物实验显示神经系统和免疫系统之间有多个多样性的相互作用点，相互作用发生在多个层面。免疫系统通过分泌炎症因子活化感觉神经元，神经元通过神经传递物质与免疫细胞作用直接调节2型炎症。

免疫系统为靶点的治疗在过敏性疾病中已经很普遍，但是对难治性严重哮喘或慢性特应性皮炎有时候效果并不理想，神经系统或许会成为治疗的新靶点，但目前我们对其知之甚少。

参 考 文 献

[1] BREITENEDER H, DIAMANT Z, EIWEGGER T, et al. Future research trends in understanding the mechanisms underlying allergic diseases for improved patient care [J]. Allergy, 2019, doi: 10.1111/all.13851.

[2] NASSENSTEIN C, KRASTEVA-CHRIST G, RENZ H. New aspects of neuroinflammation and euroimmune crosstalk in the airways [J]. Journal of Allergy and Clinical Immunology, 2018, 142 (5): 1415-1422.

[3] WALLRAPP A, RIESENFELD S J, BURKETT P R, et al. The neuropeptide NUM amplifies ILC2-driven allergic lung inflammation [J]. Nature, 2017, 549 (7672): 351-356.

[4] CHAVAN S S, TRACEY K J. Essential neuroscience in immunology [J]. The Journal of Immunology, 2017, 198 (9): 3389-3397.

[5] VOISIN T, BOUVIER A, CHIU I M. Neuro-immune interactions in allergic diseases: novel targets for therapeutics [J]. International Immunology, 2017, 29 (6): 247-261.

4.2 食物过敏的发病机制

食物可经过胃肠道、口腔、皮肤和呼吸系统（尽管少）引起过敏。摄入食物后，大多数蛋白质，即过敏原，被胃肠道中的胃酸和酶分解，剩余未被消化的蛋白质或多肽经上皮细胞（epithelial cells，EC）向黏膜迁移，黏膜上的树突状细胞（dendritic cells，DC）内化、加工这些蛋白质或多肽后迁移到引流淋巴结（draining lymph nodes）的T细胞区域，在此，DC和原始T细胞（naive T cells）结合并将过敏原递呈到主要组织相容性复合体Ⅱ类分子（major histocompatibility complex class Ⅱ，MHC class Ⅱ）。原始T细胞发展为Th2细胞受几个因素的影响，其中固有淋巴细胞（innate lymphoid cells，ILC）、嗜碱性粒细胞、自然杀伤细胞（natural killer cells）分泌的IL-4起到关键作用。此外，OX40配体介导DCs活化，在食物过敏中也起到重要作用，高糖食物在高温下的糖基化也可以活化DC和淋巴细胞，导致食物过敏。Th2细胞及其细胞因子促使B细胞增殖、分化成浆细胞，产生特异性IgE，IgE介导肥大细胞和嗜碱性粒细胞脱颗粒引起即发型过敏反应。EC可以上调Th2细胞介质，包括胸腺基质淋巴细胞生成素（thymic stromal lymphopoietin，TSLP）、IL-25、IL-33，这些细胞因子可以上调OX40配体和DC，促使ILC2表达IL-4和IL-13，而IL-4和IL-13又进一步刺激DC，减少过敏原特异性T调节细胞（Treg），活化肥大细胞。

皮肤屏障功能障碍（skin barrier dysfunction）使得过敏原可以通过皮肤致敏，这也与食物过敏有直接的联系，特别是特应性皮炎患者。有研究发现很多花生过敏的患者并没有食用花生，而是暴露在空气中的花生过敏原通过皮肤引起过敏。有证据表明中间丝相关蛋白（filaggrin）功能异常，皮肤更容易失水，过敏原更容易穿透，金黄色葡萄球菌更容易定植，致使总IgE增加，诱发多种过敏原致敏，导致罹患中重度特应性皮炎及哮喘。新生儿出生后2个月皮肤屏障功能缺失更容易罹患特应性皮炎和增加致敏风险。很低剂量的日用洗涤剂或表面活性剂就可以造成皮肤屏障致密性降低（leakiness），新生儿应该尽可能少用。新型洗涤剂必须考虑减少对皮肤屏障功能的损伤。一些新的分子机制，比如血小板活化因子和ILC，影响到皮肤、鼻子、肺、肠道表面的紧密连接屏障（tight junction barrier），肠道表面屏障的降低不仅引起食物过敏，可能还和一些自身免疫性疾病有关。

尽管还面临各种各样的问题，口服免疫治疗（oral Immunotherapy，OIT）是目前被证实的最有希望的治疗食物过敏的方法。达到食物耐受（food tolerance）

应该包括抑制Th2细胞及产生Treg，B细胞减少IgE的产生而增加IgA和IgG4的分泌，抑制效应T细胞向组织的迁移，增加分泌IL-10的DC，抑制嗜碱性粒细胞、嗜酸性粒细胞和肥大细胞的活化等。比如 OIT引起黏膜中Treg大量增殖，OIT产生的Treg而不是天然Treg参与到控制Th2反应。以前牛奶过敏后来不过敏的孩子体内CD阳性，CD25阳性，Treg增加，也间接说明Treg在食物耐受中的作用。此外，Breg通过IL-10调节免疫反应，比如IgE介导的过敏性休克（anaphylaxis）。在机制上，食物耐受和吸入性过敏原或蜂毒的特异性免疫治疗并没有太多的不同，只是食物过敏受肠道微生物菌群的影响更多一些。

除了先天性和适应性免疫（innate and adaptive immune）细胞外，肠道微生物在食物过敏中也起到重要作用。牛奶过敏婴儿肠道微生物和正常孩子有显著不同；花生和坚果过敏患者与正常人相比，肠道微生物丰富度（richness）减少，但类杆菌属（bacteroides）增加。肠道微生物可以分泌组胺，影响黏膜炎症（最近研究发现哮喘患者分泌组胺的微生物数量相对更多），但还不清楚分泌的组胺是否影响到肠道中食物过敏。小鼠模型研究发现服用双歧杆菌或梭菌属可以引起黏膜中Treg增殖，抑制食物过敏。此外，梭菌也可以刺激ILC3产生IL-22，加强表皮屏障，减少过敏原在肠道内的通透性。服用双歧杆菌联合OIT治疗也可以增加外周血中的FoxP3+ Treg。除了肠道微生物外，粪便、皮肤、扁桃体、十二指肠中微生物对食物过敏的影响研究还不是很多。

食物过敏患者对OIT的响应不同，一些患者可以达到减敏（desensitization），一些患者只是暂时好转，之后又回到致敏状态，称为持续性无响应（ sustained unresponsiveness）。其中的机制尚不清楚，或许受到不同机制的控制。OIT产生Tregs，继而产生大量的IL-10和TGF-β，但是成功的OIT产生哪种Treg亚型还不清楚，最近的研究发现OIT治疗后暂时好转的患者，体内FoxP3+ Treg上 CpG位点甲基化发生率更低，或许说明OIT减敏的患者发生了表观遗传学的改变。

虽然近年来食物过敏的发病机制和OIT的机制研究越来越多，但仍有很多问题尚不完全清楚。

参 考 文 献

［1］SAMPSON H A, O'MAHONY L, BURKS A W, et al. Mechanisms of food allergy［J］. Journal of Allergy and Clinical Immunology, 2018, 141（1）: 11-19.

［2］KULIS M D, PATIL S U, WAMBRE E, et al. Immune mechanisms of oral immunotherapy ［J］. Journal of Allergy and Clinical Immunology, 2018, 141（2）: 491-498.

［3］ANVARI S, MILLER J, YEH C Y, et al. IgE-mediated food allergy［J］. Clinical Reviews in Allergy and Immunology, 2018, doi: 10.1007/s12016-018-8710-3.

4.3 过敏性休克的发病机制

过敏性休克（anaphylaxis）是一种全身过敏或超敏反应，可危及生命。临床上过敏性休克的表现形式不完全一样，小部分患者症状表现为2个阶段，即发反应几小时后再次出现症状，一部分患者可能没有出现高血压或呼吸道阻塞，而直接转为迟发反应。对红肉或一些抗体药物中α-半乳糖（galactose-alpha-1，3-galactose）IgE阳性的患者可能在暴露几小时后过敏性休克才发作，之前却没有明显不适。由于过敏性休克的严重性，出于伦理学的考虑，其机制研究一直滞后，除了动物模型外，人体研究多数来自蜂毒激发引发的过敏性休克。

IgE抗体在包括过敏性休克在内的过敏性疾病中起重要作用，IgE与肥大细胞或嗜碱性粒细胞上IgE高亲和力受体（FcεRI）结合，在过敏原暴露的情况下，过敏原和FcεRI-IgE交联促使肥大细胞或嗜碱性粒细胞释放组胺和蛋白酶，合成炎性介质，如白三烯、前列腺素、细胞因子。对食物过敏和蜂毒过敏的患者，抗IgE（anti-IgE，omalizumab）可以显著减少过敏原特异性免疫治疗（allergen specific immunotherapy，AIT）的严重不良反应的发生率，包括过敏性休克。小鼠体内如果肥大细胞缺乏FcεRI，IgE介导的过敏性休克就不会发生，这些都说明IgE和肥大细胞在过敏性休克发病中的重要作用。

需要说明的是单单凭借特异性IgE水平高低并不能预测过敏性休克的发生。一些患者体内甚至检测不到游离的IgE，但也发生了致命的过敏性休克。相反，另一些患者IgE浓度很高，却没有任何过敏症状，更别说过敏性休克，特别是蜂毒过敏，80%的患者体内检测到蜂毒特异性IgE，却从未发生过全身反应。当然体内检测不到游离的IgE并不意味着没有足够的FcεRI-IgE存在。因此，应该还有非IgE介导或依赖（IgE-independent）的过敏性休克存在。

除了IgE外，小鼠身上IgG也可以引起过敏性休克，症状和IgE介导的一样。IgG介导的过敏性休克需要更大剂量的过敏原暴露，有报道指出大剂量使用某些药物，特别是单抗药物，引发过敏性休克时患者体内可能检测不到特异性IgE抗体，或许与IgG相关。而花生小剂量暴露就可以引起过敏性休克，有研究证实花生过敏引起的过敏性休克基本是IgE介导。IgG抗体是否可以引起人体过敏性休克还需要进一步证实。

补体（complement）激活后产生一些小分子多肽或补体分子，如C3a、C4a、C5a，也叫过敏素（anaphylatoxins）。很多证据表明补体分子与过敏性休克有关，它们可以活化髓系细胞（myeloid cells），包括肥大细胞和嗜碱性粒细胞。人血液中这些补体分子浓度与过敏性休克严重程度相关。

前文提到的肥大细胞在IgE介导的过敏性休克中发挥重要作用，发生过敏性休克时肥大细胞释放组胺，但临床上检测组胺浓度并不能很好诊断过敏性休克的发生，一是因为组胺不稳定，寿命短；二是因为组胺不是肥大细胞特异性的分泌，嗜碱性粒细胞、中性粒细胞也可以分泌组胺。临床上发生过敏性休克时可以检测类胰蛋白酶（tryptase）浓度，类胰蛋白酶更稳定，也主要由肥大细胞分泌。发生过敏性休克患者血液中类胰蛋白酶浓度一般会升高，但也有食物引起的过敏性休克患儿血液中类胰蛋白酶并没有增加，因此，类胰蛋白酶的作用机制尚不清楚。肥大细胞增多症（mastocytosis）患者类胰蛋白酶升高，也更容易发生过敏性休克。

嗜碱性粒细胞也参与到过敏性休克反应中，但是因为肥大细胞也同时被活化，现在还不清楚嗜碱性粒细胞在过敏性休克发病机制中贡献多少。单核细胞或巨噬细胞表达高浓度$Fc\gamma Rs$，可以和过敏素反应，因此也参与到过敏性休克中，但具体机制目前还不清楚。中性粒细胞表达$Fc\varepsilon RI$，特别是哮喘患者，也可能和过敏性休克有关。人血小板表达$Fc\varepsilon RI$、$Fc\varepsilon RII$、$Fc\varepsilon RIIA$，和过敏性休克的关系也有待进一步研究。

除上文提到的组胺，还有其他一些介质与过敏性休克有关，如血小板激活因子（platelet-activating factor，PAF）、半胱氨酰白三烯（cysteinyl leukotriene，CysLTs）。此外，人体基因的差异和激素水平也影响到过敏性休克的发生，比如发生过敏性休克的女性多过男性，但男性症状似乎更为严重。

过敏性休克很多时候是致命的，快速诊断和及时有效的治疗决定了患者的生死。肾上腺素是过敏性休克的一线药物，抗组胺药物、激素是二线药物且不能替代肾上腺素。对过敏性休克机制的更好理解，或许有助于我们找到更精准的诊断参数和治疗方法。

参 考 文 献

［1］REBER L L，HEMANDEZ J D，GALLI S J. The pathophysiology of anaphylaxis［J］. Journal of Allergy and Clinical Immunology，2017，140（2）：335-348.

［2］BEUTIER H，GILLIS C M，IANNASCOLI B，et al. IgG subclasses determine pathways of anaphylaxis in mice［J］. Journal of Allergy and Clinical Immunology，2017，139（1）：269-280.

［3］FINKELMAN F D，KHODOUN MV，STRAIT R. Human IgE-independent systemic anaphylaxis［J］. Journal of Allergy and Clinical Immunology，2016，137（6）：

1674-1680.

[4] SIMONS F E, ARDUSSO L R, BILO M B, et al. International consensus on（ICON）anaphylaxis [J]. World Allergy Organization Journal, 2014, 7（1）: 9.

4.4 调节性T细胞在免疫耐受中的作用

调节性T细胞（regulatory T cells，Treg）在对抗自体抗原（self-antigens）和外来抗原的免疫耐受中发挥重要作用，Treg缺陷导致新生儿罹患多种自身免疫性疾病和过敏综合征。过敏性疾病就是因为T细胞耐受性缺失，引起Th2响应导致的。Th2细胞及其分化过程在过敏反应中的作用已经很清楚，但健康人体内Treg对吸入过敏原的免疫耐受作用还不甚明了，为什么有人暴露于过敏原几年后才出现过敏？不同于Th2细胞，Treg在健康人体内很少，因此很难鉴别研究，最近技术的进步使得研究Treg成为可能。

具有免疫抑制作用的T细胞可以抑制Th2反应，研究最多的是Foxp3阳性 CD25阳性 Treg和一系列能产生免疫抑制细胞因子IL-10的T细胞。除了Treg的主动抑制外，过敏原特异性T细胞还可以发生偏移（deviation）成为non-Th2亚型，从而在健康人中消除、灭活、甚至"忽略"过敏原。

理解T细胞耐受性的机制对很多问题很有帮助，如：①哪种外来抗原引起抑制性T细胞的产生？②哪种T细胞亚型在过敏性疾病中发挥最重要的预防或治疗作用？③耐受缺陷与过敏之间有关系吗？与过敏性疾病高发有关系吗？④免疫耐受的机制可以帮助制定更好的过敏性疾病治疗或预策略吗？⑤过敏原特异性免疫治疗（allergen specific immunotherapy，AIT）对T细胞各种亚型的影响如何？AIT旨在重构原本已经失去的过敏原特异性免疫耐受，AIT是目前过敏性疾病唯一的对因治疗，具有长期的疗效，但是AIT的机制仍不完全明了。

大量的证据表明和Treg分化及功能有关的基因缺陷导致生命早期多种自身免疫性疾病和过敏综合征，说明Treg在预防过敏中的重要作用。过敏可以看作过敏原特异的耐受性缺失，引起Th2细胞分化和IgE抗体的产生，但环境里吸入性颗粒中只有少数的抗原引起过敏，即使是多重过敏患者对大多数环境中的蛋白质也是耐受的，说明免疫耐受对大多数过敏原是有效的。这可能和Treg的特异性有关，患者对某种过敏原的免疫耐受丢失不大可能引起Treg整体被破坏，Treg的特异性调节了机体免疫系统对不同蛋白质的易感性。

从发病时间上看，有些患者过敏原暴露几年后才出现症状，这对了解过敏原免疫耐受丢失的机制很有帮助，是什么原因造成已经有的Treg被消除或灭活？在没有原始T细胞的情况下，是哪种细胞发展为Th2细胞？最初的无症状可能是一种被动的、亚稳定的免疫耐受，这可能是因为过敏原特异的Foxp3阴性传统T细胞（conventional T，Tcon）没有发生改变。

另外，环境中的吸入颗粒内，只有高溶解性的蛋白质或过敏原才能迅速释放出来，穿过上皮屏障（epithelial barrier），进入免疫系统，可溶解过敏原更容易引起Th2响应。但即便是可溶性过敏原，能被吸入体内的剂量也是微乎其微的，比如一个人每天能吸入体内的螨虫过敏原只有5～50 ng，桦树花粉的主要过敏原（Bet v 1）每年能被吸入的量小于1 μg，这么低的剂量很可能达不到活化T细胞的阈值，而被免疫系统"忽略"，这可能是对过敏原免疫耐受的主要原因。

新技术可以在部分过敏患者和健康人体内检测到Treg，如果一个患者体内发现某种过敏原特异性Treg，就很难检测到该过敏原Th2细胞，说明Treg可以抑制Th2细胞的发展。但健康人群体内缺少已知的大多数过敏原的特异性Treg，说明除了Treg依赖型的免疫耐受，还有非Treg依赖型免疫耐受存在，Treg在可溶性过敏原的耐受中或许并不那么重要，这也解释了为什么有些患者在Treg存在下仍然表现出Th2反应。

过去认为分泌IL-10的T细胞（常被称为Tr1 cells）是对过敏原耐受的主要原因，很多研究认为IL-10可以下调Th2响应。但是IL-10的产生只是短暂的过程，而且编码IL-10或IL-10受体的基因发生突变与过敏性疾病或哮喘没有很强的相关性。因此，尽管IL-10在免疫耐受中起到一定作用，IL-10不应该是健康人对吸入过敏原总体耐受的根本原因。成功的AIT伴随过敏原特异性Th2细胞的减少，然后是IL-10的短暂增加，但是目前还没有证据显示AIT可以引起稳定的过敏原特异性Treg上升。

最新的假说认为吸入颗粒内的过敏原可被一个抗原提呈细胞（APC）整体捕获，整个颗粒内的过敏原均被免疫耐受保护，被提呈的某些过敏原的特异性Treg可以抑制整个APC上所有过敏原。相反，在被APC捕获前就已经从颗粒内释放出来的可溶解过敏原，因为剂量太小等原因，被免疫系统"忽略"，导致一种亚稳定的耐受。吸入颗粒内的过敏原和可溶解过敏原受两种不同的方式控制，既解释了一些患者在Treg发生缺陷时产生过敏性疾病，又解释了另一些患者暴露于过敏原几年都没有过敏症状。

参 考 文 献

[1] BACHER P, SCHEFFOLD A. The effect of regulatory T cells on tolerance to airborne allergens and allergen immunotherapy [J]. Jounral of Allergy and Clinical Immunology, 2018,

134（6）：1697-1709.

［2］BACHER P，SCHEFFOLD A. Antigen-specific regulatory T-cell responses against aeroallergens and their role in allergy［J］. Mucosal Immunology，2018，11（6）：1537-1550.

4.5 过敏性疾病中Th9细胞的作用

从30年前发现2种不同的CD4阳性 T细胞（ Th1和Th2）以来，Th2细胞及其细胞因子（IL-4、IL-5、IL-13）在过敏性疾病中的重要作用越来越清楚，基于此机制的一系列过敏性疾病的诊疗方案或药物进入临床并显示出不错的效果。随后也发现和鉴定出一些其他Th细胞亚群（subpopulation），比如T调节细胞（Treg）、Th17、Th22、Th9和滤泡T辅助细胞（follicular T helper cells），这些细胞也发挥不同的功能、调节不同炎症状况，除了Th2细胞外，这些T细胞亚群也在过敏性疾病发病机制中起重要作用，其中Th9细胞和IL-9在过敏或免疫反应中的作用是近年研究的热点。

1998年Temann发现在没有过敏原刺激的情况下小鼠肺部IL-9异位转基因过度表达导致严重气道炎症，与过敏炎症一样也表现为局部嗜酸性粒细胞增多、肥大细胞增加、杯状细胞增生、黏液增厚、出现支气管高反应性等。最初认为IL-9由Th2产生，其实Th细胞也产生IL-9，在没有Th2细胞的情况下，Th9细胞分泌更多IL-9。许多试验证实Th9细胞本身就可以导致小鼠产生过敏炎症。比如将过敏原特异性Th9细胞移植到T细胞基因（Rag2）敲除的小鼠，过敏原激发后，可导致典型的气道过敏炎症。另有研究证实抑制Th9细胞生长可以显著减轻小鼠的气道过敏症状。

我们知道许多Th细胞有自己的分化和活化转录因子（transcription factors），比如Th1的转录因子是T-bet，Th2 为GATA-3，Th17是RORγt，Treg是Foxp3等。但至今为止没有鉴定出Th9细胞的特异性转录因子，相反，很多转录因子对Th9的形成都至关重要，也就是说Th9细胞分化和活化的机制非常复杂，也提示此类细胞可能有更好的可塑性（plasticity），临床数据也支持这一观点。Th9细胞在不同疾病的发病机制中起到多种作用，比如过敏性疾病、自身免疫性疾病、寄生虫感染、白血病等癌症。

目前，Th9细胞在过敏性炎症中的作用还有待进一步研究，Th9细胞在人类哮喘中是否也与老鼠模型中起相同的作用？有证据显示过敏体质的婴儿更倾向于产生分泌IL-9的T细胞，是不是具有Th9细胞介导的哮喘类型？是不是Th9介导的炎症只是Th2细胞介导疾病的前期或中间状态？所有这些问题目前还没有清楚的答案，但对Th9细胞机制的理解肯定有助于寻找过敏性疾病的防治办法。

参 考 文 献

［1］GARN H. Is 9 more than 2 aslo in allergic airway inflammation［J］? Journal of Allergy and Clinical Immunology，2018，141（6）：2024-2026.

［2］WANG P，SU H，ZHANG L，et al. Phosphatase wild-type p53-induced phosphatase 1 controls the development of Th9 cells and allergic airway inflammation［J］. Journal of Allergy and Clinical Immunology，2018，141（6）：2168-2181.

4.6 嗜碱性粒细胞在过敏性疾病中的作用

嗜碱性粒细胞（basophil）是数量最少的颗粒细胞（granulocyte），仅占外周血白细胞的0.5%～1%。1879年Paul Ehrlich首先发现该细胞，比发现T细胞和B细胞都要早，但是直到最近嗜碱性粒细胞的功能才逐渐清晰。

因为嗜碱性粒细胞数量少，缺乏相关动物模型，又因为嗜碱性粒细胞和肥大细胞的相似性，比如二者均携带嗜碱性颗粒、表达IgE高亲和力受体、活化后释放组胺等炎症因子等，很长时间内都认为嗜碱性粒细胞就是肥大细胞小的、可有可无的"亲戚"。嗜碱性粒细胞通常存在于外周血中，很少和肥大细胞一样出现在周围组织中，除非发生炎症，而且嗜碱性粒细胞比肥大细胞寿命短很多，新生成的嗜碱性粒细胞从骨髓中源源不断补充到外周血里，这些都说明嗜碱性粒细胞和肥大细胞在体内功能不同。新的动物模型（嗜碱性粒细胞缺乏小鼠）的出现，使得体内研究嗜碱性粒细胞功能成为可能。本文简要介绍一下嗜碱性粒细胞在过敏性疾病中的作用。

嗜碱性粒细胞以前被误认为是血液中肥大细胞的前体（precursor），迁移到周围组织后成熟为肥大细胞。其实嗜碱性粒细胞和肥大细胞是骨髓中造血干细胞产生的不同细胞谱系的细胞，通过研究转录组（transcriptome）人们发现不管是在人类还是小鼠身上肥大细胞和嗜碱性粒细胞相似性很小。小鼠体内分化生成嗜碱性粒细胞的途径可能有很多种，体外培养骨髓细胞和IL-3或胸腺基质淋巴细胞生成素（thymic stromal lymphopoietin，TSLP）可产生嗜碱性粒细胞，但IL-3和TSLP引出的嗜碱性粒细胞在基因表达、外在型、功能等方面又都不相同。需要指出的是体内缺乏IL-3和TSLP的小鼠均可检测出嗜碱性粒细胞，说明IL-3和TSLP不是产生嗜碱性粒细胞唯一的途径，产生嗜碱性粒细胞的分子调节机制很复杂。

众多的皮肤病中发现嗜碱性粒细胞聚集，比如特应性皮炎、慢性特发性荨麻疹（chronic idiopathic urticaria，CIU）、瘙痒症等。清除嗜碱性粒细胞可以缓解皮肤炎症，提示嗜碱性粒细胞在特异性皮炎发病中的作用。CIU临床上表现为持续性病因不明的风团，有研究认为嗜碱性粒细胞可能是潜在的发病原因，因为CIU患者皮肤损害部位发现嗜碱性粒细胞渗出，而患者血液嗜碱性粒细胞减少，可能是因为嗜碱性粒细胞迁移到皮肤引起的。在过敏小鼠耳朵上皮内注射过敏原可以引起3波耳肿，分别是肥大细胞介导的即发反应和迟发反应及IgE介导的慢性过敏炎症（IgE-mediated chronic allergic inflammation，IgE-CAI）。IgE-CAI反应伴随大量白细胞渗出，包括嗜酸性粒细胞、中性粒细胞、巨噬细胞，也含有1%～2%的嗜碱性粒细胞，虽然嗜碱性粒细胞占总渗出细胞的数量很少，但如果完全没有，就不会产生IgE-CAI，这说明了嗜碱性粒细胞和IgE-CAI有关。

过敏性鼻炎是最常见的呼吸道过敏性疾病，在过敏性鼻炎患者的鼻灌洗液或鼻黏膜中均可检测出嗜碱性粒细胞。在过敏性鼻炎小鼠模型中发现肥大细胞和嗜碱性粒细胞的参与。首先活化的肥大细胞释放组胺，组胺介导表达组胺H4受体的嗜碱性粒细胞募集和活化，促使产生Th2细胞因子和其他效应分子。哮喘患者肺部嗜碱性粒细胞渗出也有报道，在哮喘小鼠模型中，鼻内使用木瓜蛋白酶可以引起肺上皮细胞释放IL-33，IL-33活化嗜碱性粒细胞和2型原始淋巴细胞（group 2 innate lymphoid cells，ILC2），IL-33刺激嗜碱性粒细胞分泌IL-4，从而活化ILC2产生大量的IL-5、IL-13和CCL11，引起肺部嗜酸性粒细胞增多。

食物过敏症状从瘙痒、荨麻疹、腹泻到急性过敏性休克。过去常认为肥大细胞上过敏原和特异性IgE交联是引起食物过敏的重要原因，但对罹患CIU及花生过敏的患者进行抗-IgE治疗时发现早期临床改善与嗜碱性粒细胞被抑制相关，而不是肥大细胞。小鼠模型中，不管是缺乏嗜碱性粒细胞还是肥大细胞都可以减轻花生引起的过敏性休克，提示了嗜碱性粒细胞可能与肥大细胞一样，在花生过敏中起重要作用。特应性皮炎是发展为食物过敏的重要危险因素，食物过敏可以由过敏原通过皮肤致敏。通过皮肤致敏的食物过敏小鼠体内TSLP增多，引起皮肤损害处嗜碱性粒细胞增加，产生更多Th2细胞因子，导致血液中特异性IgE增加，引起肠道中肥大细胞聚集，导致肠道过敏，但如果清除嗜碱性粒细胞就可以减少肠道过敏的易感性。TSLP引起的嗜碱性粒细胞也与嗜酸性粒细胞食管炎（eosinophilic esophagitis，EoE）的发病相关，减少TSLP或清除嗜碱性粒细胞均可以减轻EoE。

过敏性休克的急性发作是危及生命的全身过敏反应。在蜂毒和花生引起的过敏性休克患者血液中发现嗜碱性粒细胞和IgE高亲和力受体（FcεRI）表达减少，但嗜碱性粒细胞趋化因子CCL2增加，提示了嗜碱性粒细胞与此类疾病有关。IgE和过敏原结合引起肥大细胞释放组胺是引起过敏性休克的原因之一，在一些药物引起的过敏性休克患者体内发现特异性IgG-过敏原复合物可刺激嗜碱性粒细胞、巨噬细胞或中性粒细胞引起过敏性休克，但尚有待进一步研究。

除了过敏性疾病外，嗜碱性粒细胞还在自身免疫性疾病、对病原体感染的免疫保护及先天和获得性免疫调节中起重要作用。嗜碱性粒细胞可能是数量最少但功能最多的白细胞。

参 考 文 献

[1] KARASUYAMA H, MIYAKE K, YOSHIKAWA S, et al. Multificeted roles of basophils in health and disease [J]. Journal of Allergy and Clinical Immunology, 2018, 142 (2): 370-380.

[2] KIM B S, WANG K, SIRACUSA M C, et al. Basophils promote innate lymphoid cell responses in inflamed skin [J]. Journal of Immunology, 2014, 193 (7): 3717-3725.

[3] MUKAI K, MATSUOKA K, TAYA C, et al. Basophils play a critical role in the development of IgE-mediated chronic allergic inflammation independently of T cells and mast cells [J]. Immunity, 2005, 23 (2): 191-202.

[4] Basophil [OL]. https://en.wikipedia.org/wiki/Basophil

4.7 为什么免疫系统能长时间记住你对哪种食物过敏？

过敏原特异性IgE在过敏反应中起到决定性作用，包括食物过敏。大多数对花生、坚果、鱼等过敏的患者可能都是终生的。致敏后的患者如果没有摄入相应的食物不会产生临床症状，但是即使多年后再次接触该食物也会马上诱发过敏。为什么免疫系统可以长时间记住我们对哪种食物过敏呢？

起初，人们归因于产生IgE抗体的浆细胞（IgE+ plasma cells，IgE+ PC），认为这种细胞寿命长，后来发现过敏原特异性IgE+ PC半衰期只有60天左右，致敏老鼠如果不继续暴露在过敏原中，3~6个月后体内就检查不到该特异性IgE的存在。虽然患者在没有过敏原暴露的情况下，体内特异性IgE不能持续存在，但重新产生IgE引起过敏的能力却终生存在。这说明在患者致敏时就产生了一种长寿命的过敏原特异性记忆细胞，该记忆细胞可以在过敏原重新暴露时马上补充IgE+ PC，释放IgE。

在食物经口致敏（orally sensitized）的老鼠身上，9个月后还可以检测到表达过敏原特异性IgG1的记忆B细胞（IgG1+ memory B cell，IgG1+MBC），而不是表达IgE的记忆B细胞（IgE+ MBC）。食物透皮致敏（epicutaneous sensitization）的老鼠体内先检测到表达过敏原特异性IgG1的非成熟记忆B细胞，重复暴露于过敏原后变为成熟记忆B细胞，高亲和力IgE抗体正是来源于这些IgG1+ MBC。IgG1+ MBC 和IgG1+ PC均终生存在，而IgE+ B细胞更倾向于发展成为短寿命的IgE+ PC。

患者摄入某种过敏原后，体内产生的特异性IgG1+ MBC长期存在，当过敏原重新暴露时，免疫系统产生IL-4或IL-13（由Th2细胞、自然杀伤T细胞、2型原始淋巴T细胞分泌），在IL-4或IL-13存在下，IgG1+ MBC可以转换成IgE+PC，产生过敏原特异性IgE，引起过敏症状。这就是为什么免疫系统可以长期记住我们对哪种过敏原过敏的原因。从另一方面看，这也提示如果能阻止IL-4，或许也可以阻止IgG1+ MBC转换为IgE+PC，从而避免过敏的产生。

参 考 文 献

［1］JIMENE-SAIZ R，BRUTON K，KOENIG J F E，et al. The IgE memory reservoir in food allergy［J］. Journal of Allergy and Clinical Immunology，2018，142（5）：1441-1443.

［2］JIMENEZ-SAIZ R，CHU D K，MANDUR T S，et al. Lifelong memory responses perpetuate humoral Th2 immunity and anaphlylaxis in food allergy［J］. Journal of Allergy and Clinical Immunology，2017，140（6）：1604-1615.

［3］HEERINGA J J，RIVERS L，ARENDS N J，et al. IgE-expressing memory B cells and plasmablasts are increased in blood of children with asthma［J］. Allergy，2018，73（6）：1331-1336.

4.8 嗜酸性粒细胞食管炎具有不同的内在型吗？

嗜酸性粒细胞食管炎（eosinophilc esophagitis，EoE）是一种初始由食物过敏原引发的免疫介导的慢性复杂疾病，其他疾病症状严重程度及对治疗的响应与疾病的内在型（endotypes）有关，那EoE是否有不同的内在型呢？

罹患过敏性疾病的患者体内IgG4抗体与过敏原耐受有关，IgG4水平越高说明免疫系统对该过敏原更耐受。最新研究发现IgG4和一些疾病的发病有联系，比如某些自身免疫性疾病和EoE。Schuyler等人最近发现EoE患儿可以根据牛奶过敏原特异性IgG4水平区分，处于疾病活跃期的EoE患者血液中含有更高的牛奶特异性

IgG4抗体，但还没达到IgG4相关疾病（IgG4-related diseases）的浓度。IgG4水平和EoE疾病相关可能是因为食物过敏原引起的Th2响应募集和活化了大量的嗜酸性粒细胞和肥大细胞。这些细胞产生多种细胞因子，包括IL-10和TGF-β1，从而既可以引起IgG4升高，又可以促使食管重塑和纤维化。

根据以上潜在的机制和Schuyler等人的结果，是否可以基于牛奶特异性IgG4浓度来预测不同EoE患者的免疫特性及对治疗结果的响应？一些症状较轻、没有出现食管纤维化的患者对质子泵抑制剂（proton pump inhibitor，PPI）治疗有效，但症状严重、食管纤维化的患者对PPI治疗并无响应。因此，可以假设牛奶特异性IgG4浓度高的EoE患者，其食管纤维化更严重，相反IgG4浓度低的EoE患者PPI的治疗更易产生疗效。

EoE患者男性多于女性，男性患儿血液中牛奶特异性IgG4浓度也高于女性患儿，虽然并不显著。临床上，女性患儿更多表现为一些非典型的EoE症状，比如胸痛、胃灼热；男性患儿更多表现为吞咽困难、食物过敏或不良反应。是否可以理解为吞咽困难和食物过敏是EoE的"较晚"症状，更和食管纤维化相关？男性患儿是否更多表现为纤维化？

过敏原种类很多，以牛奶过敏原IgG4浓度预测食物引起的EoE或许缺乏特异性。目前，尚未有证据表明牛奶特异性IgG4可以作为生物学参数预测EoE疾病的严重程度和对治疗的响应。但用牛奶特异性IgG4水平可以判断患者，特别是男性患者，EoE是否处于活跃期，虽然IgG4在其中的作用机制还有待进一步研究。这些数据也有助于发现EoE是否具有不同的内在类型，比如低IgG4浓度/PPI响应型，或高IgG4浓度/PPI不响应/高纤维化型等。EoE的研究日新月异，相信这些问题能很快得到解答。

参 考 文 献

［1］FERGUSON A E, FULKERSON P C. Eosinophilic esophagitis: time to classify into endotypes ［J］? Journal of Allergy Clinical Immunology, 2018, 142（1）: 71–72.

［2］SCHUYLER A J, WILSON J M, TRIPATHI A, et al. Specific IgG4 antibodies to cow's milk proteins in pediatric patients with eosinophilic esophagitis ［J］. Jouranl of Allergy and Clinical Immunology, 2018; 142（1）: 139–148.

［3］LOIZOU D, ENAV B, KOMLODI-PASZTOR E, et al. A pilot study of omalizumab in eosinophilic esophagitis ［J］. PLoS One, 2015, 10（3）: e0113483.

［4］ARIAS A, GONZALEZ-CERVERA J, TENIAS J M, et al. Efficacy of dietary interventions for inducing histologic remission in patients with eosinophilic esophagitis: a systematic review and meta-analysis ［J］. Gastroenterology, 2014, 146（7）: 1639–1648.

4.9　母亲IgG抗体可以保护婴儿免于致敏

婴儿对外来过敏原的致敏（sensitization）开始于生命早期，初始为食入性过敏原，后为吸入性。婴儿出生后第1年是免疫系统的一个可塑期，大多过敏原特异性IgE在第1年内就已经产生。此后，多数儿童保持其早期的IgE致敏模式，但也有一些儿童继续对其他过敏原致敏，直到青春期甚至成人。成人后IgE模式可能长期保持稳定。有研究认为通过婴幼儿过敏原特异性IgE的致敏模式，包括IgE水平、交叉过敏原个数、同一种过敏原的不同过敏原分子致敏个数等，可能可以预测孩子什么时候出现过敏症状及症状的严重程度。

免疫系统对抗原的响应开始于婴儿甚至胎儿时期，但完全的免疫能力（full immune reactivity）要2岁后随着脾的发育成熟才能达到。虽然胎儿在子宫内已经开始了IgM向IgG、IgA或IgE的转换（switch），但量非常少。出生时和生命早期的免疫保护主要还是来自母亲向胎儿转移的抗体。IgG通过胎盘向胎儿转移，从怀孕第5个月左右就开始了，IgG直接进入胎儿血液循环，出生时婴儿血液中IgG浓度可能比母亲体内还高。婴儿出生后，母亲也可以通过哺乳给婴儿被动保护（passive protection），主要是IgA抗体，也有IgG抗体，但这种被动保护是通过胃肠道转移抗体，效率较低。因此，抗体绝大多数是在婴儿出生前转移的。如果抗体的半衰期为1个月，婴儿出生6个月后其体内抗体的浓度只有出生时的1/16，但在这6个月内，婴儿开始对所处环境中的抗原产生自己的抗体，到2岁时IgM达到成人水平，6岁时IgG达到成人水平，IgA要到青春期才能达到成人水平。

过敏原特异性IgG抗体可以通过胎盘转移到胎儿体内，IgE则不行。有研究发现婴儿脐带血中的特异性IgG1和IgG4几乎和母亲孕期血液中的一致，而母亲特异性IgE在脐带血中却未被检出。而且，那些接受过过敏原特异性免疫治疗的母亲，其孩子脐带血中的IgG4浓度更高，显然是特异性免疫治疗引起母亲体内IgG4浓度上升引起的，或许这也解释了为什么母亲接受免疫治疗对儿童罹患过敏性疾病具有保护作用。

为什么有的孩子过敏，有的不过敏呢？过去主要认为是遗传和环境造成的，现在逐渐发现孕期母亲体内IgG抗体可以转移到婴儿体内。来自母亲的抗体从保护婴儿避免发生过敏性疾病到发病有个时间差，这与自身免疫性疾病相似，免疫系统从对自身抗原产生反应到疾病出现症状也有几年的时间。这给预防过敏性疾病的发生留下了一个时间窗。母亲IgG抗体通过胎盘或母乳转移影响到婴儿胃肠道微生物群落的形成和存活，说明IgG抗体可以调节婴儿的微生物群落和免疫响应，为疾病的预防和治疗提供新的思路。

最近有个瑞典的纵向研究对比了孕期母亲血液和婴儿脐带血、6个月、12个月、24个月、60个月时的过敏原特异性IgG和IgE水平，结果发现如果母亲孕期某过敏原特异性IgG大于某一特定值，儿童对该过敏原不会产生致敏；相反，如果儿童对某过敏原产生致敏，其母亲体内该过敏原的特异性IgG浓度都很低。结果还发现如果儿童对某过敏原产生IgE，其体内该过敏原特异性IgG也相应增高，说明儿童自身产生的IgG并没有保护作用。

如果母亲怀孕时在特定时期接受过敏原特异性IgG"补充"，或许可以预防婴儿致敏或过敏。这在小鼠模型上已经得到验证，母亲孕期补充过敏原特异性IgG可以预防小鼠致敏。但要应用到临床还需要大量研究，比如IgG的保护作用是否受环境卫生学的影响？对非过敏高风险的婴儿有什么影响？IgA在其中是否起到什么作用等。无论如何，这都对过敏性疾病和自身免疫性疾病的治疗和预防带来新的思路。

参 考 文 献

[1] LUPINEK C, HOCHWALLNER H, JOHANSSON C, et al. Maternal allergen-specific IgG might proect the child against allergic sensitization [J]. Journal of Allergy and Clinical Immunology, 2019, 144 (2): 536-548.

[2] CABALLERO-FLORES G, SAKAMOTO K, ZENG M Y, et al. Maternal immunization confers protection to the offspring agaist an attaching and effacing pathogen through devilvery of IgG in breast milk [J]. Cell Hostand Microbe, 2019, 25 (2): 313-323.

[3] FLICKER S, MARTH K, KOFLER H, et al. Placental transfer of allergen-specific IgG but not IgE from a specific immunotherapy-treated mother [J]. Journal of Allergy and Clinical Immunology, 2009, 124 (6): 1358-1360.

[4] CHIU C Y, HUANG Y L, TSAI M H, et al. Sensitization to food and inhalant allergens in relation to atopic diseases in early childhood: a birth cohort study [J]. PLoS One, 2014 9 (7): e102809

4.10　免疫代谢

功能上看似独立的免疫系统和代谢系统，事实上却是紧密联系的。免疫代谢（immunometabolism）研究的是免疫系统的新陈代谢，其内容包括两部分，第一部分是免疫细胞对器官或机体新陈代谢的调节作用，第二部分是免疫细胞的代谢途径（pathway）对免疫功能的调节或影响。免疫细胞的代谢途径有很多，选择不同的代谢途径可以赋予免疫细胞不同的功能特性。为什么免疫细胞选择一种代谢途径而不是另一种？免疫细胞选择不同代谢途径会导致怎样的免疫结果？理解这些代谢途径有助于找到疾病新的治疗方式。过敏性疾病患者免疫细胞代谢性失常与免疫功能障碍有关。

免疫细胞有很多种，大多数时候这些细胞是静默的（quiescent），当机体受到感染、炎症或其他攻击的时候，这些免疫细胞会被活化（activated），迅速做出反应。从静默到活化，免疫细胞需要相应的能量供应和条件，因此，调节代谢途径就可能导致或指导免疫功能的改变。不管是静默的细胞还是活化的细胞，均由三磷酸腺苷（ATP）为其直接提供能量。细胞ATP的合成却有几种途径，不同途径所需要的条件不一样，比如葡萄糖、谷氨酰胺、脂肪酸、氧等。因此，特定环境下细胞的代谢方式和途径由其使用这些条件的能力决定。比如葡萄糖代谢的途径就决定了T细胞的分化和成熟，决定其成为效应细胞还是记忆性细胞；Ⅰ型巨噬细胞和效应性T细胞通常利用糖酵解（glycolysis）来支持其炎性功能发挥，相反Ⅱ型巨噬细胞和记忆性T细胞则偏好利用脂肪酸氧化（fatty acid oxidation，FAO）提供能量支持其长期存活的特性。

细胞新陈代谢途径的改变，其功能也会发生改变。当呼吸道感染或出现炎症的时候，T细胞从血液迁移到呼吸道中，迁移后环境、营养和条件的改变可能影响到其代谢，从而妨碍或影响其功能；炎症组织可能造成缺氧，这种缺氧或无氧环境可能对需氧的糖酵解带来影响。因此，免疫细胞渗透到病灶后其代谢可能发生改变，其免疫应答可能发生相应的改变。炎症疾病可以引起代谢重新编程（reprogramming），从默认的代谢途径变成另一种通路，如从糖酵解转为FAO。

哮喘是一种慢性炎症疾病，很多免疫细胞在其发病机制中发挥重要的作用。有研究发现哮喘小鼠暴露于螨虫过敏原中显著增加支气管上皮炎症细胞渗透，并且FAO相关的酶显著增加，说明FAO和哮喘炎症细胞功能相关。用药物抑制FAO可以有效降低过敏原引起的气道高反应性，减少炎症细胞数量，降低与哮喘相关的细胞因子和趋化因子的分泌。这或许为哮喘的治疗带来新的思路或靶点。

免疫代谢的研究需要特殊的仪器，非专业人士很难开展，代谢组学包括所有的代谢产物，技术层面也很有挑战。但免疫代谢的研究在过去10年里仍取得巨大进展，目前研究相对较多的是T细胞、巨噬细胞、树突状细胞和先天淋巴细胞（innate lymphoid cells，ILC），B细胞和T细胞基础代谢相似，其他免疫细胞代谢了解相对较少。肠道微生物是另一个免疫代谢的重要领域，肠道微生物的改变或其代谢产物的改变可以定性或定量地影响到机体其他部分的免疫反应。此外，研究较多的是孕期或围产期营养对婴儿生命早期免疫功能的影响，母乳喂养及抗生素的使用对儿童免疫的影响等。

免疫代谢已经成为一个新的研究热点，也必将为包括哮喘在内的过敏性疾病带来新的治疗靶点。

参 考 文 献

［1］RAO M, DODOO E, ZUMLA Z, et al. Immunometabolism and pulmonary infections: implications for protective immune responses and host-directed therapies ［J］. Frontiers in microbiology, 2019, 10: 962.

［2］AL-KHAMI A A, GHONIM M A, DEL VALLE L, et al. Fuelling the mechanisms of asthma: increased fatty acid oxidation in inflammatory immune cells may represent a novel therapeutic target［J] Clinical Experimental Allergy, 2017, 47（9）: 1170-1184.

［3］WILHELM C, KHARABI MASOULEH S, KAZAKOV A. Metabolic regulation of innate lymphoid cell-mediated tissue protection-linking the nutritional state to barrier immunity ［J］. Frontiers in immunology, 2017, 8: 1742.

［4］MURRAY P J, RATHMELL J, PEARCE E. Snapshot: immunometabolism ［J］. Cell Metabolism, 2015, 22（1）: 190.

［5］PEARCE E L, PEARCE E J. Metabolic pathways in immune cell activation and quiescence ［J］. Immunity, 2013, 38（4）: 633-643.

4.11 表观遗传学和过敏性疾病

表观遗传学（epigenetics）是研究基因的核苷酸序列不发生改变的情况下，基因表达的蛋白质发生变化的学科，研究基因组哪个区域易于发生改变从而导致潜在的疾病易感性。表观遗传学修饰（epigenetic modifications）包括DNA甲基化、组蛋白修饰、核小体定位、非编码RNA等，在过敏性疾病领域成为研究热点。表观遗传学很大程度上解释了免疫反应的高度可塑性，环境的改变引起表观遗传学变化，成为过敏性疾病的保护或危险因素。过去的30年中，过敏性疾病发病率越来越高，现在世界范围内哮喘每年的花费达到1 000亿美元。尽管仍有争议，但大多数研究者认为过敏性疾病的高发病率与卫生的改善、微生物暴露的不足及西化的饮食习惯等有关。这些因素均可以改变表观遗传学，影响到免疫细胞的自我平衡。本文简要介绍一下表观遗传学在过敏性疾病中的潜在应用。

全表观基因组关联研究（epigenome-wide association studies, EWAS）揭示嗜

酸性粒细胞和调节性T细胞（Treg）在哮喘患者体内发生表观遗传学上的改变，EWAS也显示过敏性疾病（如哮喘）与一些环境因素有关，如出生前母亲吸烟、出生前和出生后空气污染都可以引起DNA甲基化的改变。虽然目前不同研究中DNA甲基化的结果缺乏一致性，这可能与研究对象不同、疾病表型定义不同及分析方法不同有关。但是，DNA甲基化带来的表观遗传学改变却有可能作为过敏性疾病的生物学参数，作为诊断工具帮助过敏性疾病的检测、管理和预防，用于评价和预测不同治疗方法的疗效，甚至干涉疾病相关通路，用于治疗过敏性疾病。

不同研究均证实无论是血液中的免疫细胞还是鼻或支气管上皮细胞，哮喘等过敏性疾病患者与正常人的DNA甲基化水平显著不同，根据DNA甲基化特性可以很轻易将过敏性疾病患者与正常人群区分开来。婴儿1岁时是否会发展为食物过敏可以通过检测脐带血中92-CpG二核苷酸甲基化特性来预测。提示可以通过检测DNA甲基化提前诊断儿童是否会罹患食物过敏，并尽早做出干预。此外，DNA甲基化也可以作为一种激发试验的替代手段来诊断食物过敏，表现比皮肤点刺试验和特异性IgE检测更好。

激素是哮喘治疗的常用药物，初步结果显示激素治疗效果可能与DNA甲基化有关。尽管还没有基于DNA甲基化的参数来预测激素的疗效，但是，治疗中效果好的患者鼻内表皮细胞有甲基化改变。抗-IgE对儿童和成人重症哮喘有效，且可以减少食物过敏特异性免疫治疗（oral immunotherapy，OIT）中的不良反应发生次数和减轻严重程度。儿童哮喘与不同位置CpG甲基化有关，特别是在全血和嗜酸性粒细胞中。不同单抗药物（如抗-IgE、抗-IL-13、抗-IL-5）治疗后嗜酸性粒细胞可能有不同的DNA甲基化形式，或许治疗前的某些表观遗传学特性与治疗效果相关。食物过敏OIT中，Treg的叉头蛋白3（forkhead protein 3，FOXP3）去甲基化（demethylation）是成功免疫治疗的前提。对OIT治疗持续有效的患者，其甲基化水平也一直保持在低水平，T调节细胞DNA甲基化水平可以作为特异性免疫治疗的潜在参数。小鼠模型中也发现成功的花生过敏原透皮免疫治疗（epicutaneous immutherapy）导致FOXP3甲基化减少。

组蛋白修饰也称为组蛋白编码（histone code），组蛋白的乙酰化和去乙酰化，甲基化和去甲基化之间的平衡是调节和控制基因表达的关键。目前大多数研究考察的是过敏性疾病患者特定基因上（比如与Th细胞分化相关的基因）组蛋白的修饰情况，很少有研究涉及全基因组的变化，过敏炎症总体上与组蛋白乙酰化的增加相关。

miRNA（或microRNA）是小的非编码RNA，有20~25个核苷酸，可以在不改变基因序列的情况下影响基因表达，是表观基因调控的另一种方式。一个miRNA可以直接或间接调控许多个目标基因，一个基因也可以被多个不同的

miRNA调控。miRNA 是免疫细胞发育、分化、成熟、活化的重要参与者，与正常人相比，过敏患者的miRNA表达不同。不同哮喘表型的患者miRNA表达也不一样，与症状严重程度相关。

表观遗传的改变可以遗传，也可以逆转。这样就有可能通过调节，形成过敏性疾病风险低的表观基因组，或者过敏症状相对轻的疾病表型。使用非特异性DNA甲基化抑制剂可达到这样的目的，但是目前研究很少，结果不一，且多数研究是考察单一目标基因。新技术（CRISPR/dCas9）的出现使我们第一次可以在任意基因组位点考察表观基因组的修饰，也就是说可以在全基因组任意位点特异性的完成DNA甲基化或去甲基化及组蛋白的乙酰化和去乙酰化。因为表观遗传可以逆转，如果知道哪部分发生改变，就可以通过"逆转"来治疗疾病。此外，也可以考虑使用miRNA抗结剂或抑制剂来调控与疾病相关的miRNA的表达，这在癌症的治疗中已经开始应用。

微生物群落通过多种机制影响免疫细胞的自我平衡、分化和极化，其中就包括表观基因组的调节。梭属菌可以从膳食纤维中产生免疫调节分子—短链脂肪酸（short-chain fatty acids，SCFA）（如丁酸）从而抑制组蛋白去乙酰化酶、抑制2型固有淋巴细胞（ILC2）增殖、减少Th2促炎症因子的表达等。低水平的SCFA与过敏性疾病相关，增加SCFA浓度可以改善上皮屏障功能、缓解疾病。双歧杆菌可以产生醋酸盐，这与FOXP3启动子乙酰化有关。此外，微生物在肠道定植引起T调节细胞的DNA甲基化。为预防过敏性疾病，有研究发现了一些保护性的环境或膳食因素，也有研究考察了这些保护性因素与表观基因组的关系，比如益生菌的暴露引起肠道上皮细胞DNA甲基化，益生菌可以增加表观基因的可塑性，对过敏起保护作用。多不饱和脂肪酸也被证实与表观遗传的改变有关。

尽管表观遗传学在过敏性疾病中的应用还处在早期阶段，但过去几年用来分析表观基因修饰的技术取得巨大进展，表观基因修饰进入临床实践用来诊断、治疗和预防过敏性疾病也是可期待的。

参 考 文 献

［1］TOST J. A translational perspective on epigenetics in allergic diseases［J］. Journal of Allergy and Clinical Immunology，2018，142（3）：715-726.

［2］XU C J，SODERHALL C，BUSTAMANTE M，et al. DNA methylation in childhood asthma：an epeigenome-wide meta-analysis［J］. Lancet Respiratory Medicine，2018，6（5）：379-388.

［3］POTACZEK D P，HARB H，MICHEL S，et al. Epigenetics and allergy：from basic mechanisms to clinical application［J］. Epigenomics，2017，9（4）：539-571.

［4］YANG I V, LOZUPONE C A, SCHWARTZ D A. The environment, epigenome, and asthma ［J］. Journal of Allergy and Clinical Immunology, 2017, 140（1）: 14-23.

4.12　喝生牛奶为何能预防过敏性疾病的发生?

过去的几十年里过敏性疾病的发病率持续性增加，保守估计影响到全球人口的25%，但是生活在农场的人患过敏性疾病的概率远低于正常人群，除了接触农场动物、环境中内毒素水平高外，还可归因于饮用生牛奶（raw milk）。最近的研究发现生命早期饮用生牛奶是罹患哮喘、鼻炎、花粉症的保护因素，而且也降低了呼吸道感染的风险。生牛奶中的某些成分可能可以减少过敏和呼吸道感染，因为生牛奶中可能含有病原菌，伦理上很难对婴幼儿开展对照研究，但是在动物实验中发现饮用生牛奶可减少老鼠罹患哮喘的风险，饮用热处理后的牛奶没有这种保护作用，那生牛奶保护作用的机制究竟是什么呢?

理解生牛奶和人乳的异同，或许可以帮助我们认识牛奶中哪些成分具有免疫保护作用。人乳和牛奶中转化生长因子（transforming growth factor-β，TGFβ）的活性形式是相同的。虽然浓度不同，但牛奶经热处理后TGFβ1被破坏，不可检出。牛奶中乳铁传递蛋白（lactoferrin）和人乳的结构类似，也可以和人乳铁传递蛋白受体结合，表现出一样的生物活性。二者IL-10也有76.8%的相似度。牛奶中IgA水平比人乳低，但IgG浓度更高。二者蛋白质含量差不多，但低聚糖含量完全不同，人乳中低聚糖是所有哺乳动物中种类最多的，牛奶中主要是唾液酸低聚糖（sialylated oligosaccharides）。此外，牛奶中维生素A和维生素D的含量也与人乳相当。生牛奶中的一些热敏感物质（比如乳清蛋白、乳白蛋白、乳球蛋白、乳铁传递蛋白、IgG等）具有对过敏性疾病的防护作用，加热后特别是商品奶中这些物质被破坏；但生牛奶煮沸后似乎也可以防止婴儿呼吸道感染，这可能是因为牛奶脂球膜（milk fat globule membrane）的作用。这些都说明生牛奶中的某些组分可以保护生命早期呼吸道感染和过敏性疾病的产生。

喝入生牛奶后，按理说会被胃酸及大量的蛋白酶等分解，对成人确实如此，但婴儿胃酸水平低，6个月后才接近成人，pH高（即胃酸低）影响了胃蛋白酶的活性；新生儿小肠中糜蛋白酶、肠激酶的水平都很低（只有成人的10%~60%）。大量的牛乳蛋白就可能与小肠中的树突状细胞及上皮细胞作用，比如成人口服牛IgG后，粪便中只能检测到0.1%，而婴儿粪便中却可以检测出10%。另外，婴儿肠壁致密性低，过敏原、细菌、病毒等更容易穿透，引起炎症，但同时也提供了一个窗口期，使生牛奶中的有益成分得以产生免疫耐受。而且生牛奶中的一些成分（比如TGFβ、乳铁传递蛋白）对低pH和蛋白酶不敏感，可以大量进入小肠并保留其功能活性，参与免疫反应。此外，生牛乳中的IgG和唾液酸低聚糖可以防止病毒或过敏原与宿主细胞结合引起感染或炎症。

上皮细胞上覆盖一层厚厚的黏膜防止有害物质进入体内，上皮屏障的完整性对预防过敏性疾病非常重要。生牛奶中的一些组分可以强化上皮屏障功能，虽然没有体内（in vivo）证据，但体外（in vitro）实验证实生牛奶与巴氏杀菌奶相比更能引起和免疫相关的基因表达。生牛奶中与上皮屏障功能相关的最重要的一个成分是TGFβ。TGFβ1不仅可以介导细胞连接（tight junction）增殖表达还可以引起紧密连接蛋白（claudin-4）和蛋白激酶C（protein kinase C）的表达。这些物质均能强化上皮屏障功能。唾液酸低聚糖在结肠中发酵形成短链脂肪酸，可以诱导TJ基因和MUC2的表达，强化上皮屏障功能。此外，维生素D也有类似作用。

除了大量的流行病学证据外，机制上有研究显示饮用生牛奶使血液中Treg数量增加，IgE水平降低，哮喘发病率降低；也有研究指出生牛奶可以增加FOXP3基因去甲基化，增加FOXP3+T细胞；还有研究认为生牛奶可以产生更多的IFN-γ，而IFN-γ与Th1相关，可以对抗Th2免疫响应。总之，生牛奶中的一些物质可以促进免疫系统自身稳定，引起人体免疫细胞的调节作用，达到耐受或抑制免疫反应的作用。

肠道中的免疫反应也可能影响到呼吸道，称为肠道—肺轴（gut-lung axis），目前其机制还不很清楚，但多数研究认为共生菌群（commensal microbiota）TLR信号传导起到重要作用。不饱和脂肪酸可能也是原因之一，肠道中微生物代谢产物（不饱和脂肪酸）对呼吸道免疫功能有重要影响，肠道中其他微生物组分（比如TLR配体）也可能进入循环影响到呼吸道的免疫功能。生牛奶中的唾液酸低聚糖、维生素A和维生素D在此起到关键作用，但有关肠道—肺轴的研究目前仍只是刚刚开始。

总之，生牛奶中的某些成分可以预防过敏、哮喘和呼吸道感染，比如牛奶中IgG可以结合细菌或病毒，强化吞噬作用；TGFβ可以上调TJ基因表达，加强上皮屏障功能；多糖的肠道代谢产物影响到呼吸道的免疫反应等。

参 考 文 献

[1] PERDIJK O, VAN SPLUNTER M, SAVELKOUL H F J, et al. Cow's milk and immune function in the respiratory tract: potential mechanisms [J]. Frontiers in Immunology, 2018, 9: 143.

[2] CHATTERTON D E, NGUYEN D N, BERING S B, et al. Anti-inflammatory mechinisms of

bioactive milk proteins in the intestine of newborns［J］. International Journal of Biochemistry and Cell Biology, 2013, 45（7）: 1730–1747.

［3］ODDY W H, ROSALES F. A systematic review of the importance of milk TGF–beta on immunological outcomes in te infant and young child［J］. Pediatric Allergy and Immunology, 2010, 21（1 Pt 1）: 47–59.

4.13 母乳喂养对新生儿免疫系统的影响

婴儿出生后免疫系统尚未形成，肠道微生物还未建立，极易被感染。母乳喂养不仅为新生儿提供了最适宜的营养成分，母乳中还含有多种抗感染的免疫活性物质，特别是对预防呼吸道和胃肠道的感染很有帮助，世界卫生组织（WHO）建议婴儿出生6个月内应该纯母乳喂养。

研究认为母乳喂养有利于婴儿肠道微生物群落的建立，从而影响到自身免疫性疾病和过敏性疾病的发展。这可能是因为母乳中含多种低聚糖，虽然低聚糖不直接提供营养，却是肠道细菌喜欢的底物，也可以作为益生元（prebiotics）对肠道微生物群落的形成至关重要。母乳喂养和奶粉喂养的婴儿肠道微生物组成明显不同，可能原因之一就是奶粉中不含这些低聚糖。但母乳中低聚糖种类很多，目前至少鉴定出200多种，来自不同母亲的乳汁低聚糖数量和结构差异很大，一些关于母乳喂养与过敏性疾病相关性的研究结果常常是矛盾的。

早在20世纪60年代就发现新鲜母乳中含有中性粒细胞、巨噬细胞、淋巴细胞、干细胞和上皮细胞。新生儿每天通过母乳摄入1×10^8个母体细胞，其中80%是巨噬细胞。这些母乳中的免疫细胞不仅保护哺乳时母亲乳房免于感染，还能调节新生儿免疫系统的形成或成熟。但母乳本身成分复杂，受环境、饮食等多种因素影响，分泌乳汁又是一个动态的过程，每个婴儿需要的量也不同，因此到目前为止，母乳喂养对新生儿免疫系统影响机制还不是很清楚。

最近Baban团队发现母乳中还含有先天淋巴细胞（innate lymphoid cells, ILC），而且ILC1、ILC2、ILC3 3个亚型都存在，3个亚型细胞数量在母乳中存在显著性差异，ILC1 ＞ILC3 ＞ ILC2。这3种ILC在母乳中分泌的细胞因子也存在显著差异，即IFN–γ（ILC1）＞ ILC2（ILC3）＞ IL–5（ILC2）。ILC不具备直接杀伤细胞的能力，但可以通过调节和调动其他免疫细胞发挥免疫作用，在婴儿肠道菌群和获得性免疫中起到关键作用，在炎症、免疫和组织稳态（tissue homeostasis）中处于中心位置。母乳中的ILC可以通过调节免疫系统来建立口腔和胃肠道中微生物群落，有助于新生儿不成熟的免疫系统迅速适应外界环境，从而避免受到感染。ILC通过母乳进入婴儿体内，可以在酸性条件下存活，并在肠道中最多生存6天，但是低温下母乳中ILC不能存活，因此冷藏处理的母乳可能会失去此活性成分，新鲜母乳喂养为最佳选择。

接下来的研究应该集中在ILC怎么影响新生儿免疫系统和微生物群落，母体中ILC怎么调节婴儿体内ILC的数量等。

参 考 文 献

[1] BABAN B, MALIK A, BHATIA J, et al. Presence and profile of innate lymphoid cells in human breat milk [J]. JAMA Pediatrics, 2018, 172 (6): 594-596.

[2] DOHERTY A M, LODGE C J, DHARMAGE S C, et al. Human milk oligosaccharides and association with immunue-mediated disease and infection in childhood: a systematic review [J]. Frontiers in Pediatrics, 2018, 6: 91.

4.14 孕期过敏原特异性IgE如何变化?

性激素可以调节细胞和体液免疫，成人女性罹患哮喘等过敏性疾病的人数多于男性。怀孕期间，母亲身体发生巨大变化，如心排血量增加30%~50%，血浆量也在怀孕头10周增加10%~15%，并持续增加到34周左右。怀孕也会改变免疫系统，使激素水平发生改变，影响到哮喘等过敏性疾病。三分之一的哮喘患者症状在怀孕后可能得到改善，三分之一症状加重，三分之一没有明显变化，但没有办法预测具体哪些患者会哮喘加重，只是大概知道哮喘症状相对严重的患者孕期哮喘加重的可能性更大。

怀孕可能影响到患者的过敏症状和IgE产生，以前研究显示孕妇体内IgG、IgM、IgA水平在第3个月到第9个月期间降低，分娩后增加，血液中总IgE水平也在分娩后增加，这可能与怀孕期间孕妇血液增加的稀释作用（hemodilution）有关。过敏原特异性IgE水平孕期的变化却一直不清楚。最近有瑞典学者考察了女性怀孕前、孕中（10~14周、26~28周、分娩前）及生产后（分娩后3天）吸入性和食物过敏原IgE的变化。由于样品量偏少，研究者只发现桦树花粉特异性IgE在孕期显著性增加，其他吸入性和食物过敏原IgE没有显著变化。这可能与地域有关，瑞典桦树花粉是主要过敏原。另外，因为研究纳入的样本量少，食物过敏患者本来就少，研究中食物过敏原IgE变化数据没有统计学意义。

也有研究显示孕妇桦树花粉引起的Th2细胞因子水平孕期比分娩后高，怀孕更有利于免疫应答向Th2迁移，增强Th2免疫反应。使胎儿暴露于Th2免疫环境中，可能更容易导致婴儿以后过敏性疾病的发生。特异性IgE水平与过敏性疾病的发病和症状严重程度相关，特异性IgE浓度改变说明产前保健应该关注过敏女性的过敏症状，但遗憾的是此研究并没有给出症状的变化。孕期IgE水平对后代也有潜在的影响，比如有研究指出孕妇总IgE浓度与婴儿过敏性皮炎发病相关，孕期IgE和脐带血IgE水平与牛奶过敏正相关等。

此类研究需要的时间长，影响因素多，样本量大，开展并不容易。此研究也没有纳入螨虫过敏原，螨虫是我国最主要的过敏原，但螨虫在瑞典滋生很少，也很少有患者对其过敏，可能我国数据又不一样。以后的研究不仅要考虑到IgE水平与症状的相关性，还应包括对照组（年龄相当的非怀孕女性），尽可能排除其他因素对IgE产生的影响。

参 考 文 献

［1］HEDMAN A M, LUNDHOLM C, SCHEYNIUS A, et al. Allergen-specific IgE over time in women before, during and after pregnancy［J］. Allergy, 2019, 74（3）: 625-628.

［2］ABELIUS M S, JEDENFALK M, EMERUDH J, et al. Pregancy modulates the allergen-induced cytokine production differently in allergic and non-allergic women［J］. Pediatric Allergy and Immunology, 2017, 28（8）: 818-824.

［3］ABELIUS M S, LEMPINEN E, LINDBLAD K, et al. Th2-like chemokine levels are increased in allergic children and influenced by maternal immunity during pregnancy［J］. Pediatirc Allergy and Immunology, 2014, 25（4）: 387-393.

4.15 抗IgE治疗后为什么IgE反而增加了？

特异性IgE是过敏性疾病的元凶，它可以与肥大细胞或嗜碱性粒细胞上IgE高亲和力受体（FcεRI）结合，导致细胞脱颗粒、释放炎症介质，如细胞因子和蛋白酶。为了阻止IgE和受体结合，研究者开发出抗IgE（anti-IgE, omalizumab, 中文译为奥玛珠单抗）。抗IgE是一种单克隆抗体，可以和IgE上Cε3（constant region 3）区域结合。抗IgE不仅不会引起肥大细胞或嗜碱性粒细胞活化，还可以抑制游离IgE与效应细胞上的受体结合。这正是抗IgE治疗过敏性疾病的机制。

接受抗IgE治疗的患者血清中的IgE水平反而增加了，这可能是因为抗IgE可以和IgE的 Cε3 区域结合，理论上也可以与IgE记忆B细胞上的B细胞受体（B-cell recptors，BCR）的膜结合IgE（membrane-bound IgE）结合，从而致使记忆细胞上BCR交联（cross-linking），促进IgE的产生。那究竟是不是这个原因呢？过敏原鼻激发试验中患者体内特异性IgE显著上升，可能说明鼻黏膜中含有IgE记忆B细胞或浆细胞，那用抗IgE做鼻激发会不会引起IgE的升高呢？

最近有研究纳入桦树花粉过敏的患者，采用双盲、安慰剂对照的方式分别使用过敏原（Bet v 1）、抗IgE、安慰剂做鼻激发试验，观察激发前和激发后（35天）特异性IgE、总IgE的变化，同时也考察了接受抗IgE皮下注射治疗的过敏患者体内总IgE、特异性IgE、特异性IgG的浓度变化。结果发现用Bet v 1做鼻激发的患者体内特异性IgE水平显著升高，而接受抗IgE鼻激发的患者体内特异性IgE无显著变化，3组鼻激发试验中总IgE水平均无显著变化。患者皮下注射抗IgE治疗后，体内总IgE水平显著增加且IgE–抗IgE复合物明显增多，患者体内特异性IgE也增加了4～7倍，其中3名患者猫毛、尘螨特异性IgE也由阴性（<0.35 kU/L）转为阳性，但体外实验中抗IgE并不能刺激过敏患者外周血单个核细胞（PBMC）产生IgE。用抗IgE做鼻激发试验或皮下注射抗IgE均不能使患者体内IgG水平发生改变。

该研究不管是体内试验还是体外试验均证实抗IgE不能活化相关细胞，产生IgE抗体。皮下注射抗IgE后患者体内IgE升高可能是因为IgE–抗IgE复合物浓度增加的结果，从而使IgE的半衰期延长，而不是产生了更多的IgE。临床上，抗IgE治疗过程中不能以IgE浓度的变化指导抗IgE用药，因此治疗前基线时IgE水平就至关重要，是抗IgE用药的基础。

参 考 文 献

[1] ECKL-DORNA J，FROSCHL R，LUPINEK C，et al. Intranasal administration of allergen increases specific IgE whereas intransal omalizumab does not increase serum IgE level– a pilot study［J］. Allergy，2018，73（5）：1003–1012.

4.16　哪些儿童更容易罹患持续特应性皮炎？

特应性皮炎（atopic dermatitis，AD）是一种慢性、反复发作的皮肤炎症疾病，疾病通常开始于婴儿时期，发达国家儿童至少有20%罹患AD。儿童罹患AD的原因不一，发病年龄不同，临床表现、严重程度、发病时长、是否共患其他疾病的风险等都不一样。很多儿童随年龄的增长，AD会有好转或"痊愈"，但也有儿童表现出持续性（persistent）症状，成年后依然为AD

患者。哪些儿童更容易罹患持续性AD呢？

遗传是儿童罹患AD的重要影响因素，父亲或母亲患有哮喘、AD或其他过敏性疾病的孩子更容易罹患该疾病。父母双方均患有过敏性疾病，儿童罹患AD的风险增加1倍。儿童患有哮喘或其他过敏性疾病也更容易罹患AD。中间丝相关蛋白基因（filaggrin gene，*FLG*）变异使得罹患AD的风险增加2～3倍。环境是另一个影响因素，如冬天出生、硬水暴露、空气污染、空气干燥、母亲孕期饮酒等，但出生时家里养狗可能是保护性因素。

最近有丹麦的前瞻性研究考察了遗传、环境、临床因素和儿童13岁时持续性AD的关系，该研究在哥本哈根地区纳入母亲为哮喘患者的411名婴儿，按照Hanifin/Rajka皮炎诊断标准在孩子出生后每2年诊断1次，直到7岁，并在13岁时做最后一次随访，AD的严重程度评价采用特应性皮炎评分体系（scoring atopic dermatitis，SCORAD），同时收集婴儿遗传信息，即*FLG*突变、父母过敏性疾病（哮喘、鼻炎、AD）发病情况、社会经济状况（家庭收入、父母年龄、教育水平）及环境因素（脐带血维生素D水平、孕期吸烟及抗生素使用、母乳喂养、婴儿性别、孕龄、出生季节、出生方式、出生体重、出生头围、家里宠物）等。

研究结果显示13岁前共有45.3%（186/411）的儿童被诊断为AD，其中24.1%（40/166）为持续性AD，76.0%（126/166）的儿童AD症状随年龄好转。之前包括45个研究的荟萃分析显示20%的儿童AD患者8～9岁时仍表现出持续性，与此研究结果基本一致。儿童*FLG*突变、父亲患有哮喘和AD是儿童13岁时罹患持续性AD的危险因素，母亲患有过敏性疾病与儿童持续性AD无关。父母对儿童持续性AD的不同影响可能与患者入组有关，该研究纳入的儿童母亲均为哮喘患者，哮喘患者同时罹患AD和皮炎的概率也更高，因此母亲患过敏性疾病的影响被掩盖了。根据过敏进程（atopic march），儿童早期罹患AD更容易患上哮喘和其他过敏性疾病，但是该研究中儿童早期喘息和过敏原IgE阳性与13岁时持续性AD的发病并无显著相关性，这也是有人质疑过敏进程是否存在的原因。家庭经济水平高或AD症状严重的儿童，13岁时罹患持续性AD的风险更高。研究中发现75%以上AD患者是2岁前发病，之后逐渐下降，13岁时仍为持续性AD的患者大多2岁时已经被诊断为AD。

虽然该研究的对象是母亲罹患哮喘的儿童，不能代表普通人群（unselected population），但研究结论仍然可以指导临床去评价哪些儿童更可能表现为持续性AD，即*FLG*突变、父母罹患哮喘和AD、家庭经济条件好、AD症状严重的儿童可能更多表现为持续性AD。

参 考 文 献

[1] THORSTEINSDOTTIR S, STOKHOLM J, THYSSEN J P, et al. Genetic, clinical and environmental factors associated with persistent atopic dermatitis in childhood [J]. JAMA Dermatology, 2019, 155 (1): 50-57.

[2] KIM J P, CHAO L X, SIMPSON E L, et al, Persistence of atopic dermatitis (AD): a systematic review and meta-analysis [J]. Journal of the American Academy of Dermatology, 2016, 75 (4): 681-687.

[3] MARGOLIS D J, KIM B, APTER A J, et al, Thymic stromal lymphopoietin variation, filaggrin loss of function, and the persistence of atopic dermatitis [J]. JAMA Dermatology, 2014, 150 (3): 254-159.

[4] PETER A S, AELLBERGER J, VOGELBERG C, et al. Predication of the incidence, recurrence, and persistence of atopic dermatitis in adolescence: a prospective cohort study [J]. Journal of Allergy and Clinical Immunology, 2010, 126 (3): 590-595.

4.17　食物过敏是终生的吗?

患食物过敏的儿童大概有4%～8%，一些食物过敏患者随年龄的增长症状会减轻或好转（outgrow），我们可以称之为暂时性或短暂性食物过敏；另一些食物过敏患者却可能持续终生。牛奶和鸡蛋过敏通常被认为是可以随年龄增长而好转的，有研究显示50%的鸡蛋过敏的皮炎患儿在6岁时鸡蛋过敏消失，同一研究指出53%的牛奶过敏皮炎患儿在5岁多时牛奶过敏消失，没有皮炎症状的牛奶或鸡蛋过敏患儿可能更早好转。澳大利亚研究显示47%的鸡蛋过敏儿童2岁好转，儿童鸡蛋过敏的发病率从1岁的9.5%下降到4岁时的1.2%。欧洲研究指出57%的牛奶过敏儿童2岁时症状消失。花生、坚果、海鲜过敏通常被认为是持续性的，有研究显示只有22%的1岁诊断为花生过敏的儿童4岁时症状好转，坚果过敏随年龄好转的更少，只有9%。

食物过敏表现为持续性或暂时性与很多因素有关。基线时牛奶特异性IgE、皮试阳性级别、过敏性皮炎的严重程度这3个因素可以预测牛奶过敏是否会随年龄增长而消失。对鸡蛋过敏，特异性IgE水平和过敏性皮炎的严重程度是两个最重要的预测参数。皮试阳性级别和1岁时特异性IgE浓度可以预测花生过敏的持续性，但皮炎症状并没有预测作用。除了过敏原特异性IgE浓度外，牛奶、花生持续性过敏患者更容易结合线性位点（linear epitopes）。此外，过敏原组分诊断（component-resolved diagnosis, CRD）时单一过敏原分子IgE阳性率越多，可能过敏的持续性越强。

过敏原特异性T细胞可能也和食物过敏持续性有关，但应该没有特异性IgE水平重要。肠道微生物在食物过敏中起重要作用，有研究发现牛奶持续性过敏和暂时性过敏儿童3～6个月时粪便微生物组成明显不同，但6～15个月时微生物组成的不同并没有预测的功能，说明微生物影响食物过敏发生在生命早期阶段。目前尚不清楚在生命早期调节肠道微生物是否有利于食物过敏好转，调节肠道微生物也可以结合过敏原特异性免疫治疗（如 oral immunotherapy，OIT），也就是益生菌加OIT。

对食物过敏自然好转（natural resolution）免疫学机制的理解有助于我们更好的干预持续性食物过敏。目前尚不清楚持续性食物过敏是否为一个单独的表型（phenotype），比如持续性牛奶过敏从机制上更接近花生过敏还是更接近于暂时性牛奶过敏；这些持续性食物过敏是否具有共同的某些特征，比如IgE结合位点；肠道微生物在持续性及暂时性食物过敏中起到的作用是否一样。

即使是同一种过敏原，食物过敏也可能表现为暂时性或持续性，其背后的机制尚不清楚，而且目前也不能有效预测。这些问题的解答有赖于大型的出生队列研究，这样的研究通常都需要持续数十年。

参 考 文 献

［1］BERIN M C. Mechanisms that define transient versus persistent food allergy ［J］. Journal of Allergy and Clinical Immunology，2019，143（2）：453-457.

［2］PERTERS R L，ALLEN K J，DHARMAGE S C，et al. Natural history of peanut allergy and predictors of resolution in the first 4 years of life：a population-based assessment ［J］. Journal of Allergy and Clinical Immunology，2015，135（5）：1257-1266.

［3］SICHERER S H，WOOD R A，VICKERY B P，et al. The natural history of egg allergy in an observational cohort ［J］. Journal of Allergy and Clinical Immunology，2014，133（2）：492- 499.

［4］WOOD R A，SICHER ER S H，VICKERY B P，et al. The natural history of milk allergy in an observational cohort ［J］. Journal of Allergy and Clinical Immunology，2013，131（3）：805-812.

4.18　艾蒿花粉是内毒素的载体

内毒素（endotoxin）主要由革兰阴性菌产生，暴露在空气中可以引起免疫介导的呼吸道炎症，与哮喘等疾病相关。内毒素长时间大剂量暴露能导致全身炎症，引起多器官衰竭甚至死亡。有研究报道认为室内脂多糖（lipopolysaccharide，LPS）水平和喘息正相关。尽管LPS浓度与哮喘症状相关，但流行病学数据显示低浓度LPS暴露对过敏性疾病有保护作用，这也是卫生学假说（hygiene hypothesis）的基础。卫生学假说认为暴露于内毒素等前炎症介质中，可以诱导免疫系统的Th1响应，从而抑制IgE的产生。可见，内毒素也有"好"和"坏"之分。

过去的研究都侧重于室内内毒素，室内内毒素水平受很多因素的影响，比如宠物、建筑年限、居住人数、吸烟、房子的使用情况等，但对室外内毒素知之甚少。土壤是空气中细菌的主要来源，夏天植物叶子表面覆盖大量的细菌。宠物粪便也是传播内毒素的渠道。此外，垃圾、废水等也是空气内毒素的重要来源。一般认为LPS随空气中的颗粒物（如PM10）传播。最近，Oteros等人研究发现室外艾蒿（*artemisia vulgaris*，mugwort）花粉是内毒素传播的载体。

艾蒿是我国北方最常见的杂草之一，艾蒿花粉也是中国最主要的花粉过敏原，门诊患者中约有25%对其过敏，艾蒿花粉也是我国北方引起哮喘的重要诱因之一。Oteros等人连续4年收集慕尼黑和达沃斯两地空气暴露标本，检测LPS和花粉浓度，结果发现LPS浓度高的天数和空气中艾蒿花粉高的天数高度吻合，艾蒿花粉本身不产生内毒素，但其携带的细菌可以。在此类花粉上最常见的两类细菌是假单胞菌属（*pseudomonas*）和泛菌属（*pantoea*），与其他革兰阴性菌相比，这两个属的细菌释放更多的内毒素。花粉上生长细菌可能可以抑制霉菌的产生，对花粉有保护作用，细菌也可以借助花粉这个载体传播。

研究还指出70%的内毒素只由艾蒿花粉传播，其他花粉并没有这个功能。同时在哮喘小鼠体内，研究者还发现艾蒿花粉提取物和高浓度LPS共同引起小鼠肺部炎症，增加肺阻力，小鼠致敏（sensitization）是两种物质的协同作用，任何单一物质没有此功能。

虽然研究还有很多不足，比如临床相关性基于小鼠模型而不是人类，研究也没有显示样本的保存中是否可能有细菌的滋生，其他过敏原（如尘螨，也是LPS载体）对结果的影响如何，但研究结论艾蒿花粉作为内毒素的载体二者共同引起小鼠肺部炎症，说明花粉携带的微生物可能增加了其致敏能力。

参 考 文 献

［1］OTEROS J, BARTUSEL E, ALESSANDRINI F, et al. Artemisia pollen is the mian vector for airborne endotoxin［J］. Journal of Allergy and Clinical Immunology, 2019, 143（1）: 369–377.

［2］CARLSTEN C. Artemisia species pollen （mugwort） as a major vector for ambient LPS: brothers in harm［J］. Journal of Allergy and Clinical Immunology, 2019, 143（1）: 94–95.

［3］TANG R, SUN J L, YIN J, et al. Artemisia allergy research in China［J］. Biomed Research International, 2015: 179426.

［4］BOEHLECHE B, HAZUCHA M, ALEXIS N E, et al. Low–dose airborne endotoxin exposure enhances bronchial responsiveness to inhaled allergen in atopic asthmatics［J］. Journal of Allergy and Clinical Immunology, 2003, 112（6）: 1241–1243.

5 过敏性疾病预防及危险因素

5.1 预防性的过敏原特异性免疫治疗

过敏原特异性免疫治疗（allergen specific immunotherapy，AIT）是目前过敏性疾病唯一的对因治疗，可以预防患者鼻炎发展为哮喘，预防患者从一种过敏原过敏发展为多种过敏原过敏。但由于伦理的原因，预防性AIT（preventive AIT，pAIT）研究并不多。过敏高风险儿童在还没有出现致敏（sensitization）或IgE阳性时接受AIT是否可以预防致敏，或者已经致敏或IgE阳性的儿童接受AIT是否可以预防症状的出现，仍需进一步验证。

有前瞻性随机、双盲、安慰剂对照（RCT）临床研究纳入未满1岁的过敏高风险婴幼儿，给予螨虫过敏原舌下免疫治疗（sublingual immunotherapy，SLIT），每天2次，为期12个月。入组时所有婴幼儿对常见过敏原皮试均为阴性，但12个月后发现治疗组常见过敏原阳性的比例显著少于对照组，虽然螨虫阳性率并无显著性差异。另一个RCT研究针对2～5岁单一过敏原过敏的儿童，采用为期2年的SLIT，结果显示SLIT对该年龄段的孩子是安全的，且治疗过程中过敏原特异性IgG和IL-10显著增加。

根据过敏进程，随着幼儿年龄的增长，患者IgE位点（epitope）多样性增加，表现为对越来越多的过敏原致敏，pAIT可以预防致敏并产生抑制性IgG抗体，其内在的分子机制是什么呢？

有RCT研究考察了pAIT如何影响过敏原特异性IgE和抑制性抗体IgG及IgG4的位点多样性。研究纳入2～5岁儿童，入组时只对尘螨过敏但无临床症状，采取螨虫SLIT，每天1次，治疗2年。基线时两组患者IgG多样性并无不同，但治疗2年后，治疗组患者IgG结合尘螨过敏原的多样性显著增加，治疗组患者IgG4多样性也增加了，虽然并不显著。治疗1年后，治疗组尘螨特异性IgE多样性并无明显变化，但对照组IgE多样性显著增加。而且，治疗组中患者IgE所能结合的多肽数量显著减少，但对照组无显著变化。

这是第1次有证据显示pAIT可以影响到抗体位点的多样性。IgE位点多样性随时间增加，反映了疾病的自然进程，但pAIT可以改变这一进程。更重要的是pAIT

显著增加了过敏原特异性IgG的多样性，在分子层面反映了pAIT的作用机制，也进一步强调了AIT过程中产生抑制性抗体的重要性，不仅是抑制性抗体的数量，其多样性也应该是AIT疗效评价的指标。

由于技术的原因，目前尚没有高通量技术去评价抗体的空间位点（conformational epitopes），该研究也只是考察了线性位点（linear epitopes），但已经充分说明了pAIT对线性位点多样性的影响。有研究显示儿童越早接受AIT收益越大，这可能是因为儿童免疫系统尚未发育成熟，处于过敏进程的早期，尽早地干预更能改变过敏进程，本研究为其提供了分子层面的证据。

参 考 文 献

［1］PONCE M, SCHROEDER F, BANNERT C, et al. Preventive sublingual immunotherapy with house dust mite extract modulates epitope diversity in pre-school children［J］. Allergy, 2019, 74（4）: 780-787.

［2］VALOVIRTA E, PETERSEN T H, PIOTROWSKA T, et al. Resutls from the 5- year SQ grass sublingual immunotherapy tablet asthma prevention（GAP）trial in children with grass pollen allergy［J］. Journal of Allergy and Clinial Immunology, 2018, 141（2）: 529-538.

［3］SZEPFALUSI Z, BANNERT C, RONCERAY L, et al. Preventive sublingual immunotherapy in preschool children: first evidence for saftety and protolerogenic effects［J］. Pediatric Allergy Immunology, 2014, 25（8）: 788-795.

［4］LAI X, LI J, XIAO X, et al. Specific IgG4 production during house dust mite immunotherapy among age, gender and allergic disease populations［J］. International Archives of Allergy and Immunology, 2013, 160（1）: 37-46.

5.2　尘螨避免和过敏性疾病的预防

尘螨（house dust mite, HDM）是我国最主要的过敏原，也是世界上最主要的过敏原之一。虽然早在19世纪20年代就发现灰尘能引起过敏症状，但直到1967年研究者才在显微镜下首次发现灰尘中HDM的爬行，并开始辨别螨虫的种类。之后随着HDM的饲养，HDM过敏原被用于皮肤点刺试验、体外IgE检测、过敏原激发试验及特异性免疫治疗等。今天我们知道HDM生活在世界上大多数热带、亚热带、温带地区，导致数亿人口过敏。

HDM过敏原不仅存在于虫体中（如Der p 2），还存在于粪便中（如Der p 1）。HDM粪便颗粒直径为20～30 μm，且外面有一层膜包裹，并不容易破碎，通常认为直径5 μm或更小的颗粒才可以进入肺，比如支气管激发时雾化后液滴的直径在2 μm左右，但试验证实即使直径在20 μm 的颗粒也有10%的能够进入支气管。而且，最新研究证实大颗粒的HDM过敏原（中位数为 9.7 μm）比小颗粒（中位数为 1.1 μm）的更容易引起支气管高反应性（bronchial hyperactivity，BHR），所需要的浓度也更低。因此，在正常呼吸条件下，相当比例的HDM过敏原可以进入支气管并引起肺部炎症。认为大颗粒的HDM过敏原颗粒不能进入肺部的观点是缺乏充分科学依据的。

尘螨过敏患者暴露于HDM过敏原的环境中可能并没有即发症状，这主要是因为暴露的时间不够。不同于支气管激发，症状一般20 min内出现，患者自然暴露在过敏原中可能需要几天甚至几周才会引发过敏。因此，通过避免（avoidance）接触HDM过敏原来预防过敏性疾病症状的发作不是短期避免就可以达到的，可能需要几个月或更长时间。

避免接触HDM过敏原能预防过敏性疾病吗？过敏性疾病的预防分为一级预防、二级预防、三级预防。一级预防就是预防致敏或产生特异性IgE；二级预防是预防症状的产生和疾病的进一步演变，比如从一种过敏原过敏发展为多种过敏原过敏，或从鼻炎发展为哮喘；三级预防是预防疾病的加重，如哮喘加重或恶化。过敏原避免相对应也可以分为一级避免、二级避免、三级避免。避免接触HDM是否能预防致敏（一级预防或一级避免）。这样的研究最好在没有尘螨（mite-free）的地区进行，比如青海、西藏。国外研究证实在没有HDM过敏原的环境中，患者不会对其致敏，但在没有HDM的地区谈过尘螨敏原避免是没有意义的。很低浓度的HDM过敏原，短时间内（比如1周）就可以引起致敏，即产生特异性IgE。在HDM暴露严重的地区无法通过避免接触来预防致敏，或许我们可以通过环境干预减少过敏性疾病。

避免接触HDM过敏原也许可以预防症状的产生和疾病加重（二级预防、三级预防），患者如果处于没有HDM滋生的地区，一段时间后过敏症状会减轻或消失。但许多环境干预研究的结果不尽相同，这主要是因为：①干预的方法不理想，没有有效减少HDM过敏原的浓度。②干预组和对照组都充分"清洁"，两组无显著性差异。③入组的患者并不是单纯HDM过敏，症状同时受其他过敏原的影响。④基线时患者症状和过敏原暴露水平都很低。

因为HDM是室内过敏原，主要在床上滋生。环境干预或HDM避免也主要是针对床上和室内，比如选择防螨床单、被套，换掉地毯和布艺家居，室内湿度控制在45%以下，每周清洗床上用品，每周吸尘2次等。采用的方法越多，避免HDM的效果越好。防螨商品的选择也是考虑的重要因素，比如致密纺布（fine woven fabrics）可以防止尘螨滋生，但无纺布（unwoven fabrics）就没有此效果。

一般的真空吸尘器效果也不理想，因为HDM足上有类似吸盘的结构，可以牢固粘着在织物表面，HDM碎片或排泄物在地毯或织物内也很难吸出。至于超声波杀螨等方法更是没有什么依据。因此，真正做到避免或有效减少接触HDM过敏原也不容易。

参 考 文 献

[1] WILSON J M, PLATTS-MILLS T A E. Home environmental intervention for house dust mite [J]. Joural of Allergy and Clinical Immunology in Practices, 2018, 6 (1): 1-7.

[2] MURRARY C S, FODEN P, SUMNER H, et al. Preventing severe asthma exacerbations in children. A randomized trial of mite-impermeable bedcovers [J]. American Journal of Respiratory and Critical Care Medicine, 2017, 196 (2): 150-158.

[3] CASSET A, PUROHIT A, BIRBA E, et al. Bronchial challenge test in asthmatics sensitized to mites: role of particle size in bronchial response [J]. Journal of Aerosol Medicine, 2007, 20 (4): 509-518.

5.3　如何预防儿童食物过敏？

儿童食物过敏的发病率越来越高，食物激发试验确诊的过敏儿童已经超过了4%，该怎么预防食物过敏呢？

过去认为婴幼儿应该尽可能避免接触过敏性食物，比如花生。近些年的研究认为儿童早期花生暴露有利于预防花生过敏，一些婴幼儿喂养指南也做出了相应的修改。最近，基于随机、双盲、对照的临床研究及荟萃分析指出婴幼儿尽早摄入鸡蛋，能有效降低鸡蛋过敏的风险。澳大利亚临床免疫和过敏学会（ASCIA）及英国过敏和临床免疫学会（BSACI）均建议婴幼儿尽早摄入熟鸡蛋（熟鸡蛋比生鸡蛋过敏原性低）。食物过敏高风险婴幼儿，比如中重度特应性皮炎患儿，在摄入鸡蛋（特别是生鸡蛋）的时候发生过敏反应的风险很高，高风险婴幼儿摄入鸡蛋需要医生的预先评估。鸡蛋通常在婴幼儿几个月大的时候才开始食用，一些儿童在摄入鸡蛋前可能已经致敏了，早期暴露或许应该考虑将鸡蛋蛋清加入奶粉或母乳中。

其他过敏性食物，如牛奶、小麦、鱼、芝麻等也有类似的研究，但没有发现婴幼儿早期摄入这些食物对预防食物过敏有帮助。大豆、坚果类食物尚无相关研究。此外，补充益生菌、益生元和维生素D预防儿童食物过敏的研究也较多，但都处于研究阶段，没有明确的结论，距离临床使用还有很长的路。以益生菌为例，不同研究中使用的益生菌种类不同，产品多，质量差异巨大，使用剂量和开始时间及时长都不一样，不同研究给出的结论不完全一样。

现阶段，我们只能建议根据家庭饮食习惯，在适当时候，随时添加辅食，不必纠结是否是过敏性食物。

参 考 文 献

［1］BIRD J A, PARRISH C, PATEL K, et al. Prevention of food allergy: beyond peanut ［J］. Journal of Allergy and Clinical Immunology, 2019, 143 （2）: 545–547.

［2］PALMER D J, SULLIVAN T R, GOLD M S, et al. Randomized controlled trial of early regular egg intake to prevent egg allergy ［J］. Journal of Allergy and Clinical Immunology, 2017, 139 （5）: 1600–1607.

［3］NATSUME O, KABASHIMA S, NAKAZATO J, et al. Two-step egg introduction for prevention of egg allergy in high-risk infants with eczema （PETIT）: a randomized, double-blind, placebo-controlled trial ［J］. Lancet, 2017, 389 （10066）: 276–286.

［4］LERODIAKONOU D, GARCIA-LARSEN V, LOGAN A, et al. Timing of allergenic food introduction to the infant diet and risk of allergic or autoimmune disease: a systematic review and meta-analysis ［J］. JAMA, 2016, 316 （11）: 1181– 1192.

5.4 肥胖和哮喘

肥胖不仅是罹患哮喘的重要危险因素，同时也影响并改变疾病。一方面肥胖者更容易罹患哮喘，另一方面肥胖型哮喘患者的确诊更困难、症状更多、更严重、加重更频繁、住院次数更多、住院时间更长，而且更容易导致哮喘药物（吸入激素）的有效性下降，患者生活质量降低。

肥胖导致激素作用降低的原因可能是肥胖的哮喘患者体内产生了更多的炎症细胞因子，减少了吸入激素产生丝裂原活化激酶磷酸酶 1（mitogen-activated kinase phosphatase 1），该蛋白酶在激素治疗中发挥着重要作用。另外，肥胖也可能改变了哮喘的发病机制。临床上肥胖的定义是基于体重指数（body mass index, BMI），但肥胖包括BMI增加和代谢功能障碍两层含义。对肥胖的哮喘患者来说代谢功能障碍比BMI更重要，也更有意义，但在以往的许多研究中将BMI和代谢功能障碍等同，混淆使用。

美国接近60%的严重哮喘患者都是肥胖者，偏瘦的成年人罹患哮喘的概率为7.1%，但肥胖者罹患哮喘概率为11.1%。肥胖对女性的影响更甚，偏瘦的女性患哮喘的概率是7.9%，肥胖女性罹患哮喘的概率为14.6%。儿童肥胖或体脂增加也容易罹患哮喘，但没有性别差异。肥胖对哮喘的影响可能开始于胎儿时期，有大样本的荟萃分析发现怀孕期间母亲肥胖或体重增加太多导致后代罹患哮喘的风险增加15%~30%。

肥胖哮喘综合征（obese asthma syndrome）有多种表型（phenotype）。比如，一部分肥胖的哮喘患者症状发作早（earlier-onset），且通常Th2炎症细胞因子很高，此类患者一般症状较重。还有肥胖哮喘患者症状发作迟（later-onset），以女性居多，呼吸道炎症不明显，但脂肪组织炎症明显且气道氧化应激反应增加。另一类表现为嗜中性粒细胞炎症，女性体重减轻后此类哮喘患者症状可能改善。肥胖者对空气污染敏感，但对不同表型哮喘的影响尚不清楚。

儿童肥胖影响到肺功能，肥胖儿童FEV1或FVC正常或偏高，但FEV1/FVC比值降低。肥胖对儿童气道高反应性（airway hyperresponsiveness，AHR）的影响还不明确。成人肥胖对肺的影响很大，胸腔、腹腔大量脂肪的积累和挤压导致肺容量减小。一个包含7 000人的前瞻性队列研究证实BMI增加，成人AHR的风险加大。

某些特定的微量营养素可能影响到肥胖和哮喘，如肥胖者体内维生素D水平低或维生素D缺乏可能是肥胖和哮喘共同的危险因素。越来越多的证据表明维生素D缺乏容易致使呼吸道感染和哮喘加重，激素治疗效果下降的风险增加，但是补充维生素D对肥胖型哮喘的影响还不清楚。肥胖者倾向于西方饮食，通常摄入大量饱和脂肪酸、低膳食纤维、低抗氧化剂、高糖、高脂的食物，这些成分对哮喘影响很大。例如，大量饱和脂肪酸可以增加嗜中性粒细胞气道炎症，降低支气管扩张药物的响应。动物实验也表明高脂饮食增加了肺部固有淋巴细胞（innate lymphoid cells，ILC）的数量，引起AHR和气道炎症。高果糖饮食导致小鼠全身代谢障碍，AHR和气道氧化应激反应增加。母乳有利于降低儿童哮喘和肥胖的风险。现有研究还很少涉及对肥胖哮喘患者的饮食干预。

饮食结构也影响肠道菌群及其代谢，间接导致哮喘和肥胖。如果饮食中膳食纤维含量少，肠道微生物构成发生改变，可增加罹患哮喘和肥胖的风险。不仅是肠道菌群，BMI增加哮喘患者气道微生物构成也发生改变。早期抗生素暴露也增加了哮喘和肥胖的风险，这种早期肠道微生物的改变影响到免疫系统的成熟（maturation）。母亲或婴儿益生菌的补充或许可以降低过敏的风险，但对哮喘似乎没有帮助。

减肥对肥胖型哮喘有所帮助，无论是对哮喘症状还是肺功能都有好处，但对AHR的影响尚不确定，可能与不同表型的肥胖哮喘有关。有研究显示要提高哮喘控制至少需要减重5%，但儿童此方面的研究相对较少。手术减重效果更明显，所有研究均证实可以显著改善哮喘控制、气道高反应性和肺功能，并使哮喘加重风险降低60%。

肥胖型哮喘比其他哮喘更为复杂，很多研究显示肥胖型哮喘多为非过敏性，但肥胖本身又与过敏相关。肥胖使得Th2炎症变得更复杂，也导致固有免疫更复杂，比如影响到Th17和ILC。哮喘和肥胖都与遗传有关，控制二者的基因是否有某种联系呢？肥胖型哮喘虽然不能直接由基因多态性决定，但应该受到表观遗传或转录调控。以后的研究应该更侧重肥胖型哮喘的机制、不同表型、生物学参数、新的治疗手段、生活方式及微生物对其影响等。

参 考 文 献

［1］PETRES U，DIXON A E，FORNO E. Obesity and asthma［J］. Journal of Allergy and Clinical Immunology，2018，141（4）：1169-1179.

［2］LEIRIA L O，MARTINS M A，SAAD M J. Obesity and asthma：beyong Th2 inflammation ［J］. Metabolism，2015，64（2）：172-181.

5.5 贫穷和哮喘

哮喘的发病风险、症状控制程度、疾病加重、住院和急诊次数等都和患者的社会经济地位（socioeconomic status，SES）有明显关系。美国黑人从出生到17岁因哮喘急诊就医的次数是非西班牙裔白人的4.1倍，死亡率为7.3倍。同年龄段的拉丁美洲儿童哮喘急诊就医次数是非西班牙裔白人的1.8倍，死亡率为 1.2倍。美国黑人因哮喘死亡率比白人高3倍。低SES人群哮喘发病更多，症状更严重，其中的机制尚未清楚，但已有的研究通常认为与多种因素有关，比如收入、教育水平、种族或基因、环境过敏原暴露、污染水平、社会心理学压力（如社区安全性）、饮食结构、行为因素（如抽烟、肥胖）、对治疗的依从性、缺乏必要的治疗手段等。

过敏性疾病的发病率越来越高，以往的研究也发现SES高的人群更容易罹患过敏性鼻炎、湿疹和过敏（定义为至少对一种以上过敏原呈皮肤点刺阳性），但哮喘却相反，低SES人群更容易罹患哮喘。过往的观察研究通常采用患者的自我报告（self-report），大多数为横向研究，缺少纵向数据。贫穷导致哮喘的因素很多，包括住宅环境螨虫、蟑螂、霉菌等过敏原暴露浓度高，生活在环境污染地区的可能性更大，抽烟或暴露于二手烟的概率更高，教育水平低对哮喘的认知不够，对健康的重视不足，负担不起高昂的治疗费用等。最近有随机、双盲、对照研究发现贫穷是哮喘加重和治疗失败的独立危险因素（independent risk factor），与人种、教育水平、自我感知压力（perceived stress）、体重指数（BMI）、吸入激素使用剂量和依从性、基础肺功能、环境中的过敏原浓度、二手烟暴露、住院时长或次数等均不相关。研究者认为应该还有某种未知的因素影响到贫穷和哮喘的关系，并建议医生在治疗和哮喘管理时应该充分考虑到患者SES对疾病的影响。

有研究从外周血中分离单细胞和T辅助细胞，研究其mRNA全基因组表达，发现高SES的哮喘患儿和低SES哮喘患儿的转录图谱（transcriptional profiles）不同，或许可以从机制上解释这一现象。也有研究认为低SES带来的负面情绪作为生物心理社会学因素，可能影响疾病，是不能忽视的因素。

美国Platt-Mills教授认为贫穷和罹患哮喘相关这一现象仅限于美国，其他国家此现象并不明显。我国此类研究并不多，但最近国内数据显示高SES是学龄前儿童哮喘、鼻炎和呼吸道症状的危险因素，这可能除了与对贫穷的定义有关外，还与哮喘的分型和定义有关。在这个精准医疗的时代，或许应该进一步分析SES和哮喘具体的相关性，是与轻中度哮喘发病相关还是与重度哮喘发病相关，是否与哮喘加重、治疗失败相关。大量的证据证实贫穷与哮喘加重（比如住院、死亡等）有关，尽管大多数类似研究都来自美国。此外，还要考虑SES与哮喘的相关性的历史因素，比如以前生活富裕的人更容易罹患冠心病和高血糖，现在这些疾病更常见于贫困人口。

总之，社会经济地位是治疗和管理哮喘患者必须要考虑的因素。

参 考 文 献

［1］CARDET J C, LOUISIAS M, KING TS, et al. Income is an independent risk factor for worse asthma outcomes［J］. Journal of Allergy and Clinical Immunology, 2018, 141（2）: 754-760.

［2］MILLER G E, CHEN E, SHALOWITZ M U, et al. Divergent transcriptional profiles in pediatric asthma patients of low and high socioeconomic status［J］. Pediatric Pulmonology, 2018, 53（6）: 710-719.

［3］NORBACK D, LU C, WANG J, et al. Asthma and rhinitis among Chinese children- indoor and outdoor air pollution and indicators of socioeconomic status（SES）［J］. Environment International, 2018, 115: 1-8.

［4］LOUISISAS M, PHIPATANAKUL W. Managing asthma in low-income, underrepresented minority, and other disadvantaged pediatric population: closing the gap［J］. Current Allergy and Asthma Reprots, 2017, 17（10）: 68.

［5］RONA R J. Asthma and poverty［J］. Thorax, 2000, 55（3）: 239-244.

5.6 晚期糖基化终端产物受体和哮喘

晚期糖基化终端产物（advanced glycation end products，AGEs）是过量糖和蛋白质结合的结果，体内有两个来源，一是过量的糖和蛋白质在没有酶的参与下合成，二是从食物中摄取。AGEs能够造成组织破坏、加速衰老与导致慢性退化型疾病。AGEs受体（RAGE）属于免疫球蛋白，大量在肺里产生，特别是肺泡上皮细胞。RAGE和慢性肺疾病有关，比如囊性纤维化和哮喘等，但研究一直没有证明RAGE如何直接介导Th2细胞因子信号传导，从而导致哮喘或过敏性气道炎症的产生。

RAGE可以作为可溶性受体存在，或作为模式识别受体锚定在细胞膜上，也可以存在于细胞核上，帮助DNA双链受损修复。氧化应激（oxidative stress）产生AGEs和RAGE，促使细胞修复和保持上皮细胞屏障完整性。体外实验证明抑制RAGE足以导致气道上皮细胞伤口愈合时间延长。RAGE可以与很多内源性预警素样的配体（alarmin-like ligands）结合，比如钙保护蛋白（S100A8/A9）或HMGB1（high mobility group box 1 protein）。这两种配体都参与过敏性哮喘的发病机制中。钙保护蛋白由浸润的中性粒细胞产生，与哮喘的严重程度相关。有报道指出严重哮喘患者痰中HMGB1水平增加，通过GAGE的信号介导，HMGB1增加了气道的炎症水平。

S100A8/A9和HMGB1也可以由Toll样受体（TLR4）信号介导，参与致敏（sensitization）和Th2反应。RAGE和TLR4可以结合相似的配体，说明二者功能类似，也相互竞争，都可以介导过敏原引起的气道反应和上皮伤口愈合。在螨虫和蟑螂引起的哮喘小鼠模型中，TLR4和RAGE缺乏小鼠Th2炎症显著减轻。在另一个试验中，将慢性哮喘小鼠暴露于尘螨（HDM）过敏原7周，RAGE缺乏型小鼠对Th2炎症具有保护作用。RAGE与TLR4一样参与到过敏原引发的Th2炎症反应。

但是，也有研究指出HMGB1/RAGE其实可以下调HDM/TLR4信号，在致敏过程中起重要的调节作用。鼻内暴露HDM过敏原48 h后，野生和RAGE缺乏型小鼠HMGB1显著增加，但TLR4缺乏型小鼠HMGB1水平无变化。RAGE缺乏型小鼠暴露于HDM过敏原，引起肺泡盥洗液中IL-1α产生，1天后HMGB1增加；而TLR4缺乏型小鼠并无此现象。这说明HDM过敏原产生IL-1α，下调TLR4信号，但上调HMGB1产生。

最近有研究考察了RAGE对Th2炎症中细胞因子信号的影响，发现RAGE缺乏型小鼠肺部没有ILC2的累积，链格孢霉或重组IL-33暴露也没有引起Th2炎症。研究还考察了IL-4或IL-5/IL-13对RAGE缺乏型小鼠哮喘的作用能力，野生型小鼠经鼻暴露重组IL-4或IL-5/IL-13，4天后肺泡盥洗液中嗜酸性粒细胞增多、黏液增加、炎症基因高表达，但在RAGE缺乏型小鼠体内或用RAGE拮抗剂治疗的小鼠体内，以上情况得到有效抑制。这说明过敏原暴露导致致敏，但RAGE受IL-4、IL-13的介导在疾病后期发挥了重要作用。

综上所述，RAGE可以与不同的配体结合，与过敏性哮喘的发病相关，是Th2细胞因子信号传导的重要组成部分，抑制其信号或许可以治疗哮喘，可能成为过敏性哮喘潜在的治疗靶点。

参 考 文 献

[1] BRANDT E B, LEWKOWICH I P. RAGE-induced asthma: a role for the receptor for advanced glycation end-products in promoting allergic airway disease [J]. Journal of Allergy and Clinical Immunology, 2019, 144, (3): 651-653.

[2] PERKINS T N, OCZYPOK E A, DUTZ R E, et al. The receptor for advance glycation end products in a critical mediator of type 2 cykokine signaling in the lungs [J]. Journal of Allergy and Clinical Immunology, 2019, 144 (3): 796-808.

5.7　脂肪酸和过敏

脂肪酸（fatty acids，FA）是指一端含有一个羧基的脂肪族碳氢链，根据碳氢链的饱和程度可以分为3类：饱和FA（saturated-，SFA）、单一不饱和FA（monounsaturated-，MUFA）、多不饱和FA（polyunsaturated-，PUFA）。FA在体内功能很多，也可以在多个层面影响到免疫功能。

（1）过敏原可以与脂类物质结合，从而影响到其过敏原性。比如桃子的主要过敏原（Pru p 3）就是一种非特异性脂转移蛋白，与脂质结合后可以加速穿过肠上皮屏障，最终与免疫细胞结合，导致Th2反应。

（2）某些脂类可以活化不变自然杀伤T细胞（invariant natural killer T cells，iNKT），从而影响免疫功能。

（3）蛋白质乙酰化、十四或十六烷基化等也有赖于特定的FA。乙酰化和烷基化决定了许多T细胞的功能。

（4）许多调节炎症的脂质介质来源于Omega-6（n-6）或Omega-3（n-3）脂肪酸的代谢，比如花生四烯酸（arachidonic acid，AA）、二十碳五烯酸

（EPA）、二十二碳六烯酸（DHA），它们与多种过敏性疾病的机制有关，EPA和DHA可以直接抑制促炎细胞因子的产生。N-6脂肪酸与促炎有关，而n-3脂肪酸则可以起到抗炎的作用，因此饮食中n-6/n-3的比值影响到机体的免疫活动。含n-3脂肪酸多的食物有鱼油、藻类、亚麻籽、胡桃等，富含n-6脂肪酸的食物主要是植物油。

（5）FA影响微生物群落形成、组成及代谢。微生物群落与哮喘、特应性皮炎、食物过敏等多种过敏性疾病有关。影响微生物组成及代谢的因素很多，如卫生条件、抗生素、感染、益生菌等，但饮食可能是最重要的原因之一。高脂肪、低纤维饮食的儿童肠道微生物多样性严重下降，而志贺氏菌和埃希氏菌显著升高。

动物试验已经证实膳食中FA和肠道、皮肤、呼吸道等多种过敏性疾病有关。补充鱼油可以有效抑制老鼠过敏的炎症水平，特别是n-3脂肪酸，是老鼠呼吸道炎症的有效保护分子。人体试验中，FA对过敏性疾病的保护和治疗作用结果不一，这可能与多种因素有关，比如试验设计的复杂性、FA剂量、FA产品质量、基因、微生物、生活方式等，但大多数试验均证明小剂量补充长链多不饱和脂肪酸（n-3）对过敏性疾病有保护作用，特别是食物过敏、特应性皮炎和哮喘。

欧洲食品安全管理局（European Food Safety Authority，EFSA）建议成人每天补充250μg EPA+DHA，孕妇可以再额外补充100～200μg DHA。一些研究认为哺乳期补充EPA+DHA或摄入更多鱼类对后代过敏有保护作用，但不同研究结果不完全一致，尚无法推荐。有指南建议婴儿奶粉中应该添加n-3和n-6脂肪酸，但最佳剂量仍有争议。EFSA建议6～24个月的婴儿每天摄入100μg DHA，2～18岁或18岁后每天摄入250μg EPA+DHA。WHO也有类似推荐，但是剂量为每天300μg EPA+DHA，其中DHA至少在200μg以上。

总之，膳食中脂肪酸影响到过敏性疾病，为了预防和治疗过敏性疾病，日常饮食中应该注意添加或摄入长链不饱和脂肪酸，由于现有研究的异质性，尚不能形成统一的推荐。

参 考 文 献

［1］VENTER C，MEYER R W，NWARU B I，et al. EAACI position paper：influence of dietary fatty acids on asthma，food allergy，and atopic dermatitis［J］. Allergy，2019，74（8）：1429-1444.

［2］GARCIA-LARSEN V，IERODIAKONOU D，JARROLD K，et al. Diet during pregnancy and infancy and risk of allergic or autoimmune disease：a systematic review and meta-analysis［J］.

PLoS Medicine，2018，15（2）：e1002507.

［3］SOKOLOWSKA M，CHEN L Y，LIU Y，et al. Dysregulation of lipidomic profile and antiviral immunity in response to hyaluronan in patients with severe asthma［J］. Journal of Allergy and Clinical Immunology，2017，139（4）：1379-1383.

［4］DAS U N. Polyunsturated fatty acids and atopic dermatitis［J］. Nutrition，2010，26（7-8）：719-720.

5.8 日常行为和过敏

过敏性疾病不仅与环境与遗传有关，还可能与行为有关，比如睡眠、社交活动、运动、压力、饮食（此处指饮食时间点或饮食不规律，而不是特指膳食结构），这些因素可能比环境和遗传因素对过敏性疾病的影响更大。

过敏性疾病在一天内表现出周期性变化，白天和晚上不仅症状不同，实验室的参数也不一样。比如过敏性鼻炎、哮喘、特应性皮炎患者的症状通常夜晚或凌晨（early morning）更严重。这是因为免疫系统也受生物钟的影响，发生节奏性变化，光、温度、pH、食物供应的周期变化都是影响因素。过敏性鼻炎患者体内嗜碱性粒细胞上CD203 c的表达在一天内不同时间不一样。一天内不同时间内摄入食物过敏原引起的过敏症状严重程度也可能不一样。按疾病周期性变化用药效果可能更好，比如，抗组胺药美喹他嗪（mequitazine）治疗过敏性鼻炎晚上用药就比早上用药疗效更好。

众所周知，过敏症状影响到睡眠，如过敏性鼻炎患者呼吸不畅，过敏性皮炎患者皮肤瘙痒，睡眠质量下降导致患者生物钟紊乱，引起昼夜节律改变，昼夜节律的改变反过来又影响到过敏性疾病的严重程度和过敏性疾病的易感性。生物钟控制着我们的作息时间，如果控制生物钟的基因发生变异，不管是小鼠还是人的昼夜节律都发生改变，睡眠没有规律。过敏患者睡眠质量差可能引起生物钟紊乱，虽然生物钟和过敏相互作用的机制还不完全清楚，但可能影响到患者新陈代谢、神经活动、免疫功能，比如细胞因子的分泌，免疫细胞的规律性或节奏发生变化，甚至影响到基因的正常表达。有研究指出Th1细胞因子有助于睡眠，但Th2细胞因子影响睡眠，Th2细胞因子就是引起过敏性疾病的主要原因。最新研究证明敲除小鼠生物钟基因影响到Ⅲ型固有淋巴细胞（group 3 innnate lymaphoid cells，ILC3），从而影响肠道细菌的功能。

过敏性疾病与一些精神类疾病相关，如焦虑、抑郁等。这也与睡眠质量有关，过敏症状越严重，睡眠质量也越差。睡眠障碍是自杀的重要诱因，也是精神类疾病发病的危险因素。睡眠通过多个途径调节人体的新陈代谢、体液免疫、神经和免疫系统，影响到多种疾病。

随着社会的发展，很多人的日常生活（睡眠、工作、饮食等）已经不再与内源性的生物钟同步，特别是对那些经常昼夜轮班，跨时区出差及长时间使用手机、电脑等蓝色光源电子设备的人群。除了过敏症状和常规诊断，还应该关注患者的日常生活行为，比如睡觉时间、起床时间、用餐次数、用餐时间、压力大小等。这些日常行为都可能影响到患者症状、实验室参数和最佳治疗方法的选择，并可能找到通过改变生活方式治疗或改善疾病的办法。

目前缺少流行病学或临床研究考察日常行为和过敏性疾病的关系，智能手机、健康软件、大数据的应用使得这类研究成为可能。考察人的生物周期、睡眠、锻炼、饮食、心情等真实生活中的生活习惯可能帮我们找到通过干预生活方式来治疗过敏的方法。比如有研究显示较长时间的禁食并没有给哮喘患者带来不良影响，反倒可能有利于缓解哮喘的严重程度。

参 考 文 献

［1］NAKAO A. Clockwork allergy：how the circadian clock underpins allergic reaction［J］. Journal of Allergy and Clinical Immunology，2018，142（4）：1021-1031.

［2］CHANG Y S，CHIANG B L. Sleep disorders and atopic dermatitis：a 2-way street？［J］. Journal of Allergy and Clinical Immunology，2018，142（4）：1033-1040.

［3］GEIGER S S，FAGUNDES C T，SIEGEL R M. Chrono-immunology：progess and challenges in understanding links between the circadian and immune systems［J］. Immunology，2015，146（3）：349-358.

［4］FANG B J，TONELLI L H，SORIANO J J，et al. Disturbed sleep：linking allergic rhinitis，mood and suicidal hehavior［J］. Frontiers in Bioscience（Scholar Edition），2010，2：30-46.

5.9　防腐剂和哮喘

对羟基苯甲酸酯（parabens）包括甲酯、乙酯、丙酯、丁酯等是化学合成的防腐剂，随烷基碳链的增大毒性降低，抗菌能力增强。该类防腐剂被广泛用于食物、日化用品、药品中，美国90%以上人口体内可以检测到此类化学物质。

人体对羟基苯甲酸酯的吸收主要是通过皮肤（护肤品、化妆品等），通过食管和呼吸道进入体内相对较少。对羟基苯甲酸酯除了抗菌外，还是一种弱的雌激素，有抗雄激素的作用，可以扰乱内分泌，影响儿童免疫和呼吸系统发育。体内和体外试验均证实对羟基苯甲酸酯在调节免疫和过敏性疾病中发挥一定作用，影响免疫细胞的活化、存活、细胞因子的分泌、Th1/Th2平衡及IgE的产生。此外，其抗菌能力也可能改变肠道和呼吸道的微生物群落。

尽管以往有研究显示对羟基苯甲酸酯暴露是哮喘和过敏性疾病发病及疾病严重程度的危险因素，但类似的研究很少，且没有考虑对不同性别儿童的影响，样本量小，结果不一致。最近有美国研究考察了4 023名6～19岁儿童或青少年及450名哮喘患儿体内对羟基苯甲酸甲酯、乙酯、丙酯、丁酯暴露与哮喘诊断、哮喘发病、急诊等的相关性。因为此类化学制剂可能影响到体内性激素水平，研究者还分析了对男女影响的不同。结果显示大多数儿童尿液中含有对羟基苯甲酸甲酯和丙酯，乙酯和丁酯未普遍检出。哮喘儿童体内甲酯和丙酯的平均含量比非哮喘儿童高，女孩体内比男孩体内高。研究没有在整个样本中（whole population）发现对羟基苯甲酸酯暴露与哮喘发病的相关性，但哮喘男孩体内甲酯和丙酯浓度越高，急诊就医次数越多，尽管男孩体内对羟基苯甲酸酯的含量比女孩低。

该研究的不足之处是对羟基苯甲酸酯在体内代谢很快，一般认为24 h内可以大部分被代谢，此研究中只检测了一个时间点的浓度，不能作为长期暴露的指标。过敏原是哮喘发病及疾病严重程度的危险因素，但该研究中没有检测致敏情况。另外纳入儿童的年龄为6～19岁，没有低龄儿童，低龄儿童先天性和获得性免疫均不成熟，可能受影响更直接。以后的研究应该更侧重婴儿出生前后的暴露情况对过敏性疾病的影响，并阐述潜在的机制。

无论如何，研究首次证实了对羟基苯甲酸酯对不同性别儿童和青少年的影响不同，哮喘男孩体内浓度越高，哮喘可能越严重。研究者认为对羟基苯甲酸酯放大了免疫应答，增加了呼吸道的易感性。对羟基苯甲酸酯是一大类防腐剂，且广泛使用，但其对哮喘等过敏性疾病的影响还不是很清楚。

参 考 文 献

［1］QUIROS-ALCALA L，HANSEL N N，MCCORMARCK M C，et al. Paraben exposures and asthma-related outcomes among children from the US general population［J］. Journal of Allergy and Clinical Immunology，2019，143（3）：948-956.

［2］SPANIER A J，FAUSNIGHT T，CAMACHO TF，et al. The associations of triclosan and paraben exposure with allergen sensitization and wheeze in children［J］. Alergy and Asthma Proceedings，2014，35（6）：475-481.

［3］CALAFAT A M, YE X, WONG LY, et al. Urinary concentrations of four parabens in the U.S. population: NHANES 2005–2006［J］. Environmental Health Perspectives, 2010, 118（5）: 679–685.

5.10 孕妇与过敏

孕期因为体内激素水平与其他身体条件的改变，过敏性疾病也可能变得更为复杂。研究证实1/3孕妇患者过敏症加重，1/3患者症状得到缓解，1/3没太大变化。

哮喘是孕妇面对的最严重的过敏性疾病。孕妇哮喘加重一般发生在怀孕第3~6个月，如果哮喘能良好控制就不会对孕妇和胎儿造成不良影响，因此罹患哮喘的女性备孕或发现怀孕时应该尽早控制哮喘症状。哮喘孕妇应该尽可能避免暴露于一些容易诱发症状的环境中，比如浓烈的烟草、油烟、化学制剂和油漆。过敏性哮喘的孕妇还应该尽可能避免接触相应的过敏原，比如尘螨、动物皮毛和霉菌等。备孕的女性哮喘患者应该咨询医生，选择更加安全的药物，如布地奈德。孕期出现哮喘症状时，一些支气管扩张药物也是安全有效的。吸入性药物体内吸收率低，孕妇最好选择吸入性药物。如果患者哮喘加重，不得不使用口服或注射类药物时，应该在能控制症状的情况下使用最小的剂量。对中重度哮喘患者建议接受流感疫苗，降低流感引起哮喘加重的可能。目前没有任何证据证实流感疫苗对孕妇或胎儿有潜在风险。

鼻炎也是孕妇常见的疾病，过敏原是诱发鼻炎的重要因素。怀孕初期体内激素水平的改变也可能诱发鼻炎症状，引起鼻塞、鼻分泌物增加等。如果不得不使用对症药物，一些抗组胺药物是首选，如氯雷他定、西替利嗪等。如果抗组胺药物不能有效控制症状，可以考虑鼻喷激素，比如布地奈德。

荨麻疹或过敏引起的皮疹在孕期也并不少见，如果必要也可以使用抗组胺药物。有些孕妇可能出现瘙痒症，主要出现在下腹部或大腿上部，分娩后症状会消失。皮炎症状因为孕期激素水平的改变也可能得以改善。

一般孕期不推荐开始过敏原特异性免疫治疗（Allergen-specific immunotherapy, AIT），不管是皮下还是舌下AIT。主要是因为AIT在剂量上升阶段可能更容易引起副反应，尽管发生率很低，但一旦发生，用药的选择上受到一定限制。然而，已经开始接受AIT的女性如果怀孕不用停止治疗。也有研究显示母亲接受AIT可能对后代过敏性疾病的预防有利，但还有待进一步确认。

分娩和哺乳期间大多数孕期的药物可以继续使用，尽管大多数的药物都可能转移到乳汁内，但浓度通常都很低，对婴儿造成不良影响的概率极低，但任何特定的治疗都应该咨询医生。

尽管孕妇因为安全性的原因害怕使用药物，但是与疾病不能有效控制相比，在医生指导下的合理用药风险更低，因为一旦出现严重过敏，任何潜在的药物都可能用到。

参 考 文 献

[1] Allergies and pregnancy [OL]. http：//www.eaaci.org/patients/practical-advice/allergies-and-pregnancy.html

5.11 高脂饮食改变肠道微生物增加食物过敏风险

过去的二三十年里食物过敏的发病率越来越高，症状越来越严重。这可能与多种因素有关，西方的生活方式就是其中之一。很多假说被提出来解释这一现象，其中卫生学假说（hygiene hypothesis）和膳食假说（diet hypotheses）最受关注。环境中微生物种类的减少，西化的生活方式带来的饮食习惯的改变与食物过敏相关，特别是大量糖及饱和脂肪酸的摄入引起免疫系统疾病增多，包括过敏。有研究证实体重指数与IgE水平正相关，肥胖儿童过敏性疾病发病率相对更高。尽管现有流行病学数据证明了肥胖与过敏炎症的相关性，但其中的机制一直不是很清楚。

膳食与过敏相关可能的原因就是肠道微生物，西化的饮食习惯严重影响到肠道微生物的生态系统，饮食中高脂肪、高糖、低膳食纤维及抗生素的使用等均影响到宿主—微生物的相互作用，宿主—微生物相互作用的改变对免疫系统带来长期的后果。很多研究证实肠道微生物改变与食物过敏等过敏性疾病相关，最新研究认为膳食变化可导致肠道微生物改变、肥胖及代谢紊乱。但是高脂饮食如何影响肠道微生物并最终导致食物过敏，肠道微生物的改变对过敏性疾病的影响是通过调节宿主的新陈代谢还是直接作用于免疫系统，目前尚未清楚。

最近Hussain 等人通过小鼠模型阐述了高脂饮食如何改变了肠道共生微生物的组成，促进黏膜肥大细胞聚集，加大了肠道的通透性，增加了食物过敏的易感性。高脂饮食引起的肥胖和食物过敏与肠道生态失衡有关，这种膳食引起的肠道微生物的改变可以转移到其他生活在一起的无菌小鼠体内，而且高脂饮食引起的肠道微生物的改变是长期的，即使恢复到正常饮食影响也长期存在。

该研究有几个创新之处：①高脂饮食促使肠道肥大细胞增殖、聚集，增加了IgE结合到肥大细胞上的机会，这可能与短链脂肪酸（short chain fatty acids，SCFAs）减少有关。有研究证实SCFAs可以促使调节性T细胞抑制肥大细胞的增殖和脱颗粒。以后的研究应该考虑与高脂饮食相关的生态失衡如何促使肥大细胞的聚集和增殖。②摄入高脂饮食几天后就可以减少肠道微生物的多样性，此影响是长期的并且可以转移（transmissible）到其他小鼠体内。③高脂饮食引起的肠道微生物生态失衡增加了食物过敏的易感性，且与是否肥胖无关。

因此，过敏高风险儿童应该减少摄入高脂食物，逐步恢复肠道微生物的多样性，或许可以减少过敏的易感性。

参 考 文 献

［1］HUSSAIN M, BONILLA-ROSSO G, KWONG CHUNG C K C, et al. High dietary fat intake induces a microbiota signature that promotes food allergy［J］. Journal of Allergy and Clinical Immunology, 2019, 144（1）: 157-170.

［2］SICHERER S H, SAMPSON H A. Food allergy: a review and update on epidemiology, pathogenesis, diagnosis, prevention, and management［J］. Journal of Allergy and Clinical Immunology, 2018, 141（1）: 41-58.

5.12 儿童频繁洗浴更容易过敏吗?

根据卫生学假说，频繁洗浴及护理产品中的杀菌剂可能改变皮肤微生物群落，影响免疫系统，导致过敏。皮肤是人体重要的保护屏障，可以防止外界环境中的过敏原等有害物质进入体内，但频繁洗浴、洗手和大量使用肥皂等洗涤剂加重了皮肤上皮屏障的损伤。过量的保湿剂也使皮肤更敏感，增加了外来物质的穿透性。而且几乎所有的个人护理产品均含有杀菌剂，比如二氯苯氧氯酚（triclosan）和对羟基苯甲酸酯（parabens）。它们可能影响皮肤组织的免疫学特性，潜在导致或加重过敏性疾病，破坏了的皮肤屏障致使洗浴时更多化学制剂进入皮肤。最近德国发表的一个队列研究，首次考察了个人卫生习惯，比如沐浴频率、面霜（facial cream）和体霜（body cream）的使用与过敏的关系。

研究将过敏定义为15岁时受访人对14种吸入性或食物过敏原中任意一种特异IgE阳性（＞0.35 kU/L）。因为过敏患者可能更频繁洗浴和使用护肤品，研究将已经过敏（研究中定义为过去12个月内医生诊断为哮喘、皮炎或过敏性鼻炎，15岁时约为13.9%）的患者排除在外 。结果显示3%的受访者1周洗澡1次或更少，26%的受访者从未使用面霜，35.2%的受访者从未使用体霜。15岁时受访人群对吸入过敏原和食物过敏原IgE阳性率分别为45.7%和10.9%。进一步分析发现1周沐浴1次或更少的受访者对吸入过敏原致敏的概率更低，显著低于每天沐浴的受访者，但没有发现使用面霜或体霜与过敏有相关性，洗浴频率、面霜或体霜使用与食物过敏也无相关性。人们习惯上认为女性洗浴频率和护肤品的使用要多于男性，但研究中没有发现致敏有性别上的差异。

此现象可能的解释是频繁沐浴破坏了皮肤上有益共生菌，损坏皮肤的屏障功能。大量肥皂或其他洗涤剂的使用加速上皮屏障的损伤，导致皮肤角质层的pH升高，高pH破坏了皮肤上的蛋白质和油脂，引起皮肤发紧、干燥、屏障受损、刺激加大、发痒，环境中的过敏原物质更容易进入皮肤，增加皮肤免疫响应。动物实验已经证实皮肤机械损伤和过敏原暴露增加了皮肤中特异性IgE和IgG1应答，人体的机制可能也一样，在一些婴幼儿的试验中发现频繁沐浴影响到皮肤微生物的生物学多样性。

该研究考虑到了个人卫生习惯和过敏性疾病可能有互为因果的关系，并把已经过敏的人群排除在外，但缺少其他更详细的信息，如沐浴液、洗发水的使用等，也没有说明沐浴后护肤品的使用情况，这些因素均可能影响到研究结果。该研究为过敏性疾病的预防提供了新的思路，青少年特别是婴幼儿个人卫生并非越"干净"越健康，洗浴时应该尽可能少用洗涤剂，避免水温过热，避免大力抓擦，婴幼儿洗浴时最好在水里加点油脂。

参 考 文 献

［1］BOWATTE G，MARKEVYCH I，STANDL M，et al. Hygienic behavior and alleryic sensitization in German adolescents［J］. Allergy，2018，73（9）：1915-1918.

5.13 如何给婴儿添加辅食预防过敏性疾病?

过去四五十年间婴儿喂养指南改变很大。在20世纪60年代美国80%的婴儿1个月时就开始接触谷物类食物。20世纪70年代为预防营养不良和感染性疾病，新的指南建议延长母乳喂养，4～6个月后再添加其他食物。到2000年，世界卫生组织建议母乳喂养6个月后再添加辅食，而美国儿科学会（AAP）针对过敏高风险婴儿进一步建议哺乳期间母亲应严格禁食牛奶、鸡蛋、鱼、花生、坚果等，而且婴儿也要在6个月后再添加辅食，奶制品要1岁后才能食用，鸡蛋要2岁后，花生、坚果、鱼要等到3岁方能食用。但是，这些措施不仅没有抑制食物过敏上升的趋势，相反，食物过敏在过去二三十年快速上升。

近些年的研究证实推迟添加固体食物或过敏性食物并不能预防过敏性疾病的发生。2008年新的指南修订为不应晚于4~6个月添加固体食物。亚洲国家并不太严格遵守这样的食物喂养指南，虽然很多亚洲国家包括我国都建议婴儿6个月内应该纯母乳喂养，但是很多婴幼儿6个月前就已经添加辅食了，通常是4个月左右添加米粥或谷物粥等，这可能或多或少对减少食物过敏有帮助。

不管是动物模型还是人体研究发现皮肤屏障功能障碍（如患特应性皮炎）更容易罹患食物过敏和吸入性过敏原引起的呼吸道过敏。患有特应性皮炎的幼儿使用含花生或燕麦成分的乳霜或润肤露就更容易对花生和燕麦过敏。澳大利亚研究发现罹患皮炎的婴幼儿对鸡蛋和花生过敏的概率是其他孩子的6倍和11倍。早期食用（oral exposure）过敏性食物可以引起耐受，英国有研究将4~10个月的婴幼儿（花生皮试SPT ≤ 4 mm）随机分为两组，一组每周至少3次食用6 g花生蛋白，一组完全避免食用花生及其制品。5年后避免组儿童罹患花生过敏的概率是17.2%，但食用组只有3.2%。根据此数据很多大的医学学会或组织均修改了食物过敏指南，过敏高风险幼儿应尽早（4~11月）引入花生制品。美国指南2017年做出补充：①对罹患严重皮炎或食物过敏的婴儿，强烈建议检测特异IgE并做皮肤点刺试验，根据结果添加含花生的食物。②轻中度皮炎婴儿，6个月左右添加花生食物。③没有皮炎或食物过敏的婴儿根据家庭习惯在合适的时候添加。除了花生外，研究证实为减少过敏性疾病鸡蛋也应该尽早摄入。虽然有研究证实早期摄入其他过敏性食物可以减少致敏（sensitization），即产生特异性IgE，但是至今仍未有确切的结论。

我国地域广阔、气候差异大、饮食结构不同，儿童食物过敏发病率和过敏食物种类差异很大，比如南北方日光照射时长不同，影响到维生素D水平，也就可能影响的皮炎和食物过敏的发生。此外，生命早期其他环境因素，哺乳和添加辅食等均会影响到食物过敏的发生。虽然目前还没有全国性多中心的研究报道，从一些地区性数据看除了鸡蛋、牛奶外，小麦、海鲜和某些水果也可能是潜在的食物过敏原。与西方国家不同，中国人包括儿童对花生过敏并不常见。虽然我国也颁布了婴儿喂养指南，但过敏的考虑并不多，最近有研究就亚洲婴幼儿添加辅食建议如下。

（1）健康婴儿：母乳喂养6个月后添加辅食，可根据情况，最好继续进行母乳喂养。

（2）患有轻度皮炎或家庭成员患有过敏的婴儿：不要推迟添加辅食（包括鸡蛋、牛奶、花生、大豆、小麦和海鲜）。

（3）患有严重皮炎的婴儿：应尽早做过敏原检查，在专业人员指导下早加入辅食，特别是鸡蛋。

参 考 文 献

［1］THAM E H, SHEK L P, VAN BEVER HP, et al. Early introduction of allergenic foods for the prevention of food allergy from an Asian perspective-an Asia pacific association of pediatric allergy, respirology & immunology（APAPARI）consensus statement［J］. Pediatric Allergy and Immunology, 2018, 29（1）: 18-27.

［2］DU TOIT G, ROBERTS G, SAYRE P H, et al. Randomized trial of peanut consumption in infants at risk for peanut allergy［J］. the New England Journal of Medcine, 2015, 372（9）: 803-813.

［3］ZENG G Q, LUO J Y, HUANG H M, et al. Food alelrgy and related risk factors in 2540 preschool children: an epidemiological survey in Guangdong Province, southern China［J］. Would Journal of Pediatrics, 2015, 11（3）: 219-225.

5.14 补充维生素D不能替代晒太阳

患过敏性疾病的婴幼儿在过去的20年里迅速增加，鼻炎和哮喘的发病率仍在快速上升，皮炎和食物过敏已经形成了"第二波"（second wave），发病人数也在逐年增多。虽然环境因素可以改变遗传的风险或加重疾病的严重程度，但是，遗传因素不能完全解释这种现象，人的遗传基因不可能在几十年内快速改变。维生素D假说（vitamin D hypothesis）认为儿童缺乏维生素D罹患过敏性疾病的风险增大。基于人口的流行病学和机制研究也均证实了这一假说，但很少有随机对照的临床研究（randomized control trial, RCT）证明婴儿期补充维生素D是否可以预防过敏性疾病。

最近有RCT研究将新生儿分为两组，一组补充维生素D（400 IU/天），一组补充安慰剂，直到6个月。同时给一些新生儿佩戴个人紫外线剂量计，测量紫外线（290～380 nm）的暴露水平。分别在婴儿3个月和6个月时检测体内维生素D水平，及在6个月时评价婴儿皮炎、喘息及免疫学指标，并考察它们的相关性。结果发现补充维生素D的婴儿体内维生素D水平明显高于对照组，但两组在皮炎发病率上并没有不同，但罹患皮炎的婴儿紫外线暴露水平明显低于无皮炎症状的婴儿。紫外线暴露水平与体内产生IL-2、GM-CSF及嗜酸性粒细胞趋化因子（eotaxin）负相关。这说明直接的阳光或紫外线暴露可以降低婴儿皮炎的发病率和促炎症因子的产生，而补充维生素D并无此效果。

皮肤是人体最大的免疫器官，皮肤相关淋巴组织（skin-associated lymphoid tissue）一旦被激活就可以产生并释放大量的炎症细胞因子，从而引起皮肤和系统炎症，罹患皮炎或牛皮癣（psoriasis）等疾病。皮肤角化细胞（keratinocytes）一旦激活，皮疹就会反复发作，很难阻断，但或许早期干预能抑制这一进程。有研究显示婴儿出生后32周内皮肤保湿可以降低过敏性皮炎和湿疹的发作。

　　紫外线暴露可以抑制皮肤炎症，且与是否补充维生素D无关，与血液中维生素D水平无关，其机制目前还不清楚。其原因可能是紫外线促使调节性T细胞产生，也有证据表明直接的紫外线照射可以上调角质层脂质的合成，包括游离脂肪酸。口服补充维生素D无效，可能是因为补充本身并不能增加皮肤或引流淋巴结（淋巴细胞成熟和聚集的地方）中的维生素D浓度，不能影响到皮肤的淋巴细胞相关抗原。

　　该临床结果并不能简单判断在阳光充足的地区特应性皮炎的发病率较低，因为影响到特异性皮炎发病的因素很多，比如基因、感染、空气污染、饮食习惯等，阳光或紫外线暴露的影响可能被中和或抵消。新生儿避免晒太阳，可能增加过敏性疾病的风险。

　　大量的紫外线暴露也会带来很多负面影响，比如皮肤老化、色素沉积、DNA损伤，甚至皮肤癌。因此，以后的研究应该进一步考察阳光或紫外线暴露的最佳剂量及其对过敏性疾病的长期影响。

参 考 文 献

［1］RUETER K，JONES A P，SIAFARIKAS A，et al. Direct infant UV light exposure is associated with eczema and immune development［J］. Journal of Allergy and Clinical Immunology，2019，143（3）：1012-1020.

［2］MATSUSHIMA Y，MIZUTANI K，YAMAGUCHI Y，et al. Vitamin D is no substitute for the sun［J］. Journal of Allergy and Clinical Immunology，2019，143（3）：929-931.

［3］SILVERBERG J I，GREENLAND P. Eczema and cardiovascular risk factors in 2 US aduault population studies［J］. Journal of Allergy and Clinical Immunology，2015，135（3）：721-728.

5.15 皮肤金黄色葡萄球菌定植更易罹患食物过敏

　　食物过敏，特别是花生过敏，常出现严重症状，甚至危及生命，而且在第一次食物激发或口服免疫治疗（oral immunotherapy，OIT）中就可能发作，因此弄清楚花生过敏的危险因素很重要。

　　很多的外因或内因都可能影响到食物过敏。内因包括皮肤屏障功能被破坏或罹患特应性皮炎（atopic eczema，AD），外因有食物、促炎微生物或微生物组分的暴露、皮肤金黄色葡萄球菌（straphylococcus aureus）定植、皮炎及皮炎的严重程度。环境中金黄色葡萄球菌、食物过敏原、尘螨、链格孢菌等暴露也与食物过敏有关。此外，洗涤剂可以损伤上皮屏障功能，也与食物过敏有关。

总而言之，皮肤屏障功能被破坏（不管是外因还是基因缺陷引起），皮肤暴露于食物过敏原，环境中含有尘螨、链格孢霉、金黄色葡萄球菌等共同作用促使食物过敏的产生。有研究显示罹患AD的儿童，如果同时皮肤金黄色葡萄球菌定植，且花生、鸡蛋或牛奶特异性IgE阳性，食物激发试验中阳性预测值大于95%。

大量研究证实皮肤金黄色葡萄球菌定植会导致食物过敏产生，并可能阻止食物过敏原耐受。LEAP（learning early about allergy to peanut trial）研究发现皮肤金黄色葡萄球菌定植与食物过敏及AD相关，出生后0～60个月内皮肤金黄色葡萄球菌定植与花生、鸡蛋、牛奶特异性IgE增加相关，与总IgE、皮炎的严重程度和感染程度无关。早期皮肤金黄色葡萄球菌定植，60个月时罹患花生过敏的风险增加2.9倍，进一步分析发现金黄色葡萄球菌早期定植且摄入花生的儿童花生过敏的风险增加7倍。为了预防儿童花生、鸡蛋及牛奶过敏，新的指南建议尽早摄入此类食物，但该研究提示对皮肤金黄色葡萄球菌定植的儿童，早期摄入的保护作用大打折扣。

LEAP研究还显示皮肤金黄色葡萄球菌定植与AD严重程度相关，早期定植与以后皮炎持续及皮炎加重相关。早期罹患AD也是食物过敏的危险因素，但金黄色葡萄球菌定植与食物过敏及AD的严重程度相关。

因此，皮肤金黄色葡萄球菌定植与鸡蛋、花生过敏相关，并能阻止食物耐受的产生，或许也影响到一些患者OIT的效果。为了更好的疗效，用花生、鸡蛋做OIT时或许可以同时考虑减少金黄色葡萄球菌的定植。

参 考 文 献

[1] COOK-MILLS J M, KAPLAN M H, TURNER M J, et al. Exposure: Staphylococcus aureus skin colonization predisposes to food allergy in the Learning Early about Allergy to Peanut（LEAP）and LEAP-on studies [J]. Journal of Allergy and Clinical Immunology, 2019, 144（2）: 404-406.

[2] TSILOCHRISTOU O, DU TOIT G, SAYRE P H, et al. Association of Staphylococcus aureus colonization with food allergy occurs independently of eczema severity [J]. Journal of Allergy and Clinical Immunology, 2019, 144（2）: 494-503.

[3] DU TOIT G, SAYRE P H, ROBERTS G, et al. Allergen specificity of early peanut

consumption and effect on development of allergic disease in the Learning Early about Peanut Allergy study cohort [J]. Journal of Allergy and Clinical of Immunology, 2018, 141 (4): 1343-1353.

[4] JONES A L, CURRAN-EVERETT D, LEUNG D Y M. Food allergy is associated with Staphylococcus aureus colonization in children with atopic dermatitis [J]. Journal of Allergy and Clinical Immunology, 2016, 137 (4): 1247-1248.

[5] TOTTE J E, VAN DER FELTZ W T, HENNEKAM M, et al. Prevalence and odds of Staphylococcus aureus carriage in atopic dermatitis: a systematic review and meta-analysis [J]. British Journal of Dermatology, 2016, 175 (4): 687-695.

5.16　孕期补充叶酸会增加儿童过敏性疾病的风险吗?

叶酸（folic acid 或folate）也叫维生素B9，是一种水溶性维生素。世界卫生组织（WHO）建议从备孕开始到孕后12周每天补充400μg叶酸来预防新生儿神经管畸形。除了补充叶酸外，一些国家（比如美国）还建议孕妇摄入叶酸强化食品。一些天然食物本身也含有丰富叶酸，比如新鲜蔬菜、水果、肝脏、谷物等。补充叶酸可使体内叶酸水平显著升高，挪威（没有叶酸强化食品）的研究指出补充叶酸的孕妇体内的叶酸水平的中位数是10.9 nmol/L，而对照组只有5.8 nmol/L。孕期补充叶酸和摄入叶酸强化食品总体来说是安全的。但也有研究发现孕期补充叶酸可能改变后代表观基因，增加罹患过敏性疾病的风险。

有研究指出每天补充1 000μg或5 000μg叶酸，儿童学龄期哮喘发病增加20%~40%。低剂量的叶酸补充也被认为是哮喘发病的危险因素，一些出生队列研究考察了孕期补充叶酸与后代罹患过敏性疾病的关系，但这些研究总体来说质量不高，结果不一。研究中叶酸的总摄入量不清楚，大多采用问卷的形式来采集叶酸补充的数据，很少检查孕妇体内叶酸的真实水平，而且研究中叶酸补充采集的时间点也不一样，有孕后3个月，有6个月，甚至9个月。儿童过敏性疾病的定义和诊断也不尽相同，大多是父母报告的症状资料，儿童年龄差异性大，从新生儿到学龄期均有报道。

影响儿童罹患过敏性疾病的因素很多，除了遗传和环境外，过敏性疾病与父母受教育水平、收入、儿童性别、出生体重、是否母乳喂养、是否日托（daycare）、添加辅食的时间、感染等均有关系，而且这些因素也可能相互作用、相互影响，考察孕期叶酸的补充与后代过敏性疾病的关系就必须考虑到其他因素的影响。叶酸浓度也与孕妇是否吸烟、经产、年龄等有关，也可能与孕妇生活习惯、饮食，甚至基因等有关。目前还很少有研究考察到叶酸在体内的代谢循环，比如红细胞叶酸含量（red blood cell folate）。只有更全面的考察才可能真正解释叶酸与过敏性疾病的关系。

孕期叶酸补充是否与后代罹患过敏性疾病相关目前还没有定论，但叶酸预防新生儿畸形的作用不容忽视。神经管在怀孕后第1个月内发育，专家建议怀孕妈妈应该在怀孕后前3个月补充叶酸，怀孕后期持续性的补充非但没有必要，反倒会增加后代过敏性疾病的风险。甚至有美国研究认为孕期补充叶酸没有必要，叶酸强化食物摄入的量已经足以预防出生缺陷。因此，该问题的解答还需要高质量的研究，最好能清楚界定多高剂量的叶酸可引起潜在的副作用。

中美预防神经管畸形合作项目之后，我国的准妈妈们在备孕期间就开始每天服用400μg的叶酸，但其对后代罹患过敏性疾病的影响目前还未见报道。中西方饮食不同、人种不同、环境不同，或许影响也不同。

参 考 文 献

［1］ROY A，KOCAK M，HARTMAN T J，et al. Association of prenatal folate status with early childhood wheeze and atopic dermatitis［J］. Pediatric Allergy and Immunology，2018，29（2）：144-150.

［2］PARR C L，MAGUS M C，KARLSTAD O，et al. Maternal folate intake during pregnancy and childhood asthma in a population-based cohort［J］. American Journal of Respiratory and Critical Care Medicine，2017，195（2）：221-228.

［3］VEERANKI S P，GEBRETSADIK T，MITCHEL E F，et al. Maternal folic acid supplementation during pregnancy and early childhood asthma［J］. Epidemiology，2015，26（6）：934-941.

［4］KIM J H，JEONG K S，HA E H，et al. Relationship between prenatal and postnatal exposures to folate and risks of allergic and respiratory disease in early childhood［J］. Pediatirc Pulmonology，2015，50（2）：155-163.

［5］HABERG S E，LONDON S J，NAFSTAD P，et al. Maternal folate levels in pregnancy and asthma in children at age 3 years［J］. Journal of Allergy and Clinical Immunology，2011，127（1）：262-264.

5.17 过敏（IgE）或许可以预防皮肤癌

过敏性疾病的发病率越来越高，背后的原因却不完全清楚，普遍认同的观点是遗传和环境及其相互作用的结果。过敏是由IgE介导的变态反应，过敏原与特异性IgE引起肥大细胞和嗜碱性粒细胞脱颗粒，释放炎症因子，引起过敏。IgE响应常见于上皮组织，如皮肤、肺、肠道，因为其含有与IgE结合的细胞。有研究认为IgE在体内的作用是抵抗寄生虫的感染，比如蠕虫（helminths）。卫生条件的改善，寄生虫感染越来越少，过敏性疾病显著增加。实际上大多数时候IgE不是由寄生虫特异性产生的，体内没有IgE也可以对抗寄生虫感染。因此，对抗寄生虫肯定不是IgE唯一的作用。

另有假说认为IgE在免疫系统对抗环境中的毒素（toxins）时起到非常重要的作用，现有数据证实IgE可以减少蜂毒和蛇毒对人体的伤害。将该假说扩大，可以认为IgE是宿主在面对毒素或寄生虫威胁时免疫系统产生的早期防御，起到一个早期的预警作用。最近有发表在《自然免疫学杂志》上的研究认为IgE可以减少化学致癌物或紫外线照射引起的皮肤损伤，从而有利于对抗皮肤癌。该研究团队在小鼠皮肤上暴露化学致癌物，导致小鼠体内快速产生IgE，IgE迁移并聚集在皮肤损伤处。IgE与嗜碱性粒细胞上IgE高亲和力受体结合，降低了皮肤癌变的风险。另外，大样本的队列研究显示如果患者体内含有更多的携带IgE的细胞，其癌症危险程度也更低。人体血液中IgE水平和罹患癌症的风险呈弱相关性。这些研究均提示IgE在癌症发病中起到某种保护作用。

过敏性疾病的快速增加可能与环境中的化学有害物质有关，空气污染、工业废气、汽车尾气、烟草中的化学物质均可以引起黏膜损伤、IgE升高。过去几十年过敏性疾病爆发式增长的主要原因或许正是环境中化学有害物质暴露增加引起的。

目前，研究仍处于起始阶段，研究者还不清楚IgE是如何抑制癌细胞生长的，可能与嗜碱性粒细胞介导的可溶性因子或细胞毒性及IgE高亲和力受体的表达有关。当皮肤或黏膜接触到潜在的毒性物质时，IgE可能发出一个预警信号，告诉机体避免再次接触。

另外，已有研究显示奥玛珠单抗治疗中，抗IgE结合体内游离IgE，可能导致癌症的发展，特别是皮肤和实体器官癌（solid-organ cancers），也从一个侧面说明IgE在预防癌症中的作用。

参 考 文 献

［1］GRAWFORD G, HAYES M D, SEOANE R C, et al. Epithelial damage and tissue γ δ T cells promote a unique tumor-protective IgE response［J］. Nature Immunology, 2018, 19（8）: 859-870.

［2］STRUNK R C, BLOOMBERG G R. Omalizumab for asthma［J］. New England Journal of Medicine, 2006, 354（25）: 2689-2695.

6 过敏原

6.1 过敏原标准化的历史

从1911年Noon第1次开始过敏原特异性免疫治疗（allergen specific immunotherapy，AIT）就面临一个问题，什么样的过敏原才能保证每次治疗的一致性？这就要求过敏原必须标准化（standardization），但时至今日，过敏原标准化还没有一个统一的标准。

尽管从一开始人们就想知道过敏原提取物（allergen extract）的组成及主要组分，但当时的技术尚无能为力。产品通常采用萃取的参数，也就是每毫升溶液含多少毫克过敏原原料（即mg/mL）。Noon本人用蒸馏水提取过敏原，经过滤、煮沸10 min，将1 μg/mL的稀释液定义为一个Noon单位（Noon unit）。这应该是第一个"标准化"的过敏原产品。

发现过敏原是蛋白质后，Noon的萃取方法也相应改良，将蒸馏水换成了生理盐水，并加入苯酚。既然知道过敏原是蛋白质，新的"标准"随之出现，那就是氮含量，即蛋白质氮单位（protein nitrogen unit，PNU），1 PNU=10 ng蛋白质氮。对过敏原这种复杂的生化混合物，用PNU表示显然还是远远不够的。尽管如此，当时的研究者还是试图比较PNU单位和Noon单位之间的比例关系。

到1922年，Coca提出用缓冲溶液（buffering solution）萃取过敏原，以其名字命名的Coca缓冲溶液在过敏原提取中被广泛使用。此后，研究者开始用硫酸铵沉淀萃取液分离过敏原，并认识到温度和蛋白质降解对产品质量的影响，甚至也注意到来自不同草花粉的过敏原有交叉反应（cross-reactivity）。但直到第二次世界大战结束，过敏原提取和标准化没有更多的进展。

1952年Augstin首次提出过敏原都是分子量大于10 000 Da的蛋白质，但Frankland用全提取物（full extract）和经超滤后蛋白质分子大于10 000 Da的提取物分别用于临床试验，结果并没有显著性差异。在20世纪60年代许多化学家开始从过敏原粗提取物中分离纯化活性过敏原分子，他们从所有已知的过敏原提取物中都能找到一种或多种过敏原分子，这些分子在皮肤试验中具有过敏原活性，而且更重要的是过敏原分子的确认使得研究开始走向"定量"（quantitative）。

1966年，Ishizakas、Johansson及Bennich 发现了免疫球蛋白E（immunoglobulin E，IgE）抗体。之后放射免疫吸附法（radioallergosorbent，RAST）的出现，使体外检测过敏原特异性IgE成为可能，更为重要的是RAST抑制试验被用来检测过敏原活性（potency），并被作为过敏原标准化的重要指标。RAST抑制试验出现之前，只能采用皮肤试验（体内试验）来研究过敏原的活性。同一时期，体外免疫电泳（in vitro immuneelectrophoresis）开始被用于过敏原的研究，1972年Lowenstein提出新的方法，交叉放射免疫电泳（crossed radio immunoelectrophoresis，CRIE）。CRIE可以用来判断单个患者血清IgE与提取物中哪种过敏原反应，CRIE不仅揭示了提取物中过敏原的组成，也可以判断哪些是主要过敏原（major allergen）。

随着新的技术手段的出现，越来越多的单一过敏原分子被纯化出来，并给出了五花八门的名字，为了统一命名，WHO/IUIS过敏原命名委员会规定用过敏原拉丁文中的属名前三个字母及种名的第一个字母来命名过敏原。比如，屋尘螨（*dermatophagoides pteronyssinus*）过敏原可以命名为Der p，并用阿拉伯数字来表示过敏原被发现的先后顺序，如 Der p 1就代表第一个被发现的屋尘螨过敏原。今天已经有1 000多种的过敏原被命名（www.allergen.org）。

在1970—1980年，过敏原标准化成为研究的热门课题，许多过敏学会开始着手过敏原标准化的建立，其中北欧国家采用皮肤点刺试验和RAST抑制试验来测定过敏原提取物的活性，用定量免疫电泳来检测主要过敏原的浓度，用CRIE等定性检测过敏原的组成，建立了一套完整的标准化体系。

1980年WHO/IUIS过敏原标准委员会同意采用包括过敏原活性、组成及主要过敏原含量的标准化体系，该委员会开始着手生产过敏原国际标准品（international standards，IS）。经过6年的努力，共生产出8种不同过敏原的标准品。不同国家、不同企业的过敏原提取物均可以与IS比较，并给出国际单位（international units，IU）。但是，美国不接受WHO的标准，该IS标准品从来没有被真正意义上使用过，美国坚持用皮肤点刺试验作为标准化的首要方法。

随着技术的进步，1985年以后不管是生产纯化的过敏原还是重组的（rencombinant）过敏原都越来越容易，特别是X线衍射技术（X-ray crystallography）和核磁共振技术（NMR technology）的出现，使研究蛋白质三维立体结构成为可能。人们开始注意到以前的过敏原标准是基于皮肤反应而不是临床疗效。此后，一系列的临床研究开始用主要过敏原含量作为标准，这些结果促使1998年WHO意见书（position paper）指出有效的AIT主要过敏原每年的维持剂量必须达到50~200μg。欧洲1999年开始了新的过敏原标准项目（CREATE Project），该项目试图建立基于主要过敏原含量的标准品和标准方法，使不同企业采用相同的过敏原单位。但时至今日，不同过敏原生产企业仍采用不同的单位，这些单位之间也无法换算，除了主要过敏原含量，我们也没法直接对比不同的过敏原产品。

参 考 文 献

［1］BERGMANN K C，RING J（eds）.History of Allergy［M］. Chem Immunol Allergy. Basel，Karger 2014. Vol 100，pp323-332.

［2］KALINER MA，LOCKEY R F（eds）. Allergens and Allergen Immunotherapy［M］. New York，Informa Healthcare，2008：47-58.

［3］Allergen Immunotherapy：therapeutic vaccines for allergic diseases. Geneva：January 27-29 1997［J］. Allergy，1998，53（44 Suppl）：1-42.

6.2　国内过敏原和过敏原标准化的现状

过敏性疾病的诊断和特异性免疫治疗依赖于高质量的过敏原提取物（allergen extract）。过敏原提取物由天然原料（比如螨虫、花粉、动物皮毛、霉菌等）萃取而来，除了含有活性成分（即过敏原）外，还含有大量非活性成分。不同过敏原提取物中过敏原的组成和浓度千差万别，生物活性各异，高质量过敏原提取物的前提是标准化（standardization）。

与世界其他地方一样，我国也没有统一的过敏原标准化方法。企业按照各自的流程生产，过敏原活性单位也完全不同。每个批次的产品均按照企业内参（in-house reference，IHR）生产，保持批次的稳定性。目前我国仅有螨虫（屋尘螨和粉尘螨）过敏原通过审批上市，用于体内（in vivo）诊断（即皮肤点刺试验，SPT）和治疗。中国市场上的标准化螨虫SPT制剂通常将过敏原保存在甘油里，治疗产品将过敏原包被在氢氧化铝或水剂中。标准化的产品活性单位有SQ、HEP、TU，非标准化的产品活性单位通常是wt/vol（即每毫升溶液中多少克原料）。非标准化产品的活性变化很大，但标准化的产品质量也不同，因为不同企业标准化的方法本身就存在差异。我国地域辽阔，不同地区物种、生态、气候差异巨大，除了螨虫外，患者还可能对动物皮毛、草花粉、树花粉、霉菌等过敏。虽然有部分过敏原提取物可用于体外（in vitro）特异性IgE检测，但目前我国还没有这些过敏原的标准化产品。

国家食品药品监督管理局颁发了过敏原制品的质量控制技术指导原则，包括过敏原初始原料、包装材料、生产工艺、过敏原组分分析、质量标准等。过敏原提取物中组分分析通常采用十二烷基硫酸钠聚丙烯酰胺凝胶电泳（SDS-PAGE）、交叉免疫电泳（crossed immunoelectrophoresis，CIE）或等电聚焦（isoelectric focusing，IEF）。质谱（mass spectrometry，MS）功能更优，但在我国还没有用于过敏原产品的检测。主要过敏原的鉴定可采用交叉放射免疫电泳（crossed radio-immunoelectrophoresis，CRIE），浓度检测采用定量免疫电泳（quantitative immunoelectrophoresis，QIE）或酶联免疫分析（enzyme-linked immunosorbent assay，ELISA）。活性的检测可以采用皮肤点刺试验或体外技术，比如RAST、RAST抑制试验等。国家食品药品监督管理局的指导原则并没有规定标准方法，各企业采用的检测方法不尽相同。

修饰抗原（allergoids）是用化学试剂将过敏原部分失活，希望降低其副反应，但研究发现其疗效比不上天然过敏原，国内并没有修饰过敏原上市。重组过敏原采用重组DNA技术生产，质量取决于使用的细胞系（cell line）、发酵工艺、纯化技术。虽然重组过敏原和天然过敏原在活性上有可比性，但监管部门不会以天然过敏原的数据批准重组过敏原上市，重组过敏原的疗效和安全性必须通过临床试验确定。我国一些科研机构对重组过敏原的研究也很多，特别是粉尘螨，但目前国内还没有重组产品提出临床申请。

总之，过敏原质量是保证过敏性疾病诊断和治疗的根本，但目前没有统一的过敏原标准化方法，市场上过敏原质量差异巨大，推荐使用活性明确、过敏原浓度和组成清楚的产品。

参 考 文 献

［1］BAO Y，CHEN J，CHENG L，et al．Chinese guideline on allergen immunotherapy for allergic rhinits［J］．Journal of Thoracic Disease，2017，9（11）：4607-4650．

6.3 过敏原提取物用于体内诊断和治疗的前景

特异性IgE介导的过敏性疾病影响到全球大约30%的人口，在美国，过敏已经成为最大的慢性疾病。明确患者对哪种过敏原过敏是过敏性疾病诊断和特异性治疗（避免接触过敏原和过敏原特异性免疫治疗）的根本。大概30年前已经出现了重组过敏原（recombinant allergens）并很快将其用在了体外（in vitro）检测上；大概20年前就有研究将重组过敏原用于体内（in vivo）诊断，即皮肤点刺试验（skin prick test，SPT）和激发试验，并证实在效果、安全性、灵敏度和特异性上更具有优势；大概10年前重组过敏原或重组过敏原衍生物开始用于AIT的临床试验，但多数研究均以失败告终。因此国内外目前尚没有重组过敏原的体内诊断和治疗产品，所有体内诊断和特异性免疫治疗产品均基于过敏原提取物。

生产标准化高质量的过敏原提取物很难，通常含有非过敏原成分，而且过敏原的组成、含量、活性不一，甚至含有污染物，这是由提取物的固有属性决定的。过敏原提取物来自于天然物（natural source）中，天然物里过敏原的含量和组成本身就不一样。花粉中过敏原的含量和组成受环境中臭氧的含量、污染物、气候等影响；螨虫中过敏原取决于饲养的条件和食物及螨体和粪便的比例等；动物不同性别、不同种属的皮毛中过敏原含量和组成也不一样，影响食物过敏原的因素更多。一些过敏原，特别是花粉，还具有不同的异形体（isoforms），这就意味着天然过敏原提取物不可能完全一致。不同的提取方法也造成过敏原含量和组成差异很大，过去一些亲脂性的过敏原因为提取的问题被长期忽视。

天然过敏原提取物中还含有蛋白酶，能引起相应过敏原蛋白质降解，从而影响到产品的活性，即使加入蛋白酶抑制剂也不可能完全避免，且很多蛋白酶抑制剂本身就有毒性。某些过敏原就是蛋白酶，不仅能降解其他过敏原，还可能影响到免疫细胞和组织。另外，一些过敏原浓度高时本身就可以引起炎症反应。天然过敏原提取物还会受到其他过敏原的污染，比如一些花粉中混杂有其他种类的花粉，动物皮毛中含有螨虫，几乎所有天然物中均含有细菌、霉菌、毒素等。

过去很长时间将过敏原提取物用于体内诊断和治疗只需要有专家建议，现在国内外都将此类产品列为药品，生产必须满足GMP（good manufacturing practice）要求，上市需经3期临床注册。但由于历史原因，目前大多数过敏原产品均缺乏随机、双盲、安慰剂对照的临床试验证据，国内更是如此。欧洲药监局规定到2023年未经过临床注册的过敏原产品必须退出欧洲市场。

由于过敏原提取物的固有缺陷，或许重组过敏原是一个可行的选择。目前重组过敏原在欧美被广泛用于体外检测，并有可能最终完全取代基于提取物的体外诊断试剂。重组过敏原体外诊断试剂除了高标准的质控外，基于分子水平的诊断还可精准地鉴别出多重过敏和交叉反应中的主要过敏原，分辨出哪些过敏原与疾病相关性更高。虽然重组过敏原的生产已经没有技术障碍，但由于专利保护及产品开发和临床试验的高投入，重组过敏原用于体内诊断和治疗还有待时日。或许最终两种类型的产品可能长期共存。

参 考 文 献

[1] VALENTA R，KARAULOV A，NIEDERBERGER V，et al. Allergen extracts for in vivo diagnosis and treatment of allergy：is there a future [J]? Journal of Allergy and Clinical

Immunology in Practices, 2018, 6（6）: 1845–1855.

[2] CHEVIGNE A, JACQUET A. Emerging roles of the protease allergen Der p 1 in house dust mite-induced airway inflammation [J]. Journal of Allergy and Clinical Immunology, 2018, 142（2）: 398–400.

[3] JAPPE U, SCHWAGER C. Relevance of lipophilic allergens in food allergy diagnosis [J]. Current Allergy and Asthma Reports, 2017, 17（9）: 61.

[4] MELTZER E O, BLAISS M S, DEREBERY M J, et al. Burden of allergic rhinitis: results from pediatric allergies in America survey [J]. Journal of Allergy and Clinical Immunology, 2009, 124（3 Suppl）: S43–70.

6.4 我们真的了解过敏原吗？

过敏原是蛋白质或糖蛋白，但蛋白质那么多，为什么有些是过敏原，有些不是？屋尘螨中的蛋白质至少有几千种，但属于过敏原的目前发现只有二三十种，主要过敏原只有两三种（Der p 1、Der p 2、Der p 23）。过敏原至今没有一个精确的定义，没有一个共同的化学性质，也没有共同的三维结构，或其他的任何理化特性可以将它们归为一类。因此，过敏原只能笼统的定义为"所有能引起过敏反应的物质"。

之所以难下定义，是因为过敏原本身就分属于不同的类别。截止到2018年底重组和纯化的过敏原已经达到900多种，对过敏原结构的深入理解有助于研究相关过敏原之间的交叉反应，也有助于为特异性免疫治疗设计新的过敏原分子疫苗，如改变IgE的结合位点。

过去常常认为作为蛋白质的过敏原本身是无害的（innoxious），因为这些蛋白质对多数人并不诱发症状，或是因为这些蛋白质本身来自看似无害的物质，比如牛奶、鸡蛋。也有观点认为恰恰相反，过敏原是有害的。要么过敏原本身有毒性，如蜂毒；要么就是蛋白酶，如Der p 1，可以引起呼吸道黏膜、胃肠道黏膜或皮肤上皮的损害；要么是来源含有毒性物质（toxin），如坚果或海鲜；要么过敏原可以作为毒性物质的载体，亦可能是脂质结合蛋白，如Der p 2，作为外源物质结合在黏膜上。其实有一半以上的过敏原都有与脂质结合的能力（lipid binding activity）。把过敏原看作有害物质被免疫系统攻击似乎也更容易理解免疫系统的防御机制。

蜂毒中含有多种酶、多肽和小分子化学物质。被蜂蜇后引起Th2反应，产生特异性IgE，引起过敏反应甚至过敏性休克。但蜂毒引起的过敏反应（IgE）可能只是为了防止宿主被毒素损害，过激的反应才导致了过敏的发生。同样蚊子或蜱螨叮咬后，也引起Th2反应，产生IgE，导致肥大细胞和嗜碱性粒细胞的免疫反应。这一反应的目的可能只是为了阻止蚊子继续进食，因此这类反应通常很迅速，不仅可以及时阻止进食，还能让宿主及时赶跑蚊虫，也合理解释了为什么IgE介导的过敏反应通常都快速发生。

外源物质的过敏原，不管是本身可以引起黏膜损坏，还是可以结合到黏膜上，或某些物质作为半抗原（hapten）与特定蛋白质结合，从而改变蛋白质结构和功能，引起过敏反应。免疫系统为了对抗这些外来物质的损害，分泌防御性物质，促使角质形成细胞增生，出现痒、咳嗽、打喷嚏、支气管收缩、呕吐、腹泻等症状，可能就是为了驱赶或排出外源物质，但当反应过度时，这原本的防御反应就变成了过敏性疾病。

哺乳动物对抗病原体有几种免疫机制，除了先天免疫外，获得性免疫在对抗微生物（病毒、细菌、真菌、单细胞生物）时采取 I 型免疫（type I immunity），Th1、Th17及IgM、IgA、一些IgG抗体介导这一类型免疫。在对抗大的寄生虫或蠕虫（helminthes）时，主要是 II 型免疫（type II immunity）起作用，由Th2及IgE介导。寄生虫特异性IgE和肥大细胞上高亲和力IgE受体结合，活化肥大细胞，释放活性物质，有助于驱逐寄生虫。也就是说肥大细胞活化使宿主免疫能力增加，防御感染的能力增强，本身是有益的，但过度的活化导致组织损坏。环境中非感染性的过敏原也可以引起 II 型免疫反应，如果将过敏原看作是有害的物质，过敏原暴露引起的过敏反应就可以被看作是免疫系统对环境中过敏原的破坏而起的保护作用，也就是说过敏反应本身是有益的，只是过度的反应才引起疾病。这样我们或许应该重新评价过敏了。

那为什么有人过敏，有人不过敏呢？有解释说敏感的（susceptible）人才更容易过敏，或有过敏体质的人才过敏，其实可能所有的人都对过敏原起反应，只是有些人产生了IgE，而有些人产生了IgG。那为什么有人产生IgE，有人又产生IgG呢？这可能和特定的组织（tissue）有关，过敏原进入组织器官后，可能发出预警信号（alarm signals）引起免疫反应，也可能不发出信号表现为耐受。有人以前过敏现在不过敏，也有人以前不过敏现在过敏，可能是体内IgG/IgE平衡的问题。所有这些都是假设，需要研究验证。

参 考 文 献

［1］PALM N W，ROSENSTEIN R K，MEDZHITOV R. Allergic host defences［J］. Nauture，2012，484（7395）：465-472.

［2］BREITENEDER H，DIAMANT Z，EIWEGGER T，et al. Future research trends in understanding the mechanisms underlying allergic diseases for improved patient care ［J］．Allergy，2019，doi：10.1111/all.13851．

［3］MUKAI K，TASI M，STARKL P，et al，IgE and mast cells in host defense against parasites and venoms ［J］．Seminars in Immunopathology，2016，38（5）：581-603．

［4］MATZINGER P．The evolution of the danger theory．interview by Lauren Constable，commissioning editor ［J］．Expert Review of Clinical Immunology，2012，8（4）：311-317．

［5］PROFET M．The function of allergy：immunological defense against toxin ［J］，The Quarterly Review of Biology，1991，66（1）：23-62．

6.5　儿童鸡蛋过敏

先讲一个病例：一个7岁男孩，鸡蛋过敏并发展为哮喘，一次食用半个煮鸡蛋后出现严重荨麻疹，自我注射肾上腺素（母亲注射）后送急诊，急诊医生建议患者严格避免摄入鸡蛋和含有鸡蛋的食物。后去专科复诊，检查鸡蛋清（egg white）IgE为 20 kUA/L，卵黏蛋白特异性IgE < 0.35 kUA/L，用熟鸡蛋做激发试验呈阴性。医生准许该患者食用完全煮熟的鸡蛋及烘焙鸡蛋等，但避免食用生鸡蛋或煮半熟的鸡蛋。医生为什么这么诊断呢？

除牛奶外，鸡蛋是最重要的食物过敏原，在一些国家（如西班牙、法国、日本）对鸡蛋过敏的患者比对牛奶过敏的多。鸡蛋过敏常见于儿童，约占儿童总数的1.8% ~ 2%。过去认为鸡蛋过敏会随年龄的增长慢慢好转。患者通常2岁内发作，3岁时52%的患者会缓解，5岁时66%的患者缓解，但近年的研究证明持续鸡蛋过敏的患者也越来越多，这可能和患者过敏的严重程度有关，如果特异性IgE > 50 kUA/L，患者18岁也很可能不会好转。

鸡蛋引起IgE介导的过敏症状，比如红斑、荨麻疹、湿疹、腹痛、腹泻、呕吐等，鸡蛋引起的过敏性休克（anaphylaxis）并不常见。此外，鸡蛋是引起嗜酸性粒细胞食管炎（eosinophilic esophagitis）和嗜酸性粒细胞胃肠炎（eosinophilic gastroenteritis）最常见的过敏原，但食物引起的直肠结肠炎（proctocolitis）与小肠结肠炎（enterocolitis）却和鸡蛋过敏原无关。

鸡蛋清含有20多种过敏原，主要过敏原是卵黏蛋白（ovomucoid，OVM，Gal d 1）、卵清蛋白（ovalbumin，OVA，Gal d 2）、卵传铁蛋白（ovotransferrin，Gal d 3）、溶菌酶（lysozyme，Gal d 4）。它们的致敏能力依次减弱，即OVM > OVA > 卵传铁蛋白 > 溶菌酶。OVM非常稳定，加热和蛋白酶均不能改变其结构。OVA是蛋清中含量最多的蛋白（约占54%），但对热不稳定，加热可以改变其结构，对OVA过敏的患者可以耐受完全熟透的鸡蛋。卵传铁蛋白虽然也是蛋白中的主要过敏原，但其在鸡蛋过敏诊断中的作用还有待进一步研究。溶菌酶作为防腐剂用于药物和食物保存，对鸡蛋溶菌酶过敏也可能对这些食品或药品过敏。蛋黄中过敏原种类相对少很多，最主要为α-卵黄蛋白（alpha-livetin，Gal d 5），它可以引起鸟-蛋综合征（bird-egg syndorme）。此疾病是吸入鸟类过敏原引起致敏的（primary sensitization）综合征，患者暴露于鸟过敏原中引起鼻炎和哮喘，摄入鸡蛋后迅速引起皮肤、胃肠道等过敏症状。因此，α-卵黄蛋白IgE是诊断鸟-蛋综合征的指标。

鸡蛋过敏的诊断和其他食物过敏一样，主要基于症状、皮肤点刺试验（skin prick test，SPT）和体外特异性IgE检测。SPT敏感性很好但特异性差，SPT阴性基本可以排除鸡蛋过敏，但SPT阳性却未必是过敏患者。IgE结果的判读也应该基于临床症状或食物激发，有研究建议IgE ≥ 7 kUA/L可以作为鸡蛋过敏的cut-off值，大于此值，95%的儿童具有鸡蛋过敏症状。也有研究将cut-off值定为7.4 kUA/L，但不管cut-off值多少，对小龄儿童的预测都不理想，可能cut-off值不仅与患者年龄有关，还和症状类型等有关联。不同加工方法下，患者对鸡蛋的耐受量也不一样，吃煮鸡蛋就比烘焙鸡蛋更容易过敏，烘烤时面粉等不同材质的食品也增加了患者对鸡蛋的耐受量，称为基质的影响（matrix effect）。本文开头提到的病例中患者鸡蛋白IgE达到20 kUA/L，但OVM特异性IgE却为阴性，而且熟鸡蛋激发试验也是阴性，说明患者症状不是OVM引起的，而可能是其他过敏原（最可能为OVA）诱发的，而OVA对热不稳定，故患者可食用完全熟透的鸡蛋。

鸡蛋过敏患者的治疗和管理主要是在正确诊断的基础上尽可能避免摄入，万一意外摄入，服用急救药物，症状严重时注射肾上腺素。口服免疫治疗（oral immunotherapy，OIT）也可以显著提高患者对鸡蛋的耐受，但因其有不良反应，必须在专科医生指导下进行。

参 考 文 献

［1］URISU A，KONDO Y，TSUGE I. Hen's egg allergy［J］. Chemical Immunology and Allergy，2015，101：124-130.

［2］Egg allergy- symptoms and causes［OL］. https：//www.mayoclinic.org/diseases-conditions/egg-allergy/symptoms

6.6　儿童牛奶过敏

牛奶过敏主要是指由IgE介导的过敏性疾病，作为最主要的食物过敏原，西方国家有2%～3%的儿童对其过敏，因为牛奶过敏和牛奶不耐受（缺乏乳糖酶所致）症状相近，很多时候容易混淆，造成过度诊断（overdiagnosed）或诊断不足（underdiagnosed）。牛奶过敏也可能是非IgE介导的，但目前发病率等还不甚了解。

一般牛奶过敏发生在出生后6个月内，在摄取牛奶后1周内出现过敏症状，1岁后才开始过敏的情况并不常见。母乳喂养的婴幼儿也可能因为母亲摄入牛奶而出现牛奶过敏。牛奶过敏一般会随年龄增长而好转（outgrowth），特别是非IgE介导的过敏。对IgE介导的过敏，如果特异性IgE＞50 kUA/L，同时伴随其他多种食物过敏、哮喘和鼻炎，一般不容易随年龄缓解。

IgE介导的牛奶过敏主要表现在胃肠道和皮肤上。最近研究认为食物引起的胃肠道疾病还可能引起疲劳、黑眼圈、口腔溃疡、关节疼、睡眠差、夜汗、头疼、遗尿等。患者在摄取牛奶后几分钟内出现荨麻疹等皮肤症状或血管性水肿并伴有呕吐，然后是胃肠道症状，也有可能影响到呼吸和心血管系统。必须指出的是牛奶过敏可能诱发过敏性休克（anaphylaxis），占过敏人数的1%～2%。非IgE介导的牛奶过敏通常在摄取牛奶2 h后发作，也表现为胃肠道和皮肤症状。另外，牛奶引起的IgE介导的疾病还包括小肠结肠炎综合征（enterocolitis syndrome，整个胃肠道受累）、肠下垂（enteropathy，小肠受累）、直肠炎（proctitis）和直肠结肠炎（proctocolitis）及肺含铁血黄素沉着症（pulmonary hemosiderosis）等。

牛奶过敏的诊断包括详细的临床症状、身体检查、诊断消除饮食（diagnostic elimination diets）、皮肤点刺试验（skin prick tests，SPT）、特异性IgE检测和食物激发试验。如果是婴幼儿患者，具有典型持续的牛奶过敏症状，开放性食物激发阳性可以确诊。双盲、安慰剂对照的激发试验依然是诊断食物过敏的金标准，特别是患者对多种食物过敏时。SPT和IgE检查灵敏度好，但特异性差，不能仅仅凭SPT或IgE阳性做出诊断。因为患者对生牛奶和熟牛奶的过敏（或耐受）程度不同，采用不同过敏原制剂SPT或IgE结果也不一样。目前不管是对生牛奶还熟牛奶，还没有一个SPT或特异性IgE的cut-off值可以诊断牛奶过敏，但对＜2岁的儿童，从现有的文献找出cut-off值似乎是可行的。

牛奶中主要过敏原是酪蛋白（casein）和乳清蛋白（whey proteins）。酪蛋白又分为αs1-casein、αs2-casein、β-casein和κ-casein，乳清蛋白主要是α和β乳球蛋白（lactoglobulin）。酪蛋白和乳清蛋白相比，对热更稳定。因为大多数患者对酪蛋白和乳清蛋白同时过敏，诊断上，组分过敏原检测并不比完整提取物（whole allergen extracts）IgE更有优势，但是因为酪蛋白对热稳定，如果患者酪蛋白IgE很高，那么对煮熟的牛奶或添加到烘焙食品中的牛奶也更不容易耐受，而且一般症状更严重，也不容易随年龄缓解。对牛血清白蛋白（bovine serum albumin，BSA）过敏相对独立，不一定与酪蛋白过敏及乳清蛋白过敏同时存在，BSA可能引起与牛肉的交叉反应。

牛奶过敏患者的治疗和管理主要还是在正确诊断的基础上避免摄入，哺乳期的婴幼儿如果过敏，母亲也应该避免摄入所有牛奶相关的食品，但要注意补钙。<6个月的婴儿，建议食用深度水解配方奶粉（肽分子量<3 000 Da，适合轻中度症状的患者）或氨基酸配方奶粉，氨基酸配方奶粉只有氨基酸，没有肽，价格昂贵，适用于：①严重牛奶过敏。②除牛奶外，多种食物过敏。③排他母乳喂养仍有过敏症状。④严重嗜酸性食管炎、小肠结肠炎等。⑤婴儿生长缓慢。⑥严重营养不良且拒绝深度水解配方奶。另外，对有高风险诱发过敏性休克的婴幼儿，强烈建议食用氨基酸配方奶粉。>6个月的患儿也可以尝试大豆配方奶。市场上还有半水解配方奶，不适于过敏儿童食用。其他哺乳动物奶，由于潜在的交叉反应，也不建议牛奶过敏的儿童食用。椰子、杏仁、榛子、大豆等"奶饮料"所含能量少、蛋白含量低，也不适合婴儿食用。

因牛奶过敏可能诱发过敏性休克，建议患儿家长常备肾上腺素笔。对牛奶过敏口服特异性免疫治疗（oral immunotherapy，OIT）的研究很多，效果和安全性因人而异，可能与患者对牛奶中不同过敏原的IgE水平有关。OIT有潜在的不良反应，必须在专科医生的指导下进行。

参 考 文 献

［1］LIFSCHITZ C，SZAJEWSKA H. Cow's milk allergy：eveidence- based diagnosis and management for the practitioner［J］. European Journal of Pediatircs，2015，174（2）：141-150.

［2］BARTUZI Z，COCCO R R，MURARO A，et al. Contribution of meolecular allergen analysis in diagnosis of milk allergy［J］. Current Allergy and Asthma Reports，2017，17（7）：46.

6.7 芝麻过敏

英国《每日邮报》2018年9月23日报道，一名英国女孩因食用飞机场商店内含芝麻的三明治而诱发过敏，不幸去世。

芝麻（*Sesamum indicum*）作为一种食物过敏原在北美大概引起0.1%～0.2%的人群过敏，澳大利亚儿童约0.8%对芝麻过敏。虽然对芝麻过敏的患者不像牛奶、鸡蛋过敏患者那么多，但芝麻却可以引起严重的过敏性休克，甚至死亡。中东国家芝麻过敏引起的过敏性休克相对更常见。以色列芝麻引起的过敏性休克在所有食物中排第2位，约占43%；沙特阿拉伯芝麻引起的过敏性休克排第3位；加拿大儿童中芝麻引起的过敏性休克只占2.8%，因此地区差异很大。芝麻过敏在我国一些流行病学研究中阳性率似乎很高，这可能是对过敏的定义及检测方法不同造成的，真正通过激发试验确诊的患者并不多。芝麻过敏一般是终生的，很难随年龄增长而好转，因此有必要了解一下芝麻过敏。

芝麻中至今共发现7种过敏原，其中第1组、第4组、第5组可能是主要蛋白，对芝麻过敏的患者大多与这些过敏原反应。第4组、第5组是油脂蛋白（oleosin），对其反应阳性，可能更容易发生过敏性休克。芝麻籽和芝麻油都可以引起过敏，制作芝麻油或芝麻酱时，要将原料烘焙，通常认为高温烘焙不会降低芝麻的致敏性。

芝麻过敏症状除了上文提到的过敏性休克外，较轻的症状通常表现为面红、荨麻疹、眼睑红肿、瘙痒（嘴唇、舌、面部、眼睛、全身）、皮炎、鼻炎、哮喘、肠胃不适等。与其他食物过敏一样，临床症状是重要的诊断标准，但是2/3以上的芝麻过敏患者也同时对其他食物过敏，这给诊断带来困难，临床上需要排除症状是由其他食物过敏引起的可能。另外，芝麻过敏可能和花生、黑麦、罂粟籽、奇异果或其他坚果有交叉反应，也要考虑到交叉反应的影响。

除症状外，皮肤点刺试验（skin prick test，STP）是最常用到的诊断手段，传统的过敏原诊断中将SPT＞3 mm 作为阳性的标准，可能在食物过敏诊断中并不适用。有研究显示SPT＞8 mm时，芝麻过敏的阳性预测值（positive predictive valve，PPV）可达95%，此时灵敏度和特异性分别为48%和99%。也有研究认为SPT＞3 mm 时，PPV就可达88%，这都说明SPT在芝麻过敏诊断中的重要作用。但也有研究认SPT诊断芝麻过敏的PPV和阴性预测值（negative predictive value，NPV）都较差，不太适合芝麻过敏的诊断，不同的结果可能与研究中患者年龄、地域及所用的过敏原制剂有关。SPT制剂通常可以将芝麻磨碎，溶入或悬浮于盐水中，也可以直接用芝麻油或芝麻酱。

血清中特异性IgE浓度用来诊断芝麻过敏的效果比较差，不仅PPV和NPV不好，灵敏度和特异性也不高，而且由于交叉反应的原因，可能带来假阳性结果。芝麻的第3组过敏原（Ses i 3）和花生第1组过敏原（Ara h 1）有交叉反应，花生过敏的患者，很可能芝麻特异性IgE为阳性。近年来发展的IgE过敏原组分诊断（component resolved diagnostics，CRD）极大增加了食物过敏诊断的准确性，但到目前为止，对芝麻过敏诊断的应用还很少，可能是因为试剂供应的问题。食物激发试验仍然是诊断芝麻过敏的金标准，激发剂量可以按0.3 mg、3 mg、30 mg、100 mg、300 mg、1 000 mg逐渐增加。

芝麻过敏患者的管理最主要是避免接触，这就要求患者对食物的成分有详细的了解，上文中因食用三明治诱发过敏而不幸去世的女孩，就是因为食品外包装上没有标明含有芝麻过敏原。除食入外，患者还可能因为其他的暴露而过敏，比如化妆品、护肤品和洗涤用品，这些物品中也常添加芝麻油脂。过敏性休克或严重过敏反应的一线用药是肾上腺素，对芝麻过敏的患者应该常备肾上腺素笔。

参 考 文 献

［1］ADATIA A，CLARKE A E，YANISHEVSKY Y，et al. Sesame allergy：current perspectives ［J］. Journal of Asthma and Allergy，2017，10：141-151.

［2］SEGAL L，BEN-SHOSHAN M，ALIZADEHFAR R，et al. Initial and accidental reactions are managed inadequately in children with sesame allergy［J］. Journal of Allergy and Clinical Immunology in Practices，2017，5（2）：482-485.

［3］DANO D，REMINGTON B C，ASTIER C，et al. Sesame allergy threshold dose distribution ［J］. Food and Chemisitry Toxicology，2015，83：48-53.

［4］SHEIKH F，AMIN R，REHAN KHALIQ A M，et al. First study of pattern of anaphylaxis in a large tertiary care hospital in Saudi Arabia［J］. Asia Paicific Allergy，2015，5（4）：216-221.

6.8 蜂毒过敏

2018年9月27日四川青阳县河水治理施工中，8人被野蜂蜇伤，送医抢救，2人死亡，2人重伤，其余4人伤势较轻。这样的报道每年都时有发生，因蜂蜇致死并不是个案。蜂蜇后引起的一系列症状，主要是由蜂毒过敏（hymenoptera venoms allergy，HVA）导致。西方国家HVA是成人过敏性休克最常见的诱因，儿童过敏性休克因素中排在食物过敏之后，居第2位。

蜇人蜂主要有蜜蜂（honeybee, *apis mellifera*）、大黄蜂（bumblebee, *bombus pennsylvanicus*）、胡蜂/黄蜂/马蜂（欧洲称为wasps，美国叫yellow jackets, *vespul vulgaris*），此外还有蚂蚁/红火蚁（ant, *solenopsis invicta*）。引起过敏的蜂毒多为糖蛋白（glycoproteins），目前发现的蜂毒过敏原有很多种，比如蜜蜂蜂毒素中发现12种过敏原（Api m 1 – Api m 12）。

HVA可能是IgE介导或非IgE介导的免疫反应。HVA临床症状可以分为：①普通局部反应。②严重局部反应。③全身过敏性休克或全身过敏反应（systemic anaphylactic reactions）。④全身毒性反应。⑤特殊反应。其中严重局部反应和全身过敏性休克比较常见。严重局部反应是指肿块直径超过10 cm，持续24 h以上，其机制尚不清楚，可能是IgE介导或细胞介导，或两者同时作用的免疫过敏。蜂毒引起的全身过敏性反应主要是IgE介导的，极个别情况IgG可能参与其中，症状涉及皮肤、胃肠道、呼吸道和心血管系统，按症状严重程度分为4级（一级：荨麻疹、血管性水肿；二级：轻中度肺、心血管、胃肠道症状；三级：过敏性休克、意识模糊；四级：窒息、心脏停搏）。三级和四级为严重全身过敏反应，多数情况下为一级、二级，也常表现为创伤后引起心理担忧，害怕再次被蜇，影响生活质量。全身毒性反应和特殊反应主要指神经或肾毒性症状、血管炎、紫绀等。

蜂毒引起的严重局部反应发生率为2.4%～26.4%，儿童和养蜂人更高。患者自我报告的全身过敏反应为0.3%～7.5%，养蜂人中可能达到43%。但儿童发生全身过敏反应的概率低很多，为0.15%～0.3%，而且症状较轻。短时间内再次被蜇，体内特异性IgE水平高，蜜蜂蜂毒过敏（可能与蜜蜂一次性注入的毒素相对更多有关）的患者更容易发生全身过敏反应。发生过严重局部反应的患者再次被蜇发生全身反应的可能性增高。成人更容易发生严重全身过敏反应，70%可能出现呼吸或心血管症状，但青少年或年轻人致死率更高。肥大细胞增多症（mastocytosis）患者发生严重甚至致死过敏反应的概率更高，血液中类胰蛋白酶（tryptase）水平高也和蜂蜇后严重全身过敏反应相关。

HVA诊断很复杂，但也与其他过敏诊断流程一样。首先是临床症状，包括蜂种（这其实很难，大多数患者分不清究竟是哪种蜜蜂或马蜂）、被蜇时间、症状类型、症状严重程度、被蜇后症状出现时间、急诊处理情况、被蜇前患者状态、被蜇历史、其他过敏情况等。一般被蜇后至少2周以上才能做皮肤点刺（skin prick test, SPT），如果SPT阴性，又发生过被蜇后的全身过敏反应，应该在1～2月后重复SPT或采用皮内试验（intradermal test, IDT）。蜂毒SPT和其他过敏原不同，一般使用0.01～100 μg/mL（也有用1 μg/mL、10 μg/mL、100 μg/mL、

300 µg/mL）的蜂毒溶液，采用逐步递增的办法进行。IDT浓度要低很多，一般为0.001~1 µg/mL。

特异性IgE水平和被蜇后检测时间有关，刚被蜇后IgE可能很低或检测不出，几天或几周后上升，然后又下降，通常是被蜇1~6周后检测。因此，如果特异性IgE阴性，需要几周后再重新检测一次。蜜蜂毒素中已经发现12种过敏原，其中Api m 1、Api m 3、Api m 4为主要过敏原，可以作为诊断的参数（marker allergen）。过敏原 Ves v 1、Ves v 5可以作为马蜂蜂毒过敏的参数。还有一些过敏原可以引起蜜蜂和马蜂的交叉反应，比如Api m 2和Ves v 2，Api m 5和Ves v 3，Api m 12和Ves v 6。要区分是蜜蜂过敏还是马蜂过敏，过敏原组分诊断（component-resolved diagnostics，CRD）更有效。

上文提到血液中类胰蛋白酶和严重全身过敏反应有关，蜂蜇后出现严重过敏反应的患者都应该检测血液中类胰蛋白酶的浓度。此外，嗜碱性粒细胞活化试验（basophil activation test，BAT）、组胺释放试验（histamine release test）和白三烯释放试验（leukotriene release test）也在HVA诊断中常被用到。但是，尚没有办法预测患者被蜇后是否会发生严重的全身过敏反应，有研究发现25%~84% SPT阳性的患者再次被蜇不会发生严重全身过敏反应，0~22%的SPT阴性患者反而可发生全身反应。一些患者被蜇后出现严重全身过敏反应，其特异性IgE和SPT却为阴性，可能是因为检测方法不够灵敏，或被蜇时间过长，特异性IgE已经衰减。

一些患者在蜂毒特异性免疫治疗（venom specific immunotherapy，VIT）时表现出很好的耐受，但被蜇后仍可能出现全身反应，因此皮下或皮内的蜂毒激发试验（venom challenge test）不靠谱，应该选择活蜂激发。蜂毒激发试验阴性结果并不意味着以后被蜂蜇就一定不出现全身过敏反应，而且激发本身也可能引起严重的过敏反应。因此，蜂毒激发试验很少用于诊断的目的，而是用于判别接受VIT的患者是否已经达到耐受或仍需要继续进行治疗。

大量临床试验显示VIT用于蜂毒过敏安全有效，即使是被蜇后曾出现严重全身反应的患者，主要表现在能显著降低被蜇后过敏反应的严重程度。VIT是目前唯一被证实的对因治疗，研究证实VIT对77%~84%的蜜蜂过敏和91%~96%的马蜂过敏患者有保护作用。AIT安全有效的前提是选对过敏原，过敏原组分诊断比传统IgE检测准确性更高，更能找出潜在的致病过敏原。VIT一般适用于症状为二级以上的全身过敏且明确为IgE介导的患者，症状为一级但严重影响生活质量的患者也可以选择。有真实世界数据（real-life data）显示VIT治疗5年，终止治疗后随访8年，长达13年的研究证实VIT患者再次被蜇后过敏症状显著下降，临床症状和特异性IgE下降相吻合。对确诊为蜂毒过敏或有过被蜇后全身反应的患者建议野外活动携带急救包，包括肾上腺素急救笔、口服激素和抗组胺药物等。

目前，我国关于HVA的研究还很少，尹佳教授指出职业暴露是发生蜂毒引起的全身过敏反应的最主要原因，蜜蜂特异性IgE和总IgE比值可以预测全身反应的发生，并可以作为HVA诊断的参数。由于监管等各方面的原因，我国此领域的研究严重滞后，通常患者被蜇后只是把毒刺拔出，肥皂水冲洗，送医后服用对症药物。这种情形下，时有野外工作人员或养蜂人被蜇致死的报道。

参 考 文 献

［1］ADIB-TEZER H，BAYERL C. Honeybee and wasp venom allergy: sensitization and immunotherapy ［J］. Journal der Deutschen Dermatologischen Gesellschaft，2018，16（10）：1228-1247.

［2］BLANK S，BILO M B，OLLERT M. Component- resolved diagnostics to direct in venom immunoherpay: important steps towards precision medicine ［J］. Clinical and Experimental Allergy，2018，48（4）：354-364.

［3］ALBANESI M，NICO A，SINISI A，et al. A 13-year real-life study on efficacy，safety and biological effect of Vespula venom immunotherapy ［J］. Clinical and Molecular Allergy，2018，16：2.

［4］BILO B M，RUEFF F，MOSBECH H，et al. Diagnosis of Hymenoptera venom allergy ［J］. Allergy，2005，60（11）：1339-1349.

6.9　蟑螂过敏原

蟑螂是美国最重要的过敏原之一，是引起哮喘的主要原因。国内研究显示25.7%的鼻炎和哮喘患者对美国蟑螂（*periplaneta Americana*，Per a）皮肤点刺试验阳性，18.7%的患者对德国蟑螂（*blattella germanica*，Bla g）阳性，但只有12.9%的患者可以检测到蟑螂特异性IgE，且浓度都相对较低，抑制试验显示屋尘螨和蟑螂过敏原有交叉反应，可以引起蟑螂过敏检测假阳性结果。因此，我国蟑螂过敏原的临床意义还有待进一步研究确认。

用于诊断或过敏原特异性免疫治疗（allergen specific immunotherapy，AIT）的蟑螂过敏原尚未完全标准化。大型临床研究通常以德国蟑螂第一组和第二组过敏原（Bla g 1、Bla g 2）的含量作为剂量的标准。有研究指出皮下免疫治疗维持剂量中Bla g 1和Bla g 2的含量应该分别为120和6微克或以上。但是这两种过敏原并不能代表蟑螂所有过敏原，而且有研究指出常见的5种过敏原

（Bla g 1、Bla g 2、Bla g 4、Bla g 5、Bla g 7）均不是美国蟑螂过敏患者的优势过敏原（immunodominant）。

最近有研究考察了12个德国蟑螂过敏原提取物，比较了这些提取物中过敏原的含量、活性及不同患者的致敏模式（sensitization profile）。结果发现：①这些提取物中不同过敏原的组成和含量差异巨大。②这些提取物的生物活性不一。③23名患者对8种过敏原（Bla g 1、Bla g 2、Bla g 4、Bla g 5、Bla g 6、Bla g 9和Per a 7）的IgE阳性模式完全不同，没有一个占主导地位的过敏原。这一方面说明目前蟑螂过敏原提取物的质量差异很大，另一方面也指出不同患者对蟑螂过敏原的反应也不尽相同。

与螨虫一样，蟑螂的成虫、幼虫、卵和粪便都含有过敏原。和虫体相比粪便中含有更多的Bla g 1和Bla g 2，但没有Bla g 5。原材料中应该涵盖所有相关组分。萃取条件也决定了不同过敏原是否存在及其浓度，生产时应该像螨虫提取物一样，虫体和粪便分别萃取，再按比例混合。

一直以来，蟑螂提取物中过敏原浓度和生物活性的相关性不能确定，Bla g 1、Bla g 2、Bla g 5的浓度和皮肤点刺阳性水平没有直接的相关性。不同患者蟑螂过敏原IgE的模式又差别巨大，很难从患者的IgE确认其主要过敏原，不像螨虫，大多数患者都对螨虫第1组、第2组及第23组（有研究显示对第23组过敏的患者同时都对第1和第2组过敏）过敏原IgE阳性。其他过敏原也一样，桦树花粉、豚草、猫毛、链格孢菌等，也都有主要过敏原，但蟑螂似乎是个例外。

因此，蟑螂过敏原的标准化应该充分考虑过敏原的广谱性（broad spectrum），尽可能含有更多的已知过敏原，不仅考虑到提取物的过敏原组成和活性，还要考虑到不同患者和这些过敏原反应的差异性。医生在用皮肤点刺试验或特异性IgE检测诊断时，应该明白不同产品带来的结果差异巨大，最好采用组分诊断。AIT应该使用那些过敏原组成清晰、活性明确的产品，尽管我们目前尚不能真正做到患者定制（patient-tailored）AIT。

参 考 文 献

［1］GLESNER J，FILEP S，VAILES L D，et al. Allergen content in German cockroach extracts and sensitization profiles to a new expanded set of cockroach allergen dertmine in vitro extract potency for IgE rectivity［J］. Journal of Allergy and Clinical Immunology，2019，143（4）：1474-1481.

［2］KLEINE-TEBBE J，HAMILTON R G，GOODMAN R E，et al. Cockroach allergen：coping with challenging complexity［J］. Journal of Allergy and Clinical Immunology，2019，143（4）：1342-1344.

［3］POMES A，GLESNER J，CALATRONI A，et al. Cockroach allergen component analysis of children with or without asthma and rhitnis in an inner-city birth cohort［J］. Journaly of Allergy and Clincial Immunology，2019. Doi：10.1016/j.jaci.2019.05.036.

［4］WOOD R A，TOGIAS A，WILDFIRE J，et al. Development of cockroach immunotherapy by inner-city asthma consortium［J］. Journal of Allergy and Clinical Immunology，2014，133（3）：846-852.

［5］SUN BQ，LAI XX，GJESING B，et al. Prevalence of sensitivity to cockroach allergens and IgE cross-reactivity between cockroach and house dust mite allergens in Chinese patients with allergic rhinitis and asthma［J］. Chinese Medical Journal，2010，123（24）：3540-3544.

6.10　狗毛过敏

对动物皮毛过敏的患者不在少数，特别是对狗毛。在欧洲有9%～34.8%的养狗人士对狗毛过敏，美国36.5%的养狗家庭有人对狗毛过敏，我国过敏性鼻炎或哮喘患者中有14.0%对狗毛皮肤点刺试验（skin prick test，SPT）呈阳性结果。狗毛过敏的诊断并不容易，很大比例对狗毛过敏原致敏（特异性IgE阳性）的患者并不会发展出明显的呼吸道症状，如鼻炎和哮喘。自报（self-report）对狗毛过敏的"患者"有多达27%经诊断并非狗毛过敏引起。有研究显示狗毛过敏原SPT结果和暴露后临床症状相关，但相关性并不很强，SPT红斑直径10 mm可以作为一个阳性预测（80%）的阈值。

非标准化的SPT试剂限制了诊断的正确性，有研究考察了欧洲市场上不同厂家的5个狗毛过敏原点刺液制剂，结果发现蛋白质的含量有20倍的差距，不同制剂中狗毛第1组及第2组过敏原（Can f 1和Can f 2）含量也差异巨大，有些产品中甚至检测不出来。

狗毛中至今共发现7种过敏原，Can f 1、Can f 2、Can f 4、Can f 6就属于脂蛋白（lipocalin family），Can f 3是血清白蛋白（serum albumin），Can f 5是前列腺激肽释放酶（prostatic kallikrein），Can f 7刚发现不久，其临床重要性还不清楚。Can f 1是狗毛的主要过敏原，有50%～90%的患者对其过敏，Can f 2、Can f 3、Can f 6可以引起和其他动物（比如猫或马）的交叉反应。如果患者只对Can f 5过敏，说明该患者只对雄狗过敏，对雌狗是耐受的，因为Can f 5作为前列腺激肽释放酶只有雄性动物分泌。

只对Can f 5过敏的患者是真实存在的。一名54岁女性患者，有清晰的狗毛过敏病史，狗毛暴露后出现哮喘症状，表现为喘息和呼吸困难。患者本人注意到她只对雄性狗过敏。此外，患者还罹患草花粉和桦树花粉引起的季节性鼻炎。患者接受了SPT和特异性IgE检测，所采用的过敏原包括悌牧草、桦树花粉、狗毛和尘螨（由于狗毛萃取物中可能含有微量的尘螨，可能引起假阳性结果，因此检测中加入了尘螨过敏原）。患者陈述只对雄性狗过敏，检查中加了狗毛组分过敏原IgE检测（Can f 1、Can f 2、Can f 3、Can f 5）。又分别采用来自雄狗和雌狗的狗毛萃取物为患者做了眼结膜激发试验。结果显示患者对桦树花粉和草花粉IgE阳性，螨虫过敏原IgE阴性，狗毛提取物IgE为 0.27 kU/L，Can f 1、Can f 2、Can f 3特异性IgE均小于0.1 kU/L，Can f 5 IgE为0.31 kU/L。SPT结果发现患者对雄性狗毛提取物阳性（红斑直径4 mm），对雌性狗毛提取物阴性（0 mm），对混合狗毛提取物阳性（3.5 mm）。结膜激发试验结果显示患者对雄性狗毛萃取物立即产生过敏，表现为痒、红、流泪等症状，但对雌性狗毛提取物没有反应。以上结果证明患者只对雄性狗毛过敏。此外，值得一提的是狗毛过敏原Can f 5和人精液过敏有交叉反应。

狗毛中7种过敏原的临床相关性还不是很清楚，有研究考察了不同狗毛过敏原IgE阳性和临床症状（鼻激发试验）的相关性，发现IgE阳性的过敏原种类越多，鼻激发试验出现症状的概率越大，特别是Can f 4和Can f 6阳性。Can f 1阳性和激发结果无关，可能是因为大多数患者都表现为Can f 1阳性，Can f 1的临床重要性体现在IgE水平上，浓度越高，鼻激发试验中出现症状的概率越大。Can f 3最常见于多重过敏的患者，可以作为一个交叉反应的参数。

由于过敏原提取物质量差异很大，且由于监管的原因，过敏原体内诊断试剂不容易获得，皮肤点刺试验和激发试验的开展受到很多的限制。过敏原组分IgE检测在狗毛过敏诊断中可以发挥更重要的作用。

参 考 文 献

［1］GERTH VAN WIJK R. Diagnosis of dog allergy: beware of the dog ［J］. Journal of Allergy and Clinical Immunology，2018，142（4）：1058-1059.

［2］KACK U，ASARNOJ A，GRONLUND H，et al. Molecular allergy diagostics refine characterization of children sensitized to dog dander ［J］. Journal of Allergy and Clinical Immunology，2018，142（4）：1113-1120.

［3］SCHOOS A M，BONNELYKKE K，CHAWES B L，et al. Precision allergy: separate allergies to male and female dog ［J］. Journal of Allergy and Clincial Immunology in Practices，2017，5（6）：1754-1756.

［4］LICCARDI G，CALZETTA L，MILANESE M，et al. Can f 5 as a suitable marker of dog allergy: assess male dog exposure before banning it ［J］. Journal of Allergy and Clinial

Immunology，2019，143（3）：1657-1658.

［5］WINTERSAND A，ASPULND K，BINNMYR J，et al. Allergens in dog extracts：implication for diagnosis and treatment［J］. Allergy，2019，74（8）：1472-1479.

6.11 Alpha-gal综合征：蜱螨叮咬引起的红肉过敏

Alpha-gal综合征是指蜱螨叮咬后引起的红肉过敏。肉类过敏原主要是血清白蛋白、免疫球蛋白或肌肉蛋白，但也可能是半乳糖-α-1,3-半乳糖（galactose-alpha-1,3 galactose，简称 α-gal）。Alpha-gal是哺乳动物体内的一种双糖，广泛存在于猪、牛、羊等动物的肌肉和内脏中。在进化过程中，灵长类动物（比如人类）因失去了半乳糖转移酶而不能合成 α-gal，因此体内并没有这种双糖。健康人体内会产生大量的 α-gal特异性的IgM和IgG抗体，而不是IgE抗体，但是特定人群在蜱螨（ticks）叮咬后产生 α-gal特异性IgE，再摄入含有 α-gal的红肉或来源于哺乳动物的药物后会产生Ⅰ型过敏反应，称为 α-gal综合征。最初该疾病发现于美国东南部地区和澳大利亚，后来在欧洲、亚洲、非洲均出现此类过敏性疾病。

α-gal综合征的诊断目前主要依赖于临床症状，通常食用红肉后3~6 h内出现迟发过敏反应，或者食用动物内脏后1 h内出现即发过敏反应，运动、酒精、非类固醇类抗炎药物和肥大细胞增多症可能是发病的辅助因素。皮肤点刺试验（可以用新鲜红肉、肝脏制品，或西妥昔单抗）、体外特异性IgE检查和食物或药物的激发试验可以用来帮忙确诊。需要指出的是α-gal表位在结构上和B型血的抗原相似，因此B型或AB型血的人在被蜱螨叮咬后α-gal特异性IgE被抑制，增加并不明显，但A型或O型血患者α-gal特异性 IgE抗体会显著增加。

此外，还有一部分人对 α-gal致敏（sensitization）对红肉却表现为耐受，即摄入红肉并没有过敏症状。德国一个研究显示林业工作者和猎人中35%呈现α-gal特异性IgE阳性，但仅有4.8%的表现为对红肉过敏。要判别哪些人是真正的患者，哪些人仅仅只是致敏，一般要做食物激发试验。但是激发试验耗时、耗力，并可能引起潜在的严重过敏反应，而且为了避免迟发的过敏反应，激发后患者要留观几个小时，因此，如果没有明显症状患者是不愿意做激发试验的。有研究证实嗜碱性粒细胞活化试验（basophil activation test，BAT）也可以用来区分究竟是 α-gal综合征患者还是仅仅只是致敏。相比激发试验，患者更容易接受BAT。

α-gal综合征的具体发病机制还不是完全清楚，但研究者在蜱螨唾液中发现

α-gal，被蜱螨叮咬后α-gal可能会进入人体。老鼠在体外寄生虫感染后，感染部位会渗出嗜碱性粒细胞，而且第2次感染比第1次感染渗出的更多、更快，嗜碱性粒细胞能分泌组胺"驱赶"寄生虫。同理，蜱螨叮咬后嗜碱性粒细胞可能作为抗原提呈细胞帮助Th2细胞激化，分泌IL-4，产生α-gal特异性IgE抗体，引起α-gal综合征。最近有研究证实反复的蜱螨叮咬快速引起嗜碱性粒细胞在叮咬部位聚集，促使Th2细胞分泌细胞因子，加速α-gal特异性IgE的产生。

蜱螨叮咬后出现的红肉过敏症状通常很严重，但目前尚无有效的特异性免疫治疗办法，最好尽可能避免蜱螨叮咬。关于α-gal的研究才刚刚开始，还有很多问题需要解答，如从蜱螨叮咬到食用红肉发生α-gal综合征的时间有多长？和叮咬次数有关吗？为什么有些人发生严重的过敏反应，有些却耐受？是不是所有蜱螨都引起α-gal综合征？为什么大多数患者是摄入红肉后3～6 h发病？

参 考 文 献

[1] MEHLICH J, FISCHER J, HILGER C, et al. The basophil activation test differentiates between patients with alpha-gal syndrome and asymptomatic alpha-gal sensitization [J]. Journal of Allergy and Clinical Immunology, 2019, 143（1）: 182-189.

[2] KAGEYAMA R, FUJIYAMA T, SOTOH T, et al. The contribution made by skin-infiltrating basophils to the development of alpha-gal syndrome [J]. Allergy, 2019, doi: 10.1111/all.13794.

[3] WILSON J M, PLATTS-MILLS T A E. IgE to galactose-α-1, 3-galactose and the α-Gal syndrome: in sights from basophil activation testing [J], Journal Allergy and Clinical Immunology, 2019, 143（1）: 101-103.

[4] HOMANN A, SCHRAMM G, JAPPE U. Glycans and glycan-specific IgE in clinical and molecular allergology: sensitization, diagnostics, and clinical symptoms [J]. Journal of Allergy and Clinical Immunology, 2017, 140（2）: 356-368.

[5] JAPPE U, MINGE S, KREFT B, et al. Meat allergy associated with galactosyl-α-（1, 3）-galactose（α-Gal）- closing diagnostic gaps by anti-α-Gal IgE immune profiling [J]. Allergy, 2018, 73: 93-105.

[6] FISCHER J, LUPBERGER E, HEBSAKER J, et al. Prevalence of type I sensitization to alpha-gal in forest service employees and hunters [J]. Allergy, 2017, 72（10）: 1540-1547.

6.12　乳胶过敏

IgE介导的天然胶乳（natural rubber latex，NRL）过敏在20世纪大规模爆发。爆发高峰时，70%的脊柱裂患者（spina bifida）手术时冒着过敏性休克的风险。芬兰医务工作人员对乳胶过敏的占2.9%，手术室医务人员有6.2%对乳胶过敏。另一研究发现在某医院内17%的医务人员对乳胶致敏，其中一半在工作环境中出现呼吸道症状。20世纪80年代初，有研究报道了148例乳胶引起的过敏性休克，其中9例死亡。现在乳胶过敏已经不是一个严重的问题，过敏人数小于1%。这是为什么呢？

20世纪80年代由于传染病的流行，特别肝炎和艾滋病，乳胶手套的使用大幅增加。其他行业某些岗位乳胶手套使用量也越来越多，短时间内乳胶手套需求量增加了100倍。之前生产时原料胶乳至少存放6个月以上，因需求上升，存放时间缩短为不足2周。长时间的存放可更好地使胶乳中的过敏原降解，原料存放时间缩短使得生产出的乳胶手套过敏原含量升高。另外，由于需求量增加，生产时使用的滑石粉（talc）由玉米淀粉代替，玉米淀粉可能是乳胶过敏原的载体，也使之更容易飘浮在空气中，引起呼吸道症状。在意识到有粉天然乳胶手套是乳胶过敏的元凶后，人们开始转为无粉手套甚至是化学合成的橡胶手套（丁腈橡胶）。美国FDA于2017年禁止有粉乳胶手套的销售。乳胶过敏人数也大为减少。

天然乳胶含240多种蛋白质或多肽，目前发现其中15种（Hev b 1–15）是过敏原，其中Hev b 1和Hev b 3是胶乳中特有的，其他都属于防御蛋白，比如脂转移蛋白和抑制蛋白，很多水果和蔬菜中也含有。Hev b 6是胶乳中含量最多的过敏原，能引起乳胶-水果综合征（latex–fruit syndrome），与其有交叉反应的水果至少有25种，比如香蕉、牛油果、栗子等；Hev b 5和猕猴桃中的过敏原有交叉反应；Hev b 7和马铃薯、茄子有交叉反应；Hev b 8是抑制蛋白，很多植物均含有。但需要指出不是所有乳胶致敏的患者都对水果过敏，只有50%左右的患者对一种水果过敏，相反，10%的水果过敏的患者可能由于交叉反应对乳胶有过敏症状。

乳胶过敏的诊断主要基于临床症状，有临床症状的患者可以做皮肤点刺试验，对普通人群做乳胶过敏原的皮肤点刺试验或特异性IgE筛查没有意义。乳胶皮肤点刺试验灵敏度和特异性都很好，但特异性IgE检测效果稍差。乳胶皮肤点刺试验基本是安全的，但也有研究发现其副反应发生率是花粉过敏原点刺的10倍，需要更加留意。市面上乳胶过敏原皮肤点刺试剂并不多，明显的临床症状加特异性IgE阳性基本可以确诊。但有清晰的临床症状而乳胶特异性IgE阴性的患者也有很大风险出现过敏。

乳胶过敏发病率相对于三四十年前已经大为降低，但仍引起一部分患者过敏。市场上目前缺少乳胶过敏原皮肤点刺试剂，特异性IgE检测灵敏度有待提高，特别是乳胶–水果综合征使得诊断更为复杂，乳胶过敏也还是个不能忽视的问题。

参 考 文 献

［1］KELLY K J，SUSSMAN G．Latex allergy：where are we now and how did we get there［J]？Journal of Allergy and Clinical Immunology in Practices，2017，5（5）：1212–1216.

［2］BERNARDINI R，NOVEMBRE E，INGARGIOLA A，et al．Prevalence and risk factors of latex sensitzation in an unselected pediatirc population［J］．Journal of Allergy and Clinial Immunology，1998，101（5）：621–625.

6.13　除了小麦过敏，还有哪些与小麦相关的疾病？

与小麦蛋白相关的疾病有3种类型，一是小麦过敏，二是乳糜泻，三是麸质敏感。这3种疾病临床症状有时候很类似，但发病机制却完全不同，因此诊断、治疗就不一样。

小麦蛋白根据其水解性，可以分为两大类，一类可溶于水，如白蛋白（albumin）、球蛋白（globulin）、脂转移蛋白（lipid transfer protein）等，这是引起小麦过敏的主要过敏原；另一大类不溶于水，比如麦胶（gliadins，醇溶性蛋白）和麦谷蛋白（glutenins，酸溶性蛋白），它们与小麦依赖运动引发的过敏性休克（wheat–dependent，exercise–induced anaphylaxis，WDEIA）相关。

6.13.1　小麦过敏（wheat allergy，WA）

WA发病率在普通人群中不足0.5%，远远低于鸡蛋、牛奶、海鲜等食物。小麦过敏症状主要是IgE介导的胃肠道不适（呕吐、绞痛、腹泻）、皮肤疾病（荨麻疹、皮炎）、呼吸道疾病（鼻炎、哮喘）或过敏性休克。过敏通常是因为摄入小麦或含小麦的食物引起，也可能是因为吸入或皮肤接触诱发，甚至是使用了含小麦成分的化妆品。WA常见于儿童，一部分患者青少年后会好转。WDEIA更常见于成年人，WDEIA是食用小麦2～5 h后由运动引起，机制尚不清楚，但IgE肯定参与其中。麦胶和麦谷蛋白是引起WDEIA的主要过敏原，食用小麦制品和运动是两个不可或缺的原因。此外，还有一种职业哮喘—面包师哮喘（baker's asthma），是因为职业暴露在面粉中诱发，常见于面包师傅和面粉厂工人，淀粉酶等可能是主要致敏原，但是此类哮喘患者食用小麦及其制品并不会诱发哮喘症状。

WA的诊断和大多数过敏诊断一样，首先是临床症状，但是因为小麦制品无处不在，很难发现清晰的因果关系。过敏原检查时皮肤点刺试验使用最为普遍，血清特异性IgE检测也常用到，但因为很难有接触小麦和发生过敏这一清楚的因果关系，皮肤点刺或IgE阳性的患者也仅仅只是致敏（sensitization），不能作为发病的诊断标准，仍需要激发试验确诊。

WA的治疗或管理，首先是避免食用小麦及其制品，症状严重的患者，最好配备肾上腺素笔，以防发生意外。面包师哮喘应尽量做好防护，减少暴露。WDEIA患者，应严格避免食用小麦，如果误食，要6 h后再运动。小麦过敏原特异性免疫治疗的方案、安全性和有效性目前还有待进一步完善。

6.13.2　乳糜泻（celiac disease，CD）

CD是一种非IgE介导的疾病，和小麦中醇溶谷蛋白（prolamins）有关，其发病率不同地区差异性很大（0.1%～5.6%），但总体上发病率逐年上升。患CD的女性远多于男性，发病年龄从婴幼儿添加辅食（约6个月）开始，到青少年、成人都有，这也间接说明了CD的发病机制比较复杂。目前该疾病机制还不完全清楚，可能是麸质损害了肠上皮细胞的致密性。虽然严重食物过敏患者比普通人患CD的风险高5倍，但没有证据说明CD是Ⅰ型过敏反应。CD的主要症状是胃肠道不适，儿童经典症状是腹胀、厌食、慢性或反复腹泻、体重轻、易怒等。部分患者还可能患有关节炎、口腔炎、缺铁贫血等。此外还可能患有神经系统或精神类疾病。CD患者通常伴随自身免疫性疾病，如Ⅰ型糖尿病、甲状腺炎、关节炎、原发性胆汁型肝硬化。一些遗传性疾病患者也常患有CD，如唐氏综合征、特纳氏综合征等。

CD的诊断主要也是基于临床症状和血清学检测。检测特异性IgA（endomysium and tissue transglutaminase specific IgA），有时候也需要活检进一步确诊。虽然血清学检测和活检的可信度很高，但是仍然需要患者采用无麸质饮食（gluten-free diet，GFD），看症状是否得到改善，如果症状没有改善，应重新考虑诊断。CD的治疗首先应该避免小麦、大麦、黑麦等的摄入，采用GFD饮食，部分患者对激素治疗也有效。

6.13.3 麸质敏感（gluten sensitivity，GS）

GS一直到2011年才正式定义为一种疾病，主要表现为消化麸质后出现肠道和非肠道症状，避免摄入小麦后，症状明显改善，其发病率为0.5%~6%。GS的发病机制目前还不清楚，也缺乏诊断参数。获得性免疫在CD中起重要作用，但在GS中不是。

因为GS的症状通常是非特异性的，比较模糊，且没有诊断参数，GS的诊断一般采取排除法即排除WA和CD。确诊也是采用GFD饮食，观察症状是否改善，再次摄入小麦后症状是否又重新出现。

总之，和小麦蛋白相关的疾病绝不仅仅只是小麦过敏，小麦过敏是一种IgE介导的疾病，乳糜泻是非IgE介导的疾患，而麸质敏感的机理还不清楚，它们的诊断和治疗也不一样。但总体来说，这3种疾病发病率都比较低，媒体上肆意宣传的无麸质饮食，多数都是商家炒作的需要，普通人大可不必理会。

参 考 文 献

[1] BURKHARDT J G，CHAPA-RODRIGUEZ A，BAHNA S L. Gluten sensitivities and the allergist: threshing the grain for the husks [J]. Allergy，73（7）：1359-1368.

[2] LE T A，AI KINDI M，TAN J A，et al. The clinical spectrum of omega-5-gliadin allergy [J]. Journal of Internal Medicine，2016，46（6）：710-716.

[3] MAKELA MJ，ERIKSSON C，KOTANIEMI-SYRJANEN A，et al. Wheat allergy in children-new tools for diagnostics [J]. Clinical and Experimental Allergy，2014，44（11）：1420-1430.

6.14 他是小麦过敏吗？

首先讲一个病例。一个疑似小麦过敏患者，男性，48岁，亚洲裔移民美国。6个月前出现疑似小麦制品引起的过敏性休克（anaphylaxis），以前没有食物过敏记录，移民美国后食用面条或面包出现全身性荨麻疹。1个月前，患者去亚洲出差，食用以前吃过的面条（以前没有症状）立即发作全身荨麻疹。1周后患者在一家日本餐厅用餐，不仅全身荨麻疹发作，还出现呼吸困难。患者现在在美国，有时候食用色拉出现荨麻疹，患者认为是色拉中的面包屑引起的，并且患者在某些餐厅摄入面包后出现荨麻疹，但在另一些餐厅却没有出现症状。患者自称对其他食物没有过敏经历。体外血清特异性IgE检测，其对小麦为阴性，其他常见食物过敏原也是阴性，皮肤点刺试验对所有的谷物类食物均是阴性。患者拒绝对其他食物做进一步皮肤点刺试验。医生给其处方开了自我注射的肾上腺素笔。但是，患者究竟是对小麦过敏吗？

针对以上病例，著名食物过敏专家Scott Sicherer博士认为：患者出现疑似小麦引起的过敏，但皮肤点刺试验和特异性IgE检测并不能确诊。假设患者不是小麦过敏，毕竟其在某些餐厅用餐出现过敏症状，另一些餐厅却没有问题。那就应该检测其食物中所有相关成分，是不是其他过敏原引起的？比如荞麦（buckwheat）、芝麻、香料等。所有出现症状时食物的相同成分有哪些？哪些是可能的原因？假设患者是小麦过敏，在小麦过敏中，皮肤点刺试验和特异性IgE检测阴性的患者食物激发试验出现阳性的可能性不是没有。小麦中至今发现45种过敏原，其中第19种过敏原（Tri a 19）比较重要，几乎所有的小麦过敏的患者均和这种过敏原反应，如果点刺液和IgE试剂中没有这种过敏原，就会出现假阴性的结果。但是，特异性Tri a 19过敏原检查只能在专业实验室完成，一般门诊没有试剂。此外，小麦过敏比较复杂，很多因素可能加重症状，比如运动，小麦依赖型运动引起的过敏性休克（wheat-dependent, exercise-induced anaphylaxis）患者食用小麦制品可能并没有问题，但摄入后运动就会引起严重过敏反应。另外，患者服用非甾体类抗过敏药物、酒精等也加重小麦过敏，一次性摄入大量小麦制品也可能引起小麦过敏性休克，这些因素解释了为什么患者有时候过敏有时候不过敏。

食物过敏的诊断很复杂，小麦过敏的诊断尤其困难，所有相关的可能性均应该考虑到。

参 考 文 献

[1] JACKSON D J, SICHERER S H. Approach to unexplained potential food reactions [J]. Journal of Allergy and Clinical Immunoloy in Practices, 2019, 7（6）: 2093.

[2] CHRISTENSEN M J, ELLER E, MORTZ C G, et al. Exercise lower threshold and increase severity, but wheat-dependent, exercise-induced anaphylaxis can be elicited at rest [J]. Journal of Allergy and Clinial Immunology in Practices, 2018, 6（2）: 515-520.

[3] KENNARD L, THOMAS I, RUTKOWSKI K, et al. A multicenter evaluation of diagnosis and management of omega-5 gliadin allergy（also known as wheat-dependent exercise-induced anaphylaxis）in 132 adults [J]. Journal of Allergy and Clinial Immunology in Practices, 2018, 6（6）: 1892-1897.

[4] FELDWEG A M. Food-dependent, exercise-induced anaphylaxis: diagnosis and management

in the outpatient setting［J］. Journal of Alelrgy and Clinical Immunology in Practices，2017，5（2）：283–288.

6.15 紫外线和光过敏症

紫外线（ultraviolet，UV）指电磁波谱中波长10～400nm辐射的总称。UV和人体皮肤免疫系统功能有着复杂的联系，在敏感者体内，UV辐射可以引起炎症，导致过敏或自身免疫性疾病。但是，一些UV辐射又可以作为光疗（phototherapy）来抑制皮肤免疫性疾病。这种截然不同的性能是因为UV能电离皮肤上的分子并使之发生化学变化，有时候这种化学改变是必需的（比如合成维生素D），但有时候UV辐射又可以引起皮肤细胞DNA损伤，越来越多的损伤积累引发癌变，为了防止皮肤癌的发生，DNA损伤的细胞会发生凋亡，就可能引起或加重自身免疫反应。在一些人群中，UV辐射引起的化学反应可以合成新的抗原导致光过敏症（photoallegy）。

UV可以细分为紫外线A（UVA，波长320～400nm）、紫外线B（UVB，波长280～320nm）、紫外线C（UVC，波长200～280nm）。由于大气中臭氧、氧气、水蒸气的过滤，90%的UVB被吸收，几乎所有的UVC被彻底阻隔，地表UV辐射中UVA占95%以上。但由于臭氧层被破坏，越来越多的UVB，甚至UVC会辐射到地表。尽管只有很少的UVB到达地表，但能量很大，对皮肤的灼伤能力是UVA的1 000倍。但UVA因其波长相对更长，能穿透更深的皮层。

完整的皮肤是防止环境中微生物和过敏原入侵的第一道屏障，但皮肤绝不仅仅是一道物理屏障，皮肤免疫系统的防御素（defensins）和组织蛋白酶抑制素（cathelicidins）更能防止病原体的入侵。除了先天免疫，皮肤还拥有高效的获得性免疫系统，抗原提呈细胞即朗格汉斯细胞（Langerhans cell）和专门的T细胞。活化的角化细胞（keratinocytes）也可以分泌细胞因子和趋化因子，活化和聚集白细胞。

UV辐射可以活化皮肤免疫系统并引起炎症，可能是通过：①直接活化角化细胞释放炎症因子。②引起损伤的细胞重新分配和释放自身抗体。③改变自身的蛋白，使之更有致敏性。④增加外来分子的致敏能力。⑤改变所服药物的化学性质。

UV辐射又可以活化免疫系统。暴露于UV中可以诱导NF-κB（nuclear factor kappa B）活化，从而引起一系列炎症介质的分泌，如IL-1、IL-6、TNF-α、VEGF等。角化细胞在UV照射下也可以分泌细胞因子IL-8，促使炎症细胞向皮肤前移。

光敏剂（photosensitizers）是体内的一类物质，可以吸收特定波长的光量子，引起皮肤对光的敏感度。通常引起两种反应，一是光毒性（phototoxic）反应，一是光过敏症。大多数人都可能发生光毒性反应，类似太阳灼伤，出现红斑或水泡。通常暴露几小时后发生，几天后缓解，没有致敏（sensitization）的过程。光毒性反应最常见的是植物光皮炎（phytophotodermatitis）和光毒性药物（photoxic drug）。前者是因为食用某些食物（比如西芹、芫荽等伞形科植物），或某些芸香科植物后再暴露于UVA引起的；后者是摄入某些药物（如四环素类、氟喹诺酮类、磺胺类等）引起的，一般和药物剂量和UV强度相关。患者服用这些药物应该尽可能避免UV暴露。

光过敏症是真正的免疫反应，光敏剂吸收光量子并转移到其他分子引起化学反应，合成光过敏原（photoallergen）。光过敏原具体是怎么形成的目前还不清楚，可能光敏剂作为半抗原（hapten）出现。光过敏症一般在UV暴露后几个星期才发作，临床表现为湿疹样瘙痒斑块。因为发作延迟，诊断也相对困难。光过敏原也可能来自外界，这时引发的疾病称为光过敏接触性皮炎（photoallergic contact dermatitis）。光过敏症发病率很低，而光毒性反应相对更普遍。与太阳光相关的皮肤疾病还包括光化性痒疹（actinic prurigo，AP），常发病于美国女孩；慢性光化皮炎（chronic actinic dermatitis，CAD），常见于中老年男性。

虽然在敏感人群中UV辐射可以引起很强的炎症反应，但是长期、小剂量的某些波长的UV照射却有免疫抑制的作用。其机制可能是UV辐射改变了朗格汉斯细胞的形状，使之失去了提呈抗原的能力。UV也可以减少朗格汉斯细胞的数量和促使这种细胞从皮肤迁移到引流淋巴结中。UV照射也可以引起T细胞凋零，从而减少或避免抗原向T细胞的传递。UV辐射还可以引起角化细胞和巨噬细胞分泌大量的IL-10，IL-10是一种抗炎细胞因子，不仅能抑制促炎细胞因子的产生，还能抑制MHC II类分子的表达。此外，UV辐射具有免疫抑制功能还可能是因为促使调节性T细胞的产生。光疗所用的UV主要是宽谱的UVB（波长280~320 nm）、窄谱UVB（波长311~313 nm）和UVA1（波长340~400 nm），此外还有UVA联合补充骨脂素（PUVA）。

总之，阳光暴露后皮肤出现症状可能有不同的原因，隶属于不同的疾病，真正的光过敏症并不是很常见。

参 考 文 献

[1] EMANUAL M，YOSHINORI M，MICHAEL P B，et al. Light，including Ultraviolet［J］. Journal Autoimmunity，2010，34（3）：J247-J257.

[2] KRISTINA R，ANDERSON P J，ARIS S，et al. Direct infant UV light exposure is associated with eczema and immune development [J]. Journal of Allergy and Clinical Immunology，2019，143：1012-1020

6.16　汗液过敏

汗是人体调节自身温度，保持皮肤表面湿度的重要方式。汗液中的抗菌肽在皮肤抵抗微生物中起重要作用，但是汗液也可能引起或加重特应性皮炎（atopic dermatitis，AD）或胆碱能性荨麻疹（choligergic urticaria，ChoIU）。这可能是因为汗液中的盐分或pH的改变刺激AD患者皮肤受损处，引起瘙痒等不适症状，但也可能是因为对汗液过敏（sweat allergy）。

汗液过敏不是对汗液本身过敏，而是皮肤上的真菌或细菌产生的蛋白质引起的，即球形马拉色菌（Malassezia globosa）产生的蛋白（MGL-1304）。皮内试验（intradermal skin test，IDST）和嗜碱性粒细胞组胺释放试验（basophil histamine release assay，BHRA）均证实此推断。大于85%的AD患者对其自身汗液IDST呈阳性反应，体外试验显示75% AD患者的嗜碱性粒细胞和汗液孵育后释放组胺。ChoIU是一种物理性荨麻疹，临床表现为很小奇痒的风团，主要是因为体温升高，特别是运动、热水浴、高温、情绪紧张等引起出汗而导致。65%的ChoIU患者对其自身汗液呈IDST阳性反应，66%的ChoIU患者对自身汗液组胺释放试验呈现阳性结果。

临床上知道汗液能引起过敏后，研究者才发现是因为马拉色菌分泌的蛋白MGL-1304引起的。MGL-1304在汗液中的含量大概只有0.6~8.0 ng/mL，但汗液中总的蛋白含量有186 ng/mL之多，可见该蛋白致敏能力很强。在AD患者和ChoIU患者体内可以检测出MGL-1304特异性IgE，且和疾病严重程度显著相关。对MGL-1304过敏的患者也可能对马拉菌属中其他同源过敏原有交叉反应，马拉菌种至今已经发现了13种过敏原。

汗液过敏只是AD或ChoIU患者身上的特殊现象，发病率并不高。患者对自身汗液出现疑似过敏的症状可能并不是真正的汗液过敏，更有可能是环境中过敏原的影响，或者就是汗腺堵塞或皮肤上化妆品或其他化学品的刺激。要诊断汗液过敏必须经过体内、体外检测。

既然汗液过敏是因为皮肤上真菌释放的过敏原引起的，保持皮肤干爽卫生是最简单直接的应对办法。皮肤屏障功能受损可以加快汗液的渗透，最终导致过敏，因此局部激素和润肤露也是较好的选择。全身抗真菌治疗也是考虑的方案，但可能抑制了所有微生物的生长，影响到正常生物群落平衡，带来不可预计的后果。汗液过敏患者可以用自身汗液来脱敏或减敏，能有效降低患者对汗液的皮肤反应和减轻症状。

汗液过敏的研究还相对有限，汗液中是否还存在其他过敏原参与到AD或ChoIU患者的发病机制中有待进一步研究。

参 考 文 献

［1］TAKAHAGI S，TANAKA A，HIDE M. Sweat allergy［J］. Allergology International，2018，67（4）：435–411.

［2］HIRAGUN T，ISHII K，HIRAGUN M，et al. Fungal protein MGL–1304 in sweat is an allergen for atopic dermatitis patient［J］. Journal of Allergy and Clinical Immunology，2013，132（3）：608–615.

［3］Sweat allergy［OL］. https：//en.wikipedia.org/wiki/Sweat_allergy

6.17　冷空气过敏

冬季气候寒冷，空气干燥，特别是在高海拔、高纬度地区，每到这时候很多人出现鼻痒、打喷嚏、咳嗽、皮肤干燥瘙痒、气喘不止等症状。有时候即使在夏季，由于空调的广泛使用，室内外温度差异很大，患者也可能突然经受温度剧烈改变，引起或加重过敏症状。很多人称之为"冷空气过敏"，甚至把冷空气当成了过敏原，其实这和过敏没有关系。

肺泡中的气体温度在37 ℃左右且含有大量水分。气温如果降低5 ℃以上（有时候可能是2~3 ℃），又没有一个适应的过程，对呼吸系统可能带来不良影响，引起过敏性疾病（如哮喘或COPD）加重。如果空气温度太低，可引起气道温度迅速下降，吸入的冷空气越多，气道温度下降越严重。这不仅和空气的温度有关，还和呼吸强度（hyperventilation）有关。另外，呼吸道表面有一层液体（airway surface fluid，ASL）覆盖，干燥的冷空气加速ASL蒸发。因此，冷空气不仅带来呼吸道温度下降，还使得呼吸道变得更加干燥，导致更容易被感染，过敏症状也更严重。

当静止或轻微运动时，由于上呼吸道的保护作用，冷空气短时间暴露可能并不能影响到下呼吸道，而是反映在面部皮肤或鼻黏膜上，引起流鼻涕、鼻塞、打喷嚏或咳嗽。上呼吸道黏膜对冷空气也极为敏感，可以用冷空气激发来评价鼻炎患者的鼻反应性（nasal responsiveness）。我国研究证实冷空气和温度变化是诱发鼻炎的两个最重要的因素。

冷空气长时间暴露引起或加重呼吸道症状的机制很复杂，除了ASL外，还涉及呼吸道黏膜、平滑肌、血管等。冷空气刺激呼吸道上皮细胞产生促炎症物质，引起上皮损伤，限制周围神经的活性。气道中血管运动控制由副交感神经和交感神经完成，其分泌的神经多肽可以引起强烈的血管舒张，导致呼吸道黏膜增厚，对抗强力呼吸冷空气的影响，同时也刺激支气管高反应性，导致易感人群哮喘等疾病的发作。

支气管高反应性患者吸入冷空气后，下呼吸道的内平衡被破坏，是引起支气管痉挛的危险因素。即使对正常人，冷空气也可以引起气道的改变，如使下呼吸道的粒细胞和巨噬细胞增多，影响呼吸道黏膜纤毛功能，从而降低了对污染物的清除能力。寒冷天气使得人们不得不更长时间待在室内，增加了感染的概率，也增加了室内过敏原暴露的时间。

除了冷空气本身外，空气中其他因素也影响到呼吸道症状，比如空气污染、二手香烟、过敏原、病毒、细菌，以及这些因素的协同作用等。总之，冷空气不是过敏性呼吸道疾病的病原（causal factor），更不是过敏原，但却可以诱发哮喘等过敏症状。

参 考 文 献

［1］D'AMATO G, MOLINO A, CALABRESE G, et al. The impact of cold on the respiratory tract and its consequences to respiratory health［J］. Clinical and Translational Allergy, 2018, 8: 20.

［2］D'AMATO G, HOLGATE S T, PAWANKAR R, et al. Meteorological conditions, clinmate change, new emerging factor, and asthma and related allergic disorders. A statement of the World Allergy Organization［J］. World Allergy Organization Journal, 2015, 8（1）: 25.

［3］CHEN J, ZHAO Y, LI B, et al. A multicenter study of the clinical features of allergic rhinitis in central China［J］. American Journal of Rhinology Allergy, 2014, 28（5）: 392-396.

［4］KOSKELA H O. Cold air-provoked respiratory sysptoms: the mechanisms and management ［J］. International Journal of Cirumpolar Health, 2007, 66（2）: 91-100.

6.18 屋尘螨过敏原Der p 1的作用

Der p 1是在屋尘螨（*Dermatophagoides pteronyssinus*，Der p）中发现的第1组过敏原，也是引起患者尘螨过敏的最主要过敏原之一。1980年Chapman 和Platts-

Mills 首次分离出Der p 1，直到1988年重组Der p 1的出现，人们对这种过敏原的了解才逐渐增多。75%以上尘螨过敏的患者Der p 1特异性IgE均呈阳性，但Der p 1绝不是仅仅引起免疫系统Th2反应，产生特异性IgE那么简单。

Der p 1主要存在于螨虫粪便中，最初认为Der p 1只是和螨虫消化相关的一种半胱氨酸蛋白酶（cyteine protease）。后来发现Der p 1不仅是螨虫最主要的过敏原，还能促使其他过敏原（Der p 3、Der p 6、Der p 9，均属丝氨酸蛋白酶）成熟。换句话说，过敏原Der p 3、Der p 6、Der p 9本身呈现出不活跃的形态（inactive form），正是因为Der p 1调节了这些蛋白质的水解能力，才使之成为真正的过敏原。

Der p 1应该也是首个被广泛研究的过敏原，起初研究一个过敏原的过敏原性（allergenicity）或变应原性或致敏能力，往往是看其蛋白酶活性。其实，过敏原引起体内环境和微生物的改变才是引起先天免疫（innate immune）的关键，是过敏反应发生的重要诱因。因此，过敏原性不仅和过敏原本身的生物活性或蛋白酶活性有关，还取决于其刺激先天免疫的能力。因为从天然尘螨提取物中分离、纯化足够量的Der p 1很困难，而且纯化后不能含有丝氨酸蛋白酶（serine protease），又因为克隆活性稳定的重组Der p 1也不容易，研究Der p 1的活性往往采用结构相似的木瓜蛋白酶（papain）作为替代物，或者直接使用尘螨过敏原提取物（分别加入和不加半胱氨酸蛋白酶抑制剂）。

当Der p 1进入呼吸道后，该过敏原就在呼吸道黏膜表面聚集，破坏肺对蛋白酶的防御能力，裂解紧密连接蛋白（tight junction proteins），促使尘螨过敏原和免疫细胞结合，产生细胞因子、趋化因子和预警素。Der p 1蛋白酶为Th2炎症准备了合适的环境，木瓜蛋白酶（Der p 1替代物）在没有特异性IgE的情况下就可以引起呼吸道炎症患者嗜酸性粒细胞增多。Der p 1还可以引起B细胞、T细胞、树突状细胞表面分子裂解或脱落，形成有利于Th2的环境。此外，半胱氨酸蛋白酶还可以裂解趋化因子CX_3CL1、IL-10受体、IL-12受体等，说明Der p 1对黏膜和炎症的影响是多方面的。

尽管对Der p 1的了解越来越多，但还有很多问题需要解答。如果能对呼吸道上皮细胞暴露于Der p 1后的分泌组（secretome）做彻底分析，或许能全面了解Der p 1的功能。Der p 1对宿主和微生物群落之间交流（communications）的影响还不清楚。另外，Der p 1是否对螨虫体内其他过敏原浓度或过敏原释放具有影响也还未知。

参 考 文 献

［1］CHEVIGNE A，JACQUET A. Emerging roles of the protease allergen Der p 1 in house dust mite-induced airway inflammation [J]. Journal of Allergy and Clinical Immunology, 2018, 142（2）：398-400.

[2] KUBO M. Innate and adaptive type 2 immunity in lung allergic inflammation [J]. Immunological Reviews, 2017, 278（1）：162-172.

6.19 屋尘螨蛋白酶

屋尘螨中的过敏原种类多达二三十种，其中一些是蛋白酶（protease）。原本认为蛋白酶只是一种消化酶，降解蛋白质，但后来发现它们参与到一些重要的生化过程，包括排卵、受精、发育、抗原提呈、炎症和伤口愈合等。按照蛋白酶催化机理的不同可以将其分为5类：天冬氨酸蛋白酶、金属蛋白酶、半胱氨酸蛋白酶、丝氨酸蛋白酶和苏氨酸蛋白酶。这5类蛋白酶均存在于人体中，但只有天冬氨酸、半胱氨酸和丝氨酸蛋白酶是过敏原。

屋尘螨第1组过敏原（Der p 1）是尘螨的主要过敏原，我们把和＞50%的患者反应的过敏原称为主要过敏原，流行病学证实对Der p 1呈阳性反应的患者多于75%。作为半胱氨酸蛋白酶，Der p 1的酶催化能力是否影响其致敏力呢？Der p 1可以降解内源性蛋白酶抑制剂或表面活性蛋白，增加过敏原和支气管表皮屏障下树突状细胞的接触。Der p 1也可以影响先天免疫和获得性免疫的信号传递。Der p 1也可能参与控制IgE的合成。有研究发现过敏原的酶催化能力可能在过敏原特异性免疫治疗（allergen specific immunotherapy，AIT）中引起不良反应，对其功能失活可能有利于AIT的安全性。甚至有研究建议可以将过敏原提取物的蛋白酶活性作为过敏原标准化的参数。蛋白酶影响致敏或AIT的机理是研究的热点问题。

屋尘螨中的蛋白质至少有几千种，为什么我们只对其中不足0.1%的蛋白质过敏？一般认为过敏原是那些含量高且稳定的蛋白质，这可能是因为过敏原必须经过漫长的"人体旅行"还保留其活性。研究发现和粉尘螨或疥螨相比，屋尘螨中蛋白酶的含量更高，结构更稳定。除了半胱氨酸蛋白酶（Der p 1）外，又在屋尘螨中发现3种过敏原（Der p 3、Der p 6、Der p 9）是丝氨酸蛋白酶，这三种丝氨酸蛋白酶的总含量相对于Der p 1来说少很多，只有3%，而Der p 1的含量占到整个屋尘螨蛋白酶的22%，这也从另一个角度解释了为什么Der p 1是屋尘螨的主要过敏原。从蛋白酶结构稳定性上来说，Der p 1、Der p 3、Der p 6、Der p 9比尘螨中其他蛋白酶的平均值更稳定。

如果考察屋尘螨中所有的蛋白酶，可能发现也有些蛋白酶高表达且也相对稳定，但并不是目前已经发现的过敏原。对这些蛋白酶应该进一步研究其产生IgE的能力，或许能发现更多的蛋白酶过敏原。当然，还有更多的过敏原并不是蛋白酶，可见影响致敏（sensitization）的因素有很多，包括基因的易感性、现代卫生的生活方式、自然或人为的作用等，但蛋白酶的活性可能是众多因素中的一个。

参 考 文 献

［1］RANDALL T A，LONDON R E，FITZGERALD M C，et al. Proteases of Dermatophagoides pteronyssinus［J］. International Journal of Molecular Science，2017，18（6）. pii: E1204.

［2］REITHOFER M，JAHN-SCHMID B. Allergens with protease activity from house dust mites ［J］. International Journal of Molecular Science，2017，17（7）. pii: E1368.

［3］JACQUET A，CAMPISI V，SZPAKOWSKA M，et al. Profiling the extended cleavage specificity of house dust mite protease allergens Der p 1，Der p 3 and Der p 6 for the prediction of new cell surface protein substrates［J］. International Journal of Molecular Science，2017，18（7）. pii: E 1373.

［4］OGBURN R N，RANDALL T A，XU Y，et al. Are dust mite allergens more abundant and/or more stable than other Dermatophagoides pteronyssinus protein?［J］. Journal of Allergy and Clinical Immunology，2017，139（3）：1030-1032.

［5］RAWLINGS N D，BARRETT A J，FINN R. Twenty years of the MEROPS database of proteolytic enzymes，their substrates and inhibitors［J］. Nucleic Acids Research，2016，44（D1）：D343-350.

［6］BATARD T，BARON-BODO V，MARTELET A，et al. Patterns of IgE sensitization in house dust mite-allergic patients：implications for allergen immunotherapy［J］. Allergy，2016，71（2）：220-229.

6.20 不同种尘螨体内的细菌有何不同?

尘螨（house dust mite，HDM）不仅是重要的过敏原，还是细菌的载体。细菌可以产生脂多糖和脂膜酸等，能和Toll-样受体4（Toll-like receptor 4，TLR4）结合，起到免疫调节的作用，影响到过敏性疾病的发病机理。明确控制HDM体内微生物组（microbiome）及其免疫调节分子可以更好预防治疗过敏性疾病，但不同种尘螨体内微生物组相同吗?

有研究利于高通量16S RNA扩增子测序技术考察了屋尘螨（*dermatophagoides*

pteronyssinus）、粉尘螨（*dermatophagoides farinae*）、腐食酪螨（*tyrophagus putrescentiae*）体内的微生物组的差别，结果发现3种尘螨体内细菌组成和含量明显不同。粉尘螨体内以巴尔通氏体属（*bartonella*）为主，占了整体的97.94%；其次是粪肠球菌（*enterococcus faecalis*），占1.57%。腐食酪螨体内巴尔通氏体属占63.17%，其余为鞘氨醇杆菌（*sphigobacteriae*）。屋尘螨体内主要是肺炎克雷伯菌（*Klebsiella peumoniae*，64.58%），而且屋尘螨体内细菌含量大约只是粉尘螨的1/600，这说明屋尘螨更适宜"无菌"培养，更适合生产高标准的过敏原制剂。

研究还发现粉尘螨和腐食酪螨体内内毒素（endotoxin）含量很高，主要来自革兰阴性菌，如巴尔通氏体属，但屋尘螨体内内毒素的含量比粉尘螨低11倍，这在以往的过敏原标准化中也发现这一现象。研究还指出采自不同国家（日本和韩国）的同一种螨虫，只要培养条件一样，其体内微生物组也无差别。这说明该研究中不同种螨虫体内微生物组的差别反映了不同种螨虫体内共生环境的不同，与螨虫生活的地区无关。

那HDM体内微生物组的改变会影响到螨虫的致敏能力吗？研究者将粉尘螨在低浓度抗生素环境中培养，结果发现粉尘螨体内细菌减少了25倍；巴尔通氏体属细菌也按比例下降，内毒素浓度减少了100倍，但粉尘螨主要过敏原（Der f 1）浓度没有显著变化。将此抗生素环境中培养的粉尘螨提取物和人支气管上皮细胞孵育，显著降低了促炎因子IL-6和IL-8的分泌，这说明HDM过敏原和细菌组分（如内毒素）有协同作用，共同引起炎症反应。

本研究并没有考察不同种HDM体内霉菌的不同，可能和试验技术限制有关。但结果清楚指出3种HDM体内细菌明显不同，体内细菌的改变影响到尘螨的致敏能力。

参 考 文 献

［1］LEE J，KIM J Y，YI M H，et al. Comparative microbiome analysis of Dermatophagoides farinae，Dermatophagoides pteronyssinus，and Tyrophagus putrescentiae［J］. Journal of Allergy Clinical Immunology，2019，143（4）：1620-1623.

［2］KIM J Y，YI M H，HWANG Y，et al. 16S rRNA profiling of the Dermatophagoides farinae core microbiome：enterococcus and bartonella［J］. Clinical and Experimental Allergy，2018，48（5）：607-610.

［3］TRIVEDE B，VALERIO C，SLATER J E. Endotoxin content of standardized allergen vaccines［J］. 2003，111（4）：777-783.

6.21 螨虫是细菌过敏的帮凶

早在1932年，Cooke就指出细菌过敏可能在哮喘发病中扮演重要角色。之后关于哮喘患者细菌过敏的研究时有报道，特别是金黄色葡萄球菌（*Staphylococcus aureus*）。特应性皮炎患者体内也检测到细菌特异性IgE，除了金黄色葡萄球菌，还包括大肠杆菌（*Escherichia coli*）等肠道细菌。这些发现出乎意料，因为过去通常认为金黄色葡萄球菌引起免疫系统Th1或Th17响应，而不是Th2免反应，大肠杆菌更和免疫耐受相关，而不是引起过敏（sensitization）。

呼吸道和皮肤过敏患者对细菌IgE阳性并不鲜见，但其致敏机制一直不清楚，特别是对革兰阴性菌（比如大肠杆菌）。在金黄色葡萄球菌感染的患者皮肤上可发现此菌，因此往往认为其致敏是通过皮肤进行的。大肠杆菌或嗜血感冒菌（*Haemophilus influenza*）存在于肠道或呼吸道，其致敏途径可能不同于金黄色葡萄球菌。研究认为尘螨（house dust mite，HDM）不仅是重要的过敏原，螨虫体内还含有大量细菌，在粉尘螨的微生物学组研究中发现不同种类的革兰阳性菌和革兰阴性菌，包括金黄色葡萄球菌和大肠杆菌。螨虫体内含有大量细菌，并不仅仅是"污染"，更可能是一种共生的关系，在螨虫培养时加入抗生素，螨虫是不容易存活的。因此，螨虫就有可能作为细菌的载体（carrier），引起人体免疫系统对细菌过敏原的Th2反应。

最近有研究证实螨虫可能是细菌过敏原的载体。该研究首先在瑞典皮炎患者体内检测HDM和细菌（包括金黄色葡萄球菌和大肠杆菌）特异性IgE。因为天气寒冷，瑞典HDM过敏并不常见，如果细菌通过HDM致敏，瑞典皮炎患者对细菌过敏就比其他地区少。结果也确实证实了瑞典患者螨虫IgE阳性率只有25%，细菌IgE阳性率也比其他地区（德国和奥地利）低很多，HDM过敏的皮炎患者比非HDM过敏的患者细菌IgE阳性显著增高。研究还发现细菌IgE阳性和皮炎严重程度相关，而HDM阳性与皮炎严重程度无关。该研究又在纯化的HDM过敏原内检测出细菌过敏原的存在，并证实HDM含有的细菌过敏原可以和过敏患者血清中的IgE（即金黄色葡萄球菌和大肠杆菌特异性IgE）反应。

螨虫体内或螨虫过敏原提取物中含有可致敏的细菌或细菌过敏原，能引起Th2过敏反应。细菌致敏可能很大程度上依靠HDM作为载体，解释了呼吸道和皮肤过敏患者对细菌过敏原阳性的原因。需要注意的是在临床上一些对HDM提取物皮试或IgE阳性的患者可能是细菌过敏引起的，可能造成螨虫过敏诊断上的假阳性结果。

参 考 文 献

［1］DZORO S, MITTERMANN I, RESCH-MARAT Y, et al. House dust mites as potential carriers for IgE sensitization to bacterial antigen［J］. Allergy, 2018, 73（1）: 115-124.

［2］CHAN T F, JI K M, YIM A K, et al. The draft genome, transcriptome, and microbiome of Dermatophagoides farinae reveal a broad spectrum of dust mite allergens［J］. Journal of Allergy and Clinical Immunology, 2015, 135（2）: 539-548.

6.22　抗生素过敏

抗生素过敏（antibiotic allergy）可能导致严重的症状，从荨麻疹、喘息到过敏性休克。常见的引起过敏的抗生素为盘尼西林（penicillins）和先锋类药物（cephalosporins）。对抗生素过敏的患者应该尽可能避免服用相应的抗生素，但是大多数自我报告抗生素过敏的患者都不是真正的过敏。

当"过敏"这个词被滥用以后，很多流行病学研究将一些非过敏的药物副反应（adverse drug reactions, ADRs）都定义为过敏，有研究发现90%以上自报盘尼西林过敏的患者并不是真正的过敏。药物过敏约占ADRs的15%不到，但很多患者都错误地认为所有的ADRs都是药物过敏。抗生素过敏被夸大导致的最直接后果就是寻找更昂贵的替代抗生素，替代抗生素不仅效果差，还可能导致耐药性。因此，正确的诊断对以后的治疗和抗生素的使用都非常重要。

抗生素过敏可能引起的症状包括皮疹、荨麻疹、瘙痒、红肿、呼吸急促、喘息、流鼻涕、眼痒、流泪等，严重时引起过敏性休克，也可能引起血清病、肾炎、贫血。此外，抗生素还可能带来一些药物副反应，常见为恶心、腹泻、头痛等，很可能是因为抗生素破坏了胃肠道中的微生物平衡引起的。家族药物过敏史、食物过敏、过敏性鼻炎、对其他药物过敏的患者更容易罹患抗生素过敏，长期大剂量反复使用抗生素也增加抗生素过敏的风险。另外，服用抗生素后不要马上剧烈运动。抗生素过敏的即发反应（immediate reactions）一般发生在口服1小时内，注射后15～20 min内；迟发反应（delayed reactions）可能出现在几小时后或几天后，一般不是IgE介导，迟发反应的原因很复杂。有研究考察2 011名儿童用药的情况，88个孩子出现迟发反应，但仅有6人抗生素激发阳性，而且5人是其他感染引起的。

皮肤试验（skin tests）是诊断抗生素过敏常用的体外检测方法，目前除了诊断盘尼西林的制剂（Pre-Pen）外，其他抗生素没有标准化的商品制剂。一般皮肤试验应该在发生抗生素过敏后2～3周后进行，也有指南建议4～6周，以便药物代谢完全，迟发反应彻底消除。有研究建议使用皮内试验（intradermal tests）或斑贴试验（patch test），但总体来说灵敏度（sensitivity）不足50%。目前尚无体外特异性IgE检测达到满意的灵敏度和特异性。其他体外方法一般用于科研，很少在临床上使用，比如嗜碱性粒细胞活化试验（basophil activation test，BAT）、淋巴细胞转化试验（lymphocyte transformation test，LTT l）、酶联免疫斑点试验（enzyme-linked immunospot，ELISPOT）等。

如果皮肤试验不能确诊，可以采用药物激发试验（drug challenge），药物激发试验可以采用一个剂量、两个剂量或多个剂量梯度激发（graded challenge）。对盘尼西林皮试为阴性的患者通常用一个剂量激发，因为此时的阴性预测值（negative predictive value，NPV）为97%～99%。对其他抗生素，因为不知道NPV，一般采用两个剂量激发，先给10%的剂量，观察30～60 min后再给90%的剂量。采用多剂量激发应该更安全，但也更耗时、耗力。总的来说，抗生素激发试验是安全的，即使是儿童患者也可以很好耐受。

对抗生素过敏的治疗分为两部分，一是治疗现有过敏症状，二是抗生素减敏（desensitization）。现有过敏症状的治疗主要是停止相应抗生素的使用，使用抗组胺或激素药物，如果发生过敏性休克应该立即使用肾上腺素。如果没有其他抗生素可以替代，可以考虑减敏治疗。减敏的流程和抗生素的种类、给药途径、患者的反应有关，通常从很小剂量（几分之一毫克）开始，每隔15～30 min增加剂量直到达到治疗剂量。

国外对药物过敏的患者通常给予记录或标注（labeled or documented），以方便发生意外时及时抢救，也方便医生用药。但很多标注仅仅只是基于患者的自我报告，甚至即使已经被诊断为阴性的患者，仍很多被标注为过敏。有研究指出美国36%～49%盘尼西林皮试为阴性的患者仍被记录为过敏。一旦标注或记录为某药物过敏就一直持续存在，很少得到及时纠正。这些不严谨甚至是错误的药物过敏记录给以后的用药造成极大的影响。

总之，药物过敏和药物不良反应不同，应该避免过度诊断。真正的抗生素过敏并没有患者报告的那么多。对非抗生素过敏的患者采用避免或替代治疗，不仅患者花费更多，还得不到有效治疗，并且可能导致耐药性。

参 考 文 献

［1］ALLISON E N, KATHERINE K, ELIZABETH J P, et al. Antibiotic allergy in pediatrics

　　　　［J］. Pediatrics，2018，141（5）：e20172497.

［2］VYLES D，ADAMS J，CHIU A，et al. Allergy testing in children with low-risk penicillin
　　　allergy symptoms［J］. Pediatrics，2017，140（2）：e20170471.

［3］VYLES D，CHIU A，SIMPSON P，et al. Parent-reported penicillin allergy symptoms in the
　　　pediatric emergency department［J］. Academic Pediatrics，2017，17（3）：251-255.

［4］Penicillin allergy［OL］. https：//www.mayoclinic.org/diseases-conditions/penicillin-allergy/
　　　diagnosis-treatment/drc-20376226.

6.23　超声波真能杀灭或驱螨虫吗？

超声波（ultrasonic wave）是一种频率高于20 000 Hz的声波。人耳能听到的声波频率在20～20 000 Hz，我们把高于20 000 Hz的声波称为超声波。超声波在医学上使用很广泛，医学诊断所用的超声波频率一般1～30兆赫兹（10^6 Hz）。将超声波通入水溶液中，高频率的剧烈振动可以将水破碎成许许多多小雾滴，这就是超声波加湿器的原理。咽喉炎、气管炎等疾病，药物很难到达患病部位，利于加湿器的原理，可以将药液雾化，更有利于患者吸入，提高疗效。此外，利用超声波还可以破碎体内结石，杀菌消毒等等。

　　人耳无法听到超声波，但一些动物可以，比如蝙蝠、狗、老鼠，一些昆虫也可以"听出"不同频率的超声波。理论上，大功率的超声波可能影响到昆虫的生长，因为超声波可以产生热量，刺激水分子，致使昆虫体内失衡。基于此有公司设计出超声波除螨、灭鼠、驱蚊等装置。为了行文方便，姑且就统称为超声波灭虫装置。此类装置在美国并不受"联邦杀虫剂、杀菌剂、灭鼠药法案（Federal Insecticide，Fungicide，and Rodenticide Act）"的监管，美国环境保护局（Environmental Protection Agency，EPA）也不要求此类产品提供有效证据。

　　有研究指出超声波或许真可以影响到节肢动物，但不同昆虫表现出不同的结果，对蟋蟀影响很大，但对蟑螂、蚂蚁、蜘蛛等效果微乎其微，不管是固定频率的超声波还是变动频率的超声波均没影响到蟑螂的活动。超声波能驱螨或杀死螨虫吗？至今没有科学证据，最多的证据或许就是网络上的"我用过，很有效"，但各大医学指南中均没有推荐过使用超声波除螨或减轻过敏症状或预防过敏性疾病的。超声波对老鼠或许可能有短暂轻微的影响，这也取决于超声波的频率、强度。市面上的此类产品根本不具备这样的功率，如果真是功率达到影响老鼠的强度，可能对人体和其他动物也会造成重大伤害。2003年美国联邦贸易委员会（Federal Trade Commission）禁止此类装置的生产商使用"有效"声明，除非拿出可信的科学证据。该禁令至今有效。

可能有人尝试过一些手机上的应用，据称可以产生超声波驱蚊，其效果总体来说值得怀疑，没有证据显示其有效，而且还有可能对婴幼儿或宠物产生影响，毕竟他们没办法表达。

此类产品真的像商家宣传的那样没任何副作用吗？Leighton教授在《超声波是什么》一文中表达出对此类超声波潜在副反应的关注，动物或昆虫能听到或感觉频率的声音，而人类听不到，但谁更容易受到这种不愉快声波的影响呢？英国健康保护局（UK Health Protection Agency）的报告中建议公众应尽可能少暴露于超声波里。

参 考 文 献

［1］LEIGHTON T G. What is ultrasound？ ［J］. Progress in Biophysics and Molecular Biology，2007，93（1–3）：3–83.

［2］Electronic pet control［OL］. https：//en.wikipedia.org/wiki/Electronic_pest_control

［3］Health effects of exposure to Ultrasound and infrasound，Health Protection Agency，UK. pp 167–170.

6.24 新一代的花粉监控设备

每年8月的第2周是中国过敏防治周，防治周的图案标志就是我国北方主要秋季花粉过敏原—艾蒿和葎草。引起过敏的花粉分为春季花粉和秋季花粉。春季花粉主要是树花粉，包括桦树、杨树、柳树、梧桐、松柏等。秋季花粉主要是草花粉和杂草花粉，包括艾蒿、葎草、豚草、悌牧草等。花粉作为一种主要过敏原不仅引起过敏性鼻炎，也诱发哮喘。患者症状和花粉浓度相关，通常认为浓度越高患者越容易致敏，症状也越严重。因此，监控大气中花粉浓度对过敏性疾病的防治非常重要。

第1代花粉采集设备（Hirst trap）出现在1952年，至今仍在世界各地被广泛使用。传统上，花粉采集后靠肉眼鉴别和计数，当样品量大的时候很容易出错。今天有些地区天气预报提供的花粉分布或浓度，某些网站或手机应用中的花粉预测基本都是基于这些数据。总体来说这些数据大多样本量偏少，而且因为花粉采集和鉴定计数需要时间长，预报可能严重滞后。更重要的是这样的数据采集耗费大量的人力物力，很多监测点无力为继。

新一代的花粉监控设备也在快速研发当中，2018年的EAACI年会上就推出了花粉监控预报机器人。该设备可以即时显示大气中某种花粉的浓度，虽然目前诱发症状的花粉浓度（阈值）还有争论，但当其指示灯变红，显示花粉浓度＞100 pollen/m³，提示症状可能很严重；当指示灯变绿，显示花粉浓度＜25 pollen/m³，提示无症状，而且花粉数据可以迅速同步到互联网上。目前该设备还只能鉴定3种花粉，却有两种不同的鉴定原理，第一种（Bio-Aerosol-Analyzer）与人眼类似，采用机器人显微镜图像识别技术；第二种（air flow cytometer）检测花粉通过红色和紫外激光后的光学参数变化。两种方法目前均还达不到人眼的水平。对无法判断的花粉仪器会显示"无法鉴定"，而不是错误鉴定，也就是说鉴定的一般都是正确的。

新一代的设备不仅使预报更及时，数据传播更快，还为新的科研带来可能。患者既然可以及时知道花粉的暴露水平，就方便他们及时报告症状，我们就能更好地了解花粉暴露和症状的关系。或许不单单是暴露越多症状越重，可能不同花粉从暴露到发病的时间也不同。传统上预报的花粉浓度是一段时间的平均值，不是最大值或峰值，但花粉浓度峰值可能与致敏及症状相关性更密切。

随着我国环境的改善，绿化的增多，生活方式越来越西化，花粉过敏患者越来越多。中国过敏防治周倡议是及时和必要的，但是仅仅是倡议还远远不够，要防治过敏性疾病，我们需要更多的新技术。

参 考 文 献

［1］Pollen［OL］. www.zaum-online/pollen/pollen-indicator.html